COPING

ewältigungsstrategien des Ich im Zusammenhangsgefüge von Kontext-, Person- und Situationsmerkmalen

Europäische Hochschulschriften

Publications Universitaires Européennes
European University Studies

Reihe VI

Psychologie

Série VI   Series VI

Psychologie
Psychology

Bd./Vol. 165

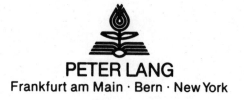

PETER LANG
Frankfurt am Main · Bern · New York

Gerhard Nusko

COPING

Bewältigungsstrategien des Ich im Zusammenhangsgefüge von Kontext-, Person- und Situationsmerkmalen

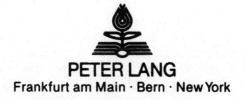

PETER LANG
Frankfurt am Main · Bern · New York

CIP-Kurztitelaufnahme der Deutschen Bibliothek

Nusko, Gerhard:

Coping : Bewältigungsstrategien d. Ich im Zusammen=
hangsgefüge von Kontext-, Person- u. Situations=
merkmalen / Gerhard Nusko. - Frankfurt am Main ;
Bern ; New York : Lang, 1986.
  (Europäische Hochschulschriften : Reihe 6,
  Psychologie ; Bd. 165)
  ISBN 3-8204-8760-3
NE: Europäische Hochschulschriften / 06

ISSN 0531-7347
ISBN 3-8204-8760-3

© Verlag Peter Lang GmbH, Frankfurt am Main 1986

Druck und Bindung: Weihert-Druck GmbH, Darmstadt

An dieser Stelle möchte ich vor allem meinem hoch verehrten
Lehrer Prof. Dr. W. Toman danken für die Annahme des Themas
und das stete Interesse am Fortgang der Arbeit. Seine tiefenpsychologische Forschung und Lehre hat die Konzeptbildung
und Ausarbeitung des Themas wesentlich beeinflußt und
geleitet.

Nicht zuletzt möchte ich allen Pbn für die bereitwillige
und vielleicht auch mühevolle Mitarbeit am Zustandekommen
der Arbeit danken.

INHALTSVERZEICHNIS

Einleitung

Coping stellt im Rahmen der Streßforschung ein relativ
junges Konzept dar. Einheitlich konnte sich bisher nur -
abweichend von den frühen Phasenmodellen - das prozessuale
Konzept durchsetzen, dessen Hauptvertreter und Protago-
nist in LAZARUS (1966, 1969) zu sehen ist. Im deutschen
Raum wurde der Prozeßgedanke vor allem von FILIPP (1981)
aufgegriffen und weiter elaboriert.

Trotz einer Vielfalt an Einzelveröffentlichungen besteht
dennoch Uneinigkeit in den Modellannahmen über Anzahl und
Beschaffenheit der im Bewältigungsprozeß wirksamen Variablen sowie über die Definition der Bewältigungsstrategien.
Den meisten Untersuchungen wurde eine eng umgrenzte Vari-
ablenmenge zugrunde gelegt. Die Fragestellungen wurden
häufig nur nach wenigen und isolierten Gesichtspunkten geprüft. In der vorliegenden Arbeit soll daher eine größere
Anzahl an konstruktrelevanten Variablen und deren Zusammenhangsgefüge untersucht werden. Geprüft werden die Beziehungen zwischen den konkurrenten Bedingungen des subjektiven
Selbst- bzw. Elternbildes und den subjektiven Ereignismerkmalen der primären Einschätzung imaginierter Belastungssituationen und der resultierenden Bewältigungsstrategien.
Neben diesen testaktualen Bewältigungsformen werden retrospektiv gewonnene Bewältigungspräferenzen in erlebten Belastungssituationen erhoben und gegenübergestellt.

Für die Output-Variablen wurde ein motivdynamisches Konzept
entworfen, das die Integrierung der innerpsychischen Abwehrmechanismen FREUDs ermöglicht.

A. KONZEPTE UND ERGEBNISSE DER COPING-FORSCHUNG

1. COPING - BEGRIFFSKLÄRUNG UND KONZEPTUALE EINORDNUNG

"Coping" ist ein relativ neuer aber umso bedeutsamer wer-
dender Begriff in der Streßforschung. PRYSTAV (1981, S. 189)
bringt dies wie folgt zum Ausdruck:
" Während noch vor Jahren der Begriff "Coping" (Streßbewältigung, Streßverarbeitung) nur als Fußnote in der Literatur
über Streß/Strain erschien, steht das Coping-Konzept heute
an zentraler Stelle innerhalb der Streßforschung."
Coping wird im angloamerikanischen Schrifttum mit den Be-
griffen "struggling, trying, managing, dealing with a situation" (MURPHY 1974, S. 74) umschrieben. MONAT & LAZARUS
(1977) verstehen unter Coping ein Meistern von bedrohlichen,
insbesondere ungewohnten Situationen: " ... coping refers
to efforts to master conditions of harm, threat, or challenge
when a routine or automatic response is not readily avail-
able." (S. 8).
Eine interessante Facette zeigt die Insider-Sprache der ameri-
kanischen Drogenszene, in der eine Droge den Namen "Cope"
besitzt.
Neben der allgemeinen Bedeutung der Auseinandersetzung mit
schwierigen Situationen, Konflikten oder Krisen gehen auch
Wertungen in diesen Begriff ein, wenn etwa PEARLIN & SCHOOLER
(1978) dem Coping eine protektive Funktion zuschreiben:
"Coping refers to behavior that protects people from being
psychologically harmed by problematic social experience, a
behavior that importantly mediates the impact that societies
have on their members." (S. 2)

Die größte Meinungsvielfalt besteht jedoch nicht in der Definition, sondern in der konzeptualen Einordnung des Begriffs
Coping, die andererseits definitorische Rückwirkungen ein-
schließt. Von mehrer Autoren wird Coping dem allgemeinen
Oberbegriff "Adaptation" untergeordnet. WHITE (1974) spezi-
fiziert dabei nach dem Schwierigkeitsgrad der Bedingungen:
" Coping refers to adaptation under relatively difficult
conditions." (S. 49)

MECHANIC (1962) versteht Adaptation als ein Zweikomponenten-
modell, in dem Coping die direkte Auseinandersetzung mit
den Situationsbedingungen und Defense die Bearbeitung der in
der Situation entstehenden Gefühle umschreibt. WHITE (1974)
erweiterte dieses Modell in drei Unterkategorien adaptiven
Verhaltens : Mastery, Coping und Defense. Mastery stellt dabei eher streßfreie und lustbetonte Bewältigungsversuche dar,
während Coping und Defense als streßbezogen und unlustbetont
charakterisiert werden. Ein weiteres Konzept, in dem Coping
und Defense einander gegenübergestellt werden, ist das Modell der Ich-Funktionen von Norma HAAN (1977). Sie unterscheidet zwischen Coping, Defending und Fragmentation.
Copingprozesse sind flexibel, zielgerichtet, realitätsbe-
zogen und widersprechen nicht den logischen Gesetzen. Abwehrprozesse hingegen verzerren Realität und Logik, sind
zwanghaft und rigide und erlauben - im Gegensatz zum Coping -
nur einen versteckten Affektausdruck. Die Fragmentierungs-
prozesse sind im eigentlichen Sinne schon pathologisch, da
sie irrationale, automatisierte und ritualisierte Prozesse
umschließen.
Neben diesen Konzepten, welche die Komplementarität von
Coping und Abwehr im Adaptationsgeschehen betonen, wurde von
anderen Autoren die Abwehr dem Copingprozeß subsumiert. So
schreibt Lois MURPHY (1974): "Defensive maneuvers can be
part of coping processes." (S. 75) Der Copingprozeß umfaßt
sowohl aktive Bewältigungsbemühungen als auch innerpsychische Abwehrmechanismen. Dieses integrative Konzept fand viele
Vertreter (wie z.B. LAZARUS et al. 1974, VERWOERDT 1972,
MATTSSON 1977). Die Einordnung von Copingprozessen in den
allgemeinen Begriff der Adaptation ist in der Streßliteratur
weit verbreitet.
Am Rande seien noch weitere Ansätze,den Begriff Coping in
übergeordnete Konzepte einzufügen,erwähnt:
Coping wird etwa unter den Begriff des "Problemlösungsver-
haltens" subsumiert (MEICHENBAUM et al. 1981), als bioky-
bernetischer Regulationsvorgang in eine "Theorie ineffizien-
ten Verhaltens" integriert (SCHULZ & SCHÖNPFLUG 1981) aber
auch als Oberbegriff für Konflikt- und Krisenbewältigung

verwendet (JANIS & MANN 1977, PEARLIN & SCHOOLER 1978).

Im Rahmen der Copingforschung wurden noch weitere Begriffe
eingeführt, die hier noch kurz beschrieben werden sollen,
um im weiteren Text unmißverständlich Erwähnung finden zu
können. Wir beziehen uns dabei auf die Definitionen von
PRYSTAV (1981):
COPING-PROZESSE: Individuum-Umwelt-Transaktionen, die in
Belastungssituationen mit der Wahrnehmung der Bedrohung be-
ginnen und über mehrere Reaktionsebenen entweder mit der
Ausschaltung der Stressoren oder der Adaptation an die Stressoren enden.
COPING-FÄHIGKEITEN: Alle Persönlichkeitseigenschaften (Dispositionen und Traits), die die Bewältigung von Stressoren
verhaltens- und erlebnismäßig oder kognitiv beeinflussen.
COPING-MUSTER: Habituelle Verarbeitungsmuster, die der ver-
haltens-, erlebnismäßigen oder kognitiven Bewältigung von
Streßsituationen dienen und der Beobachtung zugänglich sind.
COPING-RESSOURCEN: Sie stellen wichtige Voraussetzungen zur
effizienten Streßbewältigung dar. ROSKIES & LAZARUS (1979)
unterscheiden interne Ressourcen (Gesundheit, Wertvorstellungen, Überzeugungen, Problösefähigkeiten etc.) und externe
Ressourcen (soziale Unterstützung, Verständnis des Partners
etc.).

2.   COPING-MODELLE

2.1.   Physiologische Konzepte

Erste elaborierte Formulierungen einer Bewältigungs- und
Anpassungslehre in biologischen Systemen stammen von
DARWIN (1859). Er beschäftigte sich mit Fragen der phylo-
genetischen Anpassung an Umweltgegebenheiten. Im Überlebens-
kampf des Einzelwesens entschied das Selektionsprinzip "the
survival of the fittiest" über das Weiterleben der Art.
Eine mehr ontogenetisch orientierte Betrachtungsweise physiologischer Anpassungsprozesse wurde durch die Konzepte des
"milieu interieur" von BERNARD und die "homeostasis" von
CANNON (1939) eingeführt. Homeostase bezeichnet einen Gleich-
gewichtszustand eines sich in fließender Stabilität befin-
denden inneren Milieus. Jede Änderung diese Gleichgewichts-
zustandes führt zu Regulationsvorgängen, deren Ziel im Wie-
dererreichen des Equilibriums besteht. Dieses Konzept wurde
zum Kernstück vieler physiologischer und psychologischer
Prozeßmodelle.
Das für die Streßforschung bedeutendste pathophysiologische
Modell wurde von SELYE (1946) ausgearbeitet. Er definiert
Streß als nichtspezifische Antwort auf einen Stressor im
Rahmen des Anpassungsprozesses ("nonspecific response of
the body to any demand", 1976). Bei unzähligen Tierversu-
chen fand SELYE, daß der Körper auf jeglichen Stressor un-
spezifisch reagierte. Diese unspezifische Reaktion spielte
sich auf der Hypothalamus-Hypophysen-Nebennieren-Achse ab.
Die Stressoren bewirkten die Ausschüttung des Corticotropin-
releasing-factors (CRF) im Hypothalamus. CRF gelangt über
das Portalvenensystem in die Adenohypophyse und veranlaßt
dort die Ausschüttung von Adrenocorticotropem Hormon (ACTH).
ACTH gelangt über das Blutsystem zur Nebennierenrinde und
bewirkt dort die Ausschüttung mehrerer corticoider Hormone.
Diese Hormone besitzen im gesamten Körper viele verschiedene Effekte (z.B. Anregung der Glukoneogenese, Eosinopenie,
Unterdrückung von Entzündungsreaktionen). Der Gesamteffekt
dieser verschiedenen Reaktionen besteht in der Vorbereitung

des Organismus auf Abwehraktivitäten. Dies geschieht u.a.
durch die vermehrte Bereitstellung von Energie (Gluconeo-
genese) und der Aktivierung des Herzkreislaufsystems
(Sympathisches Nervensystem). Einen schematischen Überblick
zeigt Abbildung 1 aus SELYE (1976).

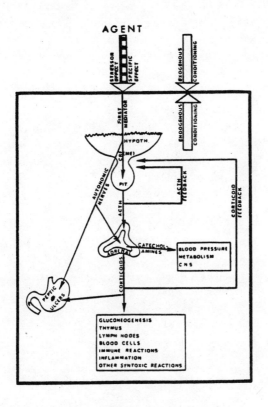

Abb. 1: Reaktionsverlauf des Anpassungsvorgangs
        (SELYE 1976, S. 7)

Der dargestellte Reaktionsablauf zeigt den Hauptweg der unspezifischen Anpassung. Die Anpassung vollzieht sich in 3
verschiedenen Stufen. Die erste Stufe stellt die Alarm-
reaktion dar. Sie ist charakterisiert durch die Ausschüttung
der Nebennierenrindenhormone in das Blutsystem. Meßbar wird
sie durch eine Verringerung des Körpergewichts infolge einer
Blutkonzentrierung. Es folgt das Abwehrstadium ("stage of
resistance"), in dem die leeren Zellen der Nebennierenrinde

mit Hormonen aus der Reserve aufgefüllt werden. Das Körpergewicht und die Blutbeschaffenheit normalisieren sich wieder. Wirkt der Stressor weiter auf den Organismus ein, so geht diese gewonnene Adaptation wieder verloren. Der Organismus gerät in das Erschöpfungsstadium ("stage of exhaustion"). Diese Phase gleicht in vielem dem Alarmstadium. Es kommt zum Zusammenbruch der adaptiven Mechanismen. Diese drei Stadien der unspezifischen Anpassung und die Triade der Lokalisation (Nebenniere, Thymolymphatisches System, Intestinum) veranlaßten SELYE von einem Allgemeinen Adaptationssyndrom ("general adaptation syndrome") zu sprechen.

Die unspezifische Anpassung stellt nur einen Teil des gesamten Copingprozesses dar (TACHE & SELYE 1978). Der Reiz-Reaktionsprozeß wird von exogenen und endogenen Faktoren beeinflußt (Bildung, Erfahrung, Fähigkeiten, Gesundheit, Veranlagungen etc.). Wahrnehmung, Interpretation und Bewertung der Situation wirken über Rückkopplungsschleifen sowohl auf die Bildung einer spezifischen Reaktion als auch auf die unspezifische Reaktion ein. Spezifische und unspezifische Reaktion ergeben die Gesamtreaktion, die als Adaptation oder Maladaptation auf die Homeostase Einfluß nimmt. Unter der spezifischen Antwort werden intellektuelle, emotionale und metabolische Reaktionen verstanden. Die unspezifischen Reaktionen umfassen die physiologische Anpassung und psychische Modifikationen. TACHE & SELYE (1978) nennen vier Bewältigungsmechanismen, die sich aus dem Zusammenspiel unspezifischer und spezifischer Reaktionen ergeben:

1. Änderung der Situation
2. Änderung der Situtionsinterpretation
3. Finden von adäquaten Verhaltensmustern und
4. Suche nach Entspannungsmöglichkeiten.

Die Wahl einzelner Mechanismen unterliegt einer Vielzahl externer und interner Determinanten, die nicht genauer expliziert werden. Es handelt sich hier um ein rein heuristisches Kategoriensystem.

Einen schematischen Überblick über den Streßbewältigungs-
prozeß gibt Abbildung 2.

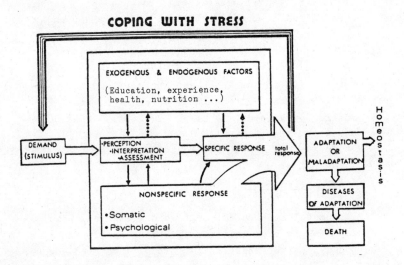

Abb. 2: Schema des Streßbewältigungsprozesses nach
TACHE & SELYE (1978, S. 17).

2.2.   Phasenmodelle

Phasenmodelle beschreiben den Bewältigungsvorgang als einen
zeitlich gegliederten Prozeß. In einer festgelegten Abfolge
von Phasen, Stadien oder Stufen wird der Bewältigungsprozeß
durchlaufen. Individuelle Variationen werden dabei nur in
der Dauer und im Ausprägungsgrad einzelner Phasen angenommen.
Manche Phasen können sich zwar teilweise überschneiden, die
zeitliche Abfolge jedoch wird als fix und nicht umkehrbar
angesehen.
In der Literatur findet sich eine Vielzahl an Phasenmodellen,
die sich vor allem in der Anzahl angenommener Phasen unterscheiden. Im Bewältigungsprozeß werden am häufigsten Drei-
phasenmodelle beschrieben. Modelle, die 2 bis 6 Phasen po-
stulieren, sind nicht selten.

2.2.1. Zwei-Phasenmodelle

Bei 2-Phasenmodellen wird der zeitliche Ablauf des Bewälti-
gungsgeschehens in eine initiale oder Schockphase und eine
Bearbeitungsphase gegliedert. Die Initialphase wird von der
betroffenen Person als ein "emotionaler Schock" erlebt
(VERWOERDT 1972). Die ersten Reaktionen der Eltern, ein schwer
behindertes Kind zu haben, drücken sich in Angst aus (MATTSSON,
1977). Ein vorherrschender Abwehrmechanismus zur Reduzierung
dieser Angst ist die Verleugnung. In der Initialphase wurde
auch häufig die Rationalisierung als Bewältigungsmechanismus
beschrieben, etwa bei Eltern, die von schweren Verbrennungen
ihrer Kinder erfuhren (BRODLAND & ANDREASEN 1977). Die betroffenen Eltern zeigten Erleichterung, daß ihre Kinder nicht
noch stärker verbrannt waren und vor allem noch lebten ("it
could have been worse", S. 168).

In der folgenden Bearbeitungsphase werden die Abwehrvorgänge
"durchlässiger". Die in der Initialphase durch Verleugnung,
Rationalisierung oder Isolierung beherrschten Emotionen keh-
ren nun in episodenhaften Trauer- und Angstzuständen zurück.

Das zu verarbeitende Ereignis wird bewußter in das Lebens-
konzept Schritt für Schritt integriert. Diese Phase wird
durch die Bewältigungsmethode des "control through thinking"
bestimmt (BIBRING et al. 1961, S. 62).

Zusammenfassung: Die erste Reaktion auf ein bedrohliches
Ereignis ist ein emotionaler Schock. Gegen diese emotionale
Überflutung schützt sich das Ich durch Abwehrmechanismen
(Verleugnung, Rationalisierung, Isolierung). Nach der Kon-
solidierung der Ich-Ressourcen beginnt ein aktiver, bewuß-
ter,schrittweiser Integrationsprozeß.

2.2.2. Drei-Phasenmodelle

In der Literatur stellen 3-Phasenmodelle das häufigste Ein-
teilungsschema dar. Sie wurden für die unterschiedlichsten
Streß- und Krisensituationen beschrieben.
D'AFFLITTI & WEITZ (1977) untersuchten das Bewältigungsverhalten von Patienten, die einen Apoplex erlitten hatten.
Initial reagierten die Patienten mit einem emotionalen Schock.
Bevorzugter Abwehrmechanismus war die Verleugnung. In der
2. Phase ("developing awareness") wurde das Ausmaß der Behinderung bewußt. Dies löste Gefühle der Trauer und des Zorns
aus. In der 3. Phase wurden die Behinderungen vom Patienten
langsam akzeptiert und die Zukunftspläne neu definiert. Re-
miniszenzen über die "gute alte Zeit" herrschten vor (s.a.
OREDAI & WAITE 1974).
Einen ähnlichen Phasenablauf fanden VISOTSKY et al. (1961)
bei Poliomyelitis-Patienten. Nach der akuten Schockphase,
die durch Vermeidung und Verleugnung bewältigt wurde, trat
eine Übergangsphase auf. Diese ist einer 2. Phase gleichzusetzen. Sie beschreibt den Übergang von der Abwehr zur bewußten Integration. Sie ist gekennzeichnet durch ein lang-
sames Schwinden der Abwehrvorgänge bei gleichzeitigem An-
steigen depressiver Gefühle. Die 3. Phase stellt den Ab-
schluß der Reorganisation des Selbstkonzeptes dar ("from
a self-concept of physical vigor to one of physical limi-
tations", S. 51).

REICHSMAN & LEVY (1977) untersuchten die Anpassungsprobleme
bei Haemodialysepatienten. Ihr 3-Phasenmodell unterscheidet
sich nur in der Beschreibung der ersten Phase von den zuvor
genannten. In der ersten Phase ("honeymoon period") werden
die Patienten als betont zuversichtlich, hoffnungsvoll und
mit neuer Lebensfreude beschrieben. Die Haemodialyse bringt
eine neue Überlebenschance und Verbesserung der Stoffwechsel-
lage mit sich. Die gleichzeitige Abhängigkeit von der Maschine
wird zugunsten des positiven Affektes verleugnet. Die folgenden Phasen werden wiederum durch eine Übergangszeit der Ent-
mutigung mit langsamer Bewußtwerdung und der entgültigen
Adaptation bestimmt.

Bei vergewaltigten Frauen fanden SUTHERLAND & SCHERL (1970)
ebenfalls einen dreiphasigen Bewältigungsprozeß. Auf die
initiale Schockphase folgte die Phase einer Pseudoanpassung.
Die Frauen zeigten zeigten keine spezifischen Verhaltensweisen und gingen unverändert ihren täglichen Verrichtungen
nach. Diese scheinbare Anpassung wurde durch die Mechanismen der Verleugnung, Suppression und Rationalisierung erreicht. In der 3. Phase litten die Frauen unter Depressionen
und zwanghaften Erinnerungen an die Vergewaltigung. Erst
jetzt begaben sie sich in psychotherapeutische Behandlung.
Die Gefühle der 1. Phase kehrten in der 3. Phase wieder,
nachdem das Ich sich in der 2. Phase für die Bewältigung
konsolidieren konnte.

Für die besonderen Bedingungen der Anpassung an die Gegebenheiten eines Nazi-KZs beschrieb CHODOFF (1970) ein Dreiphasenmodell. Auf eine erste Schock- oder Schreckensphase
folgte eine Phase der Apathie, in der Trauer und Depression
häufig waren. Die Phase einer Langzeitanpassung wurde durch
das Wirken von Abwehrmechanismen bestimmt. Regressives Verhalten, Verleugnung, Affektisolierung, Identifikation mit
dem Angreifer, Projektionen und Tagträume wurden zum Über-
lebensprinzip.

Dreiphasenmodelle dienen häufig zur Beschreibung des Trauerprozesses. BOWLBY (1961) faßt die initialen Reaktionen auf
den Verlust einer geliebten Person als Phase des Protestes
zusammen. Tränen, Zorn, Vorwürfe, Feindseligkeiten aber auch

Schuldgefühle charakterisieren diese Zeitspanne. In der folgenden Phase der Desorganisation verspürt der Trauernde Verzweiflung und Angst. Das Verhalten erscheint völlig desorganisiert. In der 3. Phase beginnt die Reorganisation der Konzepte des Trauernden. ENGEL (1964) beschreibt den Beginn des Trauerprozesses als Schockphase, in der Verleugnung, Verzweiflung und Angst vorherrschen. Die 2. Phase wird durch die Erkenntnis des Verlustes bestimmt. Weinen und Zorn werden geäußert. Die abschließende Restitutionsphase beschreibt den Vorgang der Auflösung der psychischen Abhängigkeit des Trauernden vom Verstorbenen und die erneute Zuwendung zur übrigen Umwelt. Eine ähnliche Phasenfolge beschrie POLLOCK (1961): Schock - Trauerreaktion - Trennungsreaktion.

FALEK & BRITTON (1974) stellten ein Dreiphasenmodell auf, das sie als eine universelle Reaktion auf jede streßerzeugende Änderung eines bestehenden Steady-state-Systems betrachten. Die allgemeine Coping-Sequenz "Verleunung-Angst-Zorn-Depression" ist bei Erreichen eines erneuten Gleichgewichtzustands nicht mehr beobachtbar. Das Individuum durchläuft dabei 3 Phasen. Die Initialreaktion stellt auch in diesem Modell eine Schockphase dar. Die Verleugnung fungiert dabei als "schockabsorber", um eine Traumatisierung zu verhindern und das Ich auf die Adaptation vorzubereiten. In der 2. Phase ("cognitive awareness") wird die Streßsituation auf rein intellektuellem Niveau Schritt für Schritt akzeptiert. Dabei treten starke Angstgefühle, Nervosität, Kopfschmerz, Schlaflosigkeit und andere psychosomatische Beschwerden auf. Erst wenn nach Erreichen eines kognitiven Gleichgewichts in der 3. Phase ein emotionales Equilibrium ("emotional acceptance") entsteht, ist der Adaptationsprozeß abgeschlossen. Die neue Lebenssituation ist kognitiv und emotional integriert: die Coping-Sequenz ist nicht mehr beobachtbar.

Zusammenfassung: Die Initialphase wird von fast allen Autoren als Schockphase bezeichnet. Das Ich schützt sich vor einer Traumatisierung durch eine Abschirmung von der Realität. Die Bewußtwerdung der Tatsachen und Folgen der veränderten Lebenssituation wird durch Einsatz verschiedener Abwehrmechanismen

unterbunden. Diese Phase stellt eine wichtige Schutzein-
richtung dar. Ich-Ressourcen werden für den bevorstehenden
Adaptationsvorgang bereitgestellt. Die 2. Phase kann bei
den meisten Untersuchungen als eine Übergangsphase interpretiert werden. Es vollzieht sich hier der Übergang von
der Realitätsabwehr zur Akzeptierung der Realität. Die Abwehrvorgänge der Initialphase werden gelockert, sodaß erste
Inhalte bewußt werden können. Mit ihnen beginnt auch die
Auseinandersetzung mit den krisenbezogenen Gefühlen. Die
intellektuelle Verarbeitung geschieht noch vor der emotionalen. Die 3. Phase bringt mit der emotionalen Akzeptierung
die Restitution und Reorganisation. Das veränderte Selbst-
konzept ist kognitiv und emotional in die Person integriert.

Von diesem verallgemeinerten 3-phasigen Anpassungsmodus unterscheiden sich grundsätzlich nur die Modelle von CHODOFF
(1970) und SUTHERLAND & SCHERL (1970). Bei vergewaltigten
Frauen wurde erst in der dritten Phase eine bewußte Verarbeitung beschrieben. Die beiden ersten Phasen werden durch
Abwehrvorgänge bestimmt. Der Bewältigungsprozeß bei KZ-
Insassen zeigte auch in der dritten Phase ein Vorherrschen
von Abwehrmechanismen. Da in diesen extremen Gegebenheiten
ein vollständiges Bewältigen nicht möglich war, kann nur
von einer Langzeitanpassung gesprochen werden.

2.2.3. Vier-Phasenmodelle

Im Rahmen eines 4-Phasenmodells beschreibt LEVINE (1972)
den Anpassungsprozeß von Wehrdienstverweigerern und Deser-
teuren der US-Army, die nach Canada ins Exil gingen. Die
erste Phase wird von einer allgemeinen Desorganisation bestimmt. Verwirrung, Isolation, Einsamkeit, Ambivalenz, Schuldgefühle und Selbstmordgedanken werden beschrieben. In der
2. Phase ("acting out") werden diese Gefühlszustände in ober-
flächlichen, destruktiven Personenkontakten, Drogenmißbrauch
und antisozialem Verhalten ausagiert. In der 3. Phase
("searching") zeichnet sich eine Wende ab. Die Betroffenen·
suchen nach neuen sinnvollen Beziehungen und versuchen den
vorherigen Lebensweg wieder aufzunehmen und eine Zukunft

aufzubauen. LEVINE sieht in diesem Vorgang eine psychische
Bremse ("psychic brake"). Die 4. Phase beschreibt die Adaptation und Integration. Der anpassungsvorgang ist damit abgeschlossen.

Im Rahmen der Trauerforschung elaborierte SPIEGEL (1973) in
enger Anlehnung an das Phasenmodell von FULCOMER (1942) ein
4- Phasenmodell des Trauerprozesses. Die 1. Phase ("Schock")
leitet einen Regressionsvorgang ein. In der 2. Phase ("kon-
trollierte Phase") wird dieser Regressionsvorgang kurzfri-
stig durch die Kontrolle der Familie und Umwelt abgefangen.
In der 3. Phase ("regressive Phase") ist der Trauernde weitgehend sich selbst überlassen: regressive Verhaltensweisen
überwiegen. Die 4. Phase ("Adaptation") führt schrittweise
zur neuen Anpassung an die Gegebenheiten und Erfordernisse.

Zusammenfassung: Eine Übereinstimmung der beiden vorgestellten 4- Phasenmodelle zeigt sich nur in der ersten und der
letzten Phase. Die Initialreaktion wird als Schock bzw. Desorganisation beschrieben. In der letzten Phase wird die
Adaptation an die neue Lebenssituation erreicht. Der Weg
vom Schock zur Adaptation ist unterschiedlich definiert.
Fast konträre Phasenbeschreibungen zeigen sich im Vergleich:
Ausagieren vs. Kontrolle und Suchen vs. Regression. SPIEGEL
(1973) beschreibt mehr innere Vorgänge während LEVINE (1972)
äußere Anpassungsvorgänge betont.

2.2.4. Fünf-Phasenmodelle

FABER (1971, zit. n. SPIEGEL 1977) beschreibt den Trauerprozeß in fünf getrennten Phasen:
Verneinung - Ärger und andere aggressive Reaktionen - Aus-
handeln -- Depression - Akzeptieren unter Beibehaltung ge-
wisser Hoffnung
Der Autor lehnte sich dabei an eine Phasenfolge an, die
KÜBLER-ROSS (1971) in Interviews mit Sterbenden beobachtete.

Zusammenfassung: Diese Modelle beschreiben den Bewältigungsprozeß zwischen der initialen Verneinung (Nichtakzeptieren)

und der letztendlichen Akzeptierung. Über aggressive Reaktionen und einem Stadium des Ausagierens führt der Weg
über depressive Gefühlszustände zur Adaptation. Die an-
fängliche Verneinung geht in Aggression über. Das Individuum versucht sich aufzulehnen. Die Einsicht des Akzeptie-
renmüssensführt zu passageren depressiven Verstimmungen.

2.2.5. Sechs-Phasenmodelle

OATES (1955) und SHANDS (1957) führten in die Trauerfor-
schung 6- Phasenmodelle ein. OATES (1955) fand bei seiner
eigenen Traueranalyse folgende Stadien:
Schock - Betäubung - Kampf zwischen Phantasie und Realität -
Durchbruch der Trauer - selektive Rückerinnerung mit bohren-
den Schmerzen - Annahme des Verlustes und Bestätigung des
Lebenswillens.
SHANDS (1957) beschreibt folgende Phasen:
Chaos - Depersonalisierung - Projektion - Verleugnung -
Trauer - konstruktive Identifikation.
Einen weitaus systematischeren Ansatz eines 6- Phasenmodells
in der medizinischen Psychologie stellte SIEFFERT (1978) vor.
Er beschrieb den Anpassungsprozeß bei Eltern, die ein geistig behindertes Kind bekamen. Die ersten beiden Stufen befinden sich im Funktionsbereich der "Non-Acceptance". Die
vier nächsten Stufen gehören schon dem Bereich "Acceptance"
an. Der Bewältigungsprozeß beginnt mit der Schockphase, in
der das Individuum psychologisch zu überleben versucht und
sich von der Umwelt abschirmt und regrediert. In der zweiten
Phase versucht das Individuum mit nur einer geringen Verletzung des Selbstkonzeptes und -wertgefühls zu überleben. Zorn
kommt auf über die Gewißheit Hoffnungen und Träume verloren
zu haben. Vermeidung, Flucht, Verleugnung und Projektion
erfüllen Abwehrfunktionen. Die Eltern bezweifeln die Rich-
tigkeit der Diagnose und suchen einen Spezialisten nach dem
anderen auf. Mit dem Übergang zur 3. Phase wird auch ein
Wandel vom Nichtakzeptieren der Realität zur Konfrontierung
mit der Realität vollzogen. Die Eltern empfinden Enttäuschung,

Selbstzweifel, Schuld und Trauer. Sie müssen nun das Selbst-
konzept Eltern eines normalen oder gar perfekten Kindes zu
sein aufgeben. In der 4. Phase werden von den Eltern die
Fragen nach ihrer eigenen Verantwortlichkeit durchgearbeitet
Erst wenn diese beiden Phasen (3 u. 4) der selbstorientier-
ten Problemlösung durchlaufen sind, können die letzten beiden Stufen der eigentlichen Akzeptierung des Kindes und der
zukünftigen Situation bearbeitet werden. In der 5. Phase
kommt es zu einem Verständnis der medizinisch-biologischen
Zusammenhänge. In der abschließenden 6. Phase richtet sich
die Aufmerksamkeit und das Verständnis auf die eigentlichen,
realen Bedürfnisse des Kindes.

Zusammenfassung: Lediglich in der Beschreibung der ersten
und letzten Phase bestehen Übereinstimmungen. Die übrigen
Phasen können nicht eindeutig gegenübergestellt werden. Gefühle der Trauer sind in allen Modellen erwähnt, jedoch in
unterschiedlichen Phasen. SIEFFERT (1978) ordnet Trauer der
3. Phase zu, OATES (1955) der 4. und SHANDS (1957) der 5.
Phase. Auf unterschiedliche Situationsdeterminanten lassen
sich diese und weitere Differenzen allein nicht zurückführen, da auch beide Traueranalysen zu diskrepanten Modellen
führten.

2.2.6. Kritische Zusammenfassung der Phasenmodelle

Phasenmodelle beschreiben den Anpassungsprozeß in einer
zeitlich festgelegten Abfolge von Stadien. Diese Reihenfolge ist nicht vertauschbar oder umkehrbar. Jedes Individuum durchläuft die Phasensequenz unidirektional von der
Initialreaktion zur letzten Stufe der völligen Adaptation
an die neuen Gegebenheiten. Individuelle Unterschiede zeigen sich nur im Ausprägungsgrad und der zeitlichen Dauer
einzelner Phasen oder des gesamten Anpassungsprozesses.
Die Bezeichnung der Phasen erfolgt nach besonders hervor-
tretenden Merkmalen des intra- und interpersonalen Reak-
tionsbereichs. Die Festlegung der Phasenanzahl geschieht
nicht weniger willkürlich. In der Literatur werden vor

allem 2- bis 6-Phasenmodelle beschrieben. Je höher die Phasenanzahl wird, desto schwieriger und ungenauer können die Trennlinien gezogen werden. Besonders 5- und 6-Phasenmodelle nehmen den Charakter einer Katalogisierung an und verlieren an funktionell-dynamischem Aussagewert.

Die größten Übereinstimmungen werden in der 1. und der letzten Phase erreicht. Die Initialphase wird allgemein als Schockphase angesehen. Die Realitätsänderung wird (noch) nicht akzeptiert. Das Ich schützt sich vor einer Traumatisierung durch massive realitätsleugnende Abwehrmechanismen, um für den folgenden Anpassungs- und Verarbeitungsprozeß Ressourcen zu sammeln (SOLMIT & STARK 1961). Die letzte Phase wird üblicherweise als Adaptation oder Restitution beschrieben. Das Individuum hat die neuen Gegebenheiten in sein Lebens- und Realitätskonzept integriert (BLODGETT 1957). In der Einteilung und Benennung des dazwischen liegenden Anpassungsprozesses unterscheiden sich die einzelnen Modelle. Prinzipiell werden die Abwehrmaßnahmen des Ich langsam gelöst, während die dabei ins Bewußtsein gelangenden Inhalte kognitiv und emotional akzeptiert und integriert werden. Eine Phaseneinteilung dieses dynamischen Prozesses kommt dem Fokussieren unterschiedlicher Betrachter gleich.

Eine fundierte Kritik der Phaseneinteilung des Trauerprozesses und die Erarbeitung eines funktional-dynamischen Prozeßmodells wurde von OTT-ENGELMANN (1981) vorgetragen. Der Trauerprozeß wird dort anhand der Intensitätsänderungen von Indikatorvariablen über den geamten Verlauf beschrieben.

2.3. Prozeßmodelle

Prozeßmodelle beschreiben psychische Vorgänge als Interaktionen oder Transaktionen verschiedener Systeme entlang einer physikalischen, psychologischen oder historischen Zeitachse. Phasenmodelle charakterisieren psychische Vorgänge als konstante, nicht veränderliche bzw. nicht umkehrbare Abfolge typischer Reaktionsweisen entlang der Zeitachse. Typische, konstante Reaktionsabfolgen werden bei Prozeßmodellen nicht vorgegeben, da die Interaktion der Systeme zu jedem Zeitpunkt neue und unterschiedliche Reaktionsweisen generieren kann. Das psychische Geschehen muß dabei multidimensional erfaßt werden. Die Interaktion determinierender Dimensionen der Systeme (z.B. Individuum - Umwelt) führen zu Reaktionen, die ihrerseits rückwirken auf die beeinflussenden Faktoren und diese ebenso beeeinflussen können. Die klassische Unterscheidung zwischen abhängigen und unabhängigen Variablen ist nicht mehr aufrecht zu halten, da alle Variablen wechselseitig abhängig sind. Psychische Vorgänge spielen sich im Gefüge wechselseitiger Beeinflussungen von Systemen und Subsystemen ab.

2.3.1. Tiefenpsychologisches Konzept -
Das metapsychologische Modell FREUDs

FREUD (1934) versuchte die Befunde der Psychoanalyse in einem tiefenpsychologischen System zusammenzufassen, das sich in 3 Aspekte (dem topischen, dem dynamischen und dem ökonomischen) gliedert. Die seelischen Vorgänge sollten als Einheit dieser drei Gesichtspunkte beschrieben werden. Diese Betrachtungsweise nannte FREUD die metapsychologische Darstellung psychischer Vorgänge.

Die Topik des psychischen Apparates beschreibt die Psyche als einen Raum, der sich aus drei verschiedenen Provinzen zusammensetzt: Es, Ich und Über-Ich. Die Dynamik stellt sich als Zusammenspiel von Kräften dar. Diese innerpsychischen Kräfte oder Triebe können einander fördern oder hemmen oder sich in

Kompromissen verbinden. Die ökonomische Perspektive beschreibt die jeweiligen Energiequanten, die den Trieben zu-
gehören, und deren Beeinflussungen. Zwei Prinzipien steuern
diese energetischen Vorgänge. Das ontogenetisch ältere, das
Lustprinzip sorgt für eine innere Enthalpie, d.h. Energie-
stauungen, die zu einer belastenden Gesamterregungssumme
führen würden, sollen vermieden werden. Das zweite Steue-
rungsprinzip, das Realitätsprinzip, dient zur Integrierung
der Forderungen der Realität in das innere Luststreben. Befriedigungen können aufgeschoben werden und Unlust für bestimmte Zeit ertragen werden.

In der topischen Gliederung des psychischen Apparates stellt
das Es die ontogenetisch und phylogenetisch älteste Instanz
dar. Das Es wird als Urstätte und Ausgangspunkt der organi-
schen Triebe angesehen (FREUD 1938). Alle Vorgänge im Es
laufen unbewußt ab (FREUD 1937). Das System des Ubw wird von
FREUD (1913) charakterisiert anhand der Widerspruchslosig-
keit, des Primärvorgangs (Beweglichkeit der Besetzung), der
Zeitlosigkeit und der Ersetzung der äußeren Realität durch
die psychische. Das Es stellt die Grundausrüstung seelischen
Lebens dar, das Energiereservoir uneingeschränkten, rücksichts-
losen Befriedigungswillens.

Die Verbindung zur Realität, d.h. die Wahrnehmung und Bewertung, gegebenenfalls die Anpassungsfähigkeit wird durch die
zweite psychische Instanz, das Ich repräsentiert. FREUD (1934)
verstand das Ich als einen speziell differenzierten Teil des
Es, als eine "Rindenschicht". Das Ich spielt eine Mittler-
rolle zwischen Außenwelt und Triebansprüchen des Es. Das Realitätsprinzip leitet das Ich in der Entscheidung, ob ein
Trieb zur Befriedigung geführt, aufgeschoben werden soll oder
gar zu unterdrücken ist. Die Vorgänge im Ich sind z.T. bewußt, vorbewußt aber auch unbewußt (FREUD 1937). Der Einsatz
von Abwehrmechanismen zählt zu den unbewußten Funktionen
des Ich.

Neben den Forderungen der Außenwelt und des Es, nimmt das Ich
auch die Vermittlerrolle dem Über-Ich gegenüber ein. Das Über-
Ich stellt einen inkorporierten Teil der Außenwelt dar. Durch
Introjektionsvorgänge während der Kindheit wird das Über-Ich

zur moralischen Instanz (FREUD 1934).
In Anlehnung an BREUER unterscheidet FREUD (1913) zwei Zu-
stände der Besetzungsenergie der Triebe. Im Es sind die Vorstellungen nur von einer frei beweglichen Energie besetzt,
im Ich sind die Vorstellungen weitgehendst mit ihrem Energie-
quantum fest verbunden. Die Sekundärvorgänge des Ich leisten
die Aufgabe, die ursprünglich ungebundene Energie an Objekte
zu binden. Obwohl dieser Vorgang dem Realitätsprinzip unterliegt, dient er dennoch letztendlich dem Lustprinzip (FREUD
1920). Die Beweglichkeit der psychischen Besetzungen geht
mit dem Lebensalter zurück (FREUD 1918). Die aus dem Es stam-
mende Energie (Libido), die an das Ich gebunden wird, bezeichnet FREUD als narzistische Libido. Bindet das Ich Teile dieser Energie an Objekte, so wird diese Energie Objekt-Libido
genannt. FREUD (1913) ging dabei von der Annahme aus, daß
Teile der Energie immer ans Ich gebunden bleiben. Die Beweglichkeit der Libido zeigt sich auch im Transfer zwischen
verschiedenen Objekten. Diese Beweglichkeit der Energie sieht
FREUD (1934) als wichtige Voraussetzung für psychische Gesundheit an.
Die Manifestationsformen der Energie beschrieb FREUD (1933)
in seiner Trieblehre. Es unterschied zwei Grundtriebe:
einen Lebenstrieb (Eros) und einen Todestrieb.
Eros beinhaltet das Streben des "Aufbauens", d.h. das Leben-
dige zu erhalten und zu vervollkommnen. Für den Sexualtrieb
fand FREUD (1923) einen Entwicklungsgang, der von der oralen
Phase über eine anale und phallische - nach einer Latenzzeit - zur genitalen Phase führt. Die Phaseneinteilung erfolgte hauptsächlich anhand der vorherrschenden Triebquellen.
Am Ende der Entwicklung stehen alle Triebquellen unter dem
Primat der genitalen Sexualität.
Der zweite Grundtrieb, der Todestrieb, strebt nach dem Zer-
stören des Lebendigen und nach letztendlicher Rückkehr zur
anorganischen Materie. Beide Grundtriebe wirken gegeneinander, miteinander oder vermischen sich. Ein dem Sexualtrieb
entsprechender Entwicklungsgang konnte für den Todestrieb
nicht gefunden werden (FREUD 1923). Auch WAELDER (1963) be-
zeichnetdie Zweiteilung der Grundtriebe als eine "asymmetri-
sche Klassifizierung" (S. 141).

Das Ich hat die Vermittlerrolle inne zwischen den Forderungen der Triebe aus dem Es, den Gegebenheiten der realen Umwelt und den im Über-Ich introjezierten Umweltansprüchen
und selbstaggressiven Triebanteilen. Dieses komplizierte
seelische Geschehen vergleicht FREUD (1905) mit einer "au-
tomatischen Regelung", die nur vom Ich geleistet werden kann,
da es über beide seelische Qualitäten verfügt: unbewußte und
bewußtseinsfähige (vbw und bw) Funktionen. Als Regelgröße
dient die Lust-Unlust-Reihe. Entsteht durch Unverträglichkeit
der Vorstellungen Unlust, so wird die Triebrepräsentanz als
"non arrivée" behandelt (FREUD 1896). Die Unlustvermeidung
führt über die Entwicklung des Angstsignals im Ich(FREUD 1926)
zur Abwehr. Angstsignale entstehen aus allen drei Einfluß-
richtungen: Über-Ich, reale Außenwelt und Es. Das Ich wird
als Konfliktstätte betrachtet, das sowohl den Konflikt erkennt (Angststätte) als auch zu bewältigen versteht (Abwehrstätte). Die Abwehr wird durch verschiedene Abwehrmechanismen geleistet. Die Verdrängung wird als Grundmechanismus angesehen, als der strukturell einfachste und für die
Krankheitsentwicklung bedeutendste. FREUD (1937) vergleicht
die Verdrängung mit einer Textauslassung, während die übrigen Mechanismen zu einer Textentstellung führen. Durch die
Verdrängung wird dem Triebimpuls die Bewußtseinsfähigkeit
und die Energiebindung entzogen (FREUD 1911). Aufgrund der
Plastizität der Libido wird ein Teil der entbundenen Energie
an neue Objekte gebunden, ein zweiter Teil wird zur Aufrechterhaltung und Sicherung der Verdrängung als Gegenbesetzung
gebunden (FREUD 1913).
Auf diese Weise konnte FREUD die Triebschicksale als topische, dynamische und ökonomische Vorgänge im Rahmen seines
metapsychologischen Modells erklären.
FREUDs tiefenpsychologisch-dynamisches Konzept kann als ein
Prozeßmodell verstanden werden. Eine Schematisierung der
topischen und dynamischen Aspekte zeigt Abbildung 3 aus
NUSKO (1981).

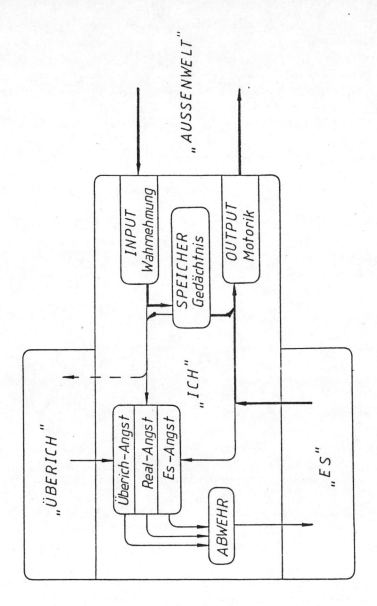

Abb. 3: Topik und Dynamik in FREUDs metapsychologischem Modell

Die Topik ist in den drei Provinzen des ÜBERICH, ICH und ES
wiedergegeben, die sich als Gesamtheit der Außenwelt gegen-
überstellen. Sowohl Außenwelt als auch die drei psychischen
Provinzen stehen stehen miteinander in Verbindung. Der In-
formationsaustausch erfolgt jeweils in beiden Richtungen.
Dabei steht die Ich-Instanz als zentrale Schaltstelle zwischen
den innerpsychischen Provinzen und der Außenwelt. Von drei
Seiten (Überich,Es,Außenwelt) laufen dem ICH Informationen
zu, die es mit seinen spezifischen Funktionsstätten zu koor-
dinieren versucht. Wahrnehmung, Gedächtnis, Motorik, Angstbildung und Abwehr stellen hierbei Funktionseinheiten dar.
Die zentrale Prüfinstanz bei der Bewertung und Koordination
der Forderungen der Außenwelt, des Es und des Überich bildet
die Angststätte im Ich: Überich-Angst, Real-Angst und Es-
Angst stellen das Abwehrsignal dar. Die Abwehrstätte des Ich
dient der Angstreduktion (neben der Verzichtleistung und der
Affektverwandlung, vgl. A. FREUD) und bildet mit der Angststätte eine sog. kurze Schleife (short feed back).

Eine Abwehrreaktion aus Überich-Angst setzt sich aus folgenden
Flußrichtungen zusammen: Aus dem Es werden Triebansprüche dem
Ich zugeführt, die weder über den Input Real-Angst noch an sich
Es-Angst erzeugen. Lediglich dem Ich gleichzeitig zugetragene
Überichansprüche führen zur Überich-Angst, die mittels Abwehr
reduziert wird und zur Zurückweisung der Esansprüche führt.
Ein entsprechender Output und damit verbundene Motivbefriedi-
gung bleiben aus.
Führt Es-Angst zur Abwehr, so löst ohne Input und Überich-
Information allein der Triebwunsch im Ich Angst aus, die
durch Abwehr reduziert werden soll. Der Esanspruch führt
dann nicht zur entsprechenden motorischen Triebabfuhr.
Bei der Abwehr aus Real-Angst führt das Zusammenprallen von
Esanspruch und Wahrnehmung der Außenwelt zur Angstbildung.
Erfordernisse der Umwelt und Ansprüche der Triebsphäre können
nicht koordiniert werden, das Ich gibt das Angstsignal zur
Motivabwehr.

Allen drei Abwehrsituationen ist eine Flußrichtung gemeinsam:
Aus dem Es wird dem Ich ein Triebanspruch zugeführt. Nur bei
der Abwehr aus Es-Angst entsteht daraus sofort eine Abwehr-
situation. Bei den Fällen von Überich-Angst und Real-Angst
fließen dem Ich zusätzlich aus dem Überich bzw. der Außenwelt
Informationen zu, die zu einer Abwehr führen.

Neben diesen Modellfällen von Abwehrreaktionen lassen sich
auch jene Regelvorgänge nachzeichnen, die der Befriedigung
von Motiven zugrundeliegen. Im Ich werden sowohl innere Bedürfnisse als auch wahrnehmungsgebundene Reize der Umwelt
mit gespeicherter Erfahrung (Gedächtnis) verglichen, und so-
fern weder Angst noch äußere Hindernisse bestehen, eine Motivbefriedigung mittels Motorik - im weiteren Sinne - eingeleitet.
Ein sog. long-feedback schließt hier den Regelkreis.

Mit diesen Regelvorgängen läßt sich die Topik und Dynamik
im FREUDschen Modell weitgehend formalisieren.

2.3.2. Kognitive Konzepte

In Anlehnung an das physiologisch-homöostatische Modell
SELYEs (1946) entwickelte MILLER (1964) ein System-Umwelt-
Konzept. Im Rahmen der allgemeinen Systemtheorie steht im
Mittelpunkt von MILLERs Streßkonzept das "lebende System",
das zur Aufrechterhaltung seiner Funktionen zahlreiche Variablen mittels homöostatischer Regulationsmechanismen in einem
Sollwertbereich hält. Ein Input, der relevante Variablen über
die Grenzen des Sollwerts verschiebt, wird als Streß bezeichnet. Das System reagiert mit Kompensationsmechanismen: mit
intrasystemischen Gegenregulationsprozessen oder mit Verhaltensweisen, welche die System-Umwelt-Relation normalisieren sollen.
Das System paßt sich nicht nur den Umweltbedingungen an, sondern versucht auch die Umwelt den eigenen Bedürfnissen anzu-
passen.
Ein weitaus elaborierteres kognitives Prozeßmodell wurde von
LAZARUS vorgestellt.

2.3.2.1. Das Transaktionale Konzept von LAZARUS

Alles, was eine Person denkt, fühlt oder tut, ist für
LAZARUS (1981) die Folge des Wechselspiels zwischen Merkmalen der Situation und Merkmalen der Person. "Psychischer
Streß gründet weder in der Situation noch in der Person,
obschon er von beiden abhängt. Er entsteht vielmehr aus der
Art, wie die Person die adaptive Beziehung einschätzt. Diese Beziehung läßt sich am besten als Transaktion bezeichnen." (S. 204)
Transaktion wird dem Begriff "Interaktion" vorgezogen, da
Interaktion eine Varianzaufteilung unter der Annahme eines
kausalen Wechselgefüges zwischen beiden Variablengruppen
impliziert. Transaktion beinhaltet hingegen zwei Bedeutungs-
elemente, nämlich, daß nicht nur die Situation auf die Person einwirkt, sondern auch die Person die Situation bestimmt.
Beide beeinflussen sich wechselseitig im Zuge ihres Aufein-
andertreffens. Streßvolle Beziehungen werden als prozessuale oder dynamische Vorgänge angesehen. Der Begriff Prozeß
beinhaltet den aktuellen Austausch zwischen Person und Umwelt oder zwischen Kräften innerhalb der Person und die Trans-
formation und Veränderung dieses Austausches über die Zeit
hinweg. Einen zentralen Stellenwert in diesem prozeßhaften
Geschehen nehmen Kognitionen und Emotionen ein.
Die kognitive Einschätzung (LAZARUS 1966) der Situation kann
bei den betroffenen Personen unterschiedliche Emotionen aus-
lösen. Mit dieser kognitiven Betrachtungsweise zur Entstehung der Emotionen sieht LAZARUS (1974) eine enge Beziehung
zu FREUDs Angsttheorie (1936). Er versucht mit diesem Konzept nachzuzeichnen, warum eine Person in einer Situation
Angst entwickelt und eine Abwehrreaktion einleitet. Emotionen entstehen aufgrund kognitiver Einschätzungen, welche im
Zusammenspiel von Persönlichkeit und Reizkonfiguration der
Umwelt bestimmt werden. Coping ist nur im zeitlichen Sinne
die Folge von Emotionen, beide beeinflussen sich wechselseitig.

Die kognitive Einschätzung teilte LAZARUS (1966) in drei
Formen ein: die primäre ("primary appraisal"), die sekundäre ("secundary appraisal") und die Neueinschätzung
("reappraisal"). Die primäre Einschätzung umschreibt den
Vorgang, der zur Einschätzung der Bedeutung einer Transaktion mit der Umwelt für das eigene Wohlbefinden führt.
Die Transaktion kann entweder als irrelevant, positiv oder
streßreich bewertet werden. Drei Subtypen der Einschätzung
"streßreich" lassen sich unterscheiden: Die Transaktion kann
als Schädigung/Verlust bewertet werden. Dabei handelt es sich
um bereits eingetretene Ereignisse (z.B. Verlust einer geliebten Person, körperlicher Funktionstüchtigkeit oder der
existenziellen Sinngebung). Eine Bedrohung bezieht sich auf
ein noch nicht eingetretenes, aber antizipiertes Ereignis
ähnlicher oder gleicher Art. In der Herausforderung wird
die Transaktion als Möglichkeit zu persönlichem Wachstum,
Gewinn oder Meisterung einer Situation aufgefaßt. Welchen
Subtyp eine Person in der primären Einschätzung wählt, hängt
von der Wechselbeziehung persönlicher und situativer Faktoren ab. Allgemein wird eine Transaktion als streßreich angesehen, wenn in ihr Anforderungen entdeckt werden, die in
der Einschätzung der Person interne oder externe Ressourcen
auf die Probe stellen oder gar überschreiten. Die primäre
Einschätzung bestimmt die Intensität und Qualität der emotionalen Reaktionen.
Den primären Einschätzungen werden aber auch Rückmeldungen
über Veränderungen in der Person-Umwelt-Beziehung und über
die fortlaufenden Transaktionen zugeführt. Diese Veränderungen bedeuten zugleich potentielle Veränderungen in der Qualität und Intensität der Emotionen. LAZARUS (1966) nennt
diese kognitiven Aktivitäten Neueinschätzungen. Im Verlauf
des Lebens werden ständig Ereignisse auf ihre Bedeutung und
ihren Sinn hin eingeschätzt und gegebenenfalls umbewertet.
Emotionen befinden sich daher fortwährend im Fluß.
Wird in der primären Einschätzung eine Transaktion als streßreich bewertet, so beginnt der zentral adaptive Prozeß der
Bewältigung. Die Person muß über das weitere Vorgehen eine
Entscheidung treffen. Welche Bewältigungsform sie für die

adäquate hält, wird im Rahmen eines komplexen Einschätzungsprozesses bestimmt. Diese sekundäre Einschätzung wird von persönlichen Faktoren, den Erfahrungen, den situativen Gegebenheiten und dem Ausmaß an persönlichen und sozialen Ressourcen geleitet (LAZARUS 1981). Wie bei der primären Einschätzung spielen auch bei der sekundären Einschätzung laufende Neueinschätzungen eine wesentliche Rolle. Aber auch primäre und sekundäre Einschätzung sind von einander abhängig. Eine als Bedrohung erlebte Situation wird als weniger bedrohlich erachtet, wenn man eine geeignete Methode zur Beherrschung der Situation gefunden hat. Umgekehrt wird die Situation bedrohlicher erscheinen, wenn keine effiziente Bewältigungsform zur Hand ist.

Bewältigungsformen können eine problemlösende und/oder lindernde (palliative) Funktion haben. Sie können auf aktuelle oder vergangene Ereignisse (Schädigung vs. Verlust) oder auf zukünftige Ereignisse (Bedrohung und Herausforderung) gerichtet sein. LAZARUS & LAUNIER (1978) fanden vier Bewältigungsformen, die alle diese Funktionen erfüllen:

1. Informationssuche ist die Herausfilterung der Charakteristika einer Streßsituation, deren Kenntnis die Wahl einer Bewältigungsstrategie bestimmen oder zur Neueinschätzung führt. Die Informationssuche kann eine problemlösende und eine lindernde Funktion erfüllen. Sie kann die palliativen Prozesse der Rationalisierung oder Rechtfertigung begünstigen.

2. Direkte Aktionen sind alle Aktivitäten, die auf die eigene Person oder auf die Umwelt gerichtet sind und vergangenes, aktuelles oder antizipiertes Leid bewältigen helfen. In einem persönlichen Beispiel berichtet LAZARUS (1974), daß er seine Flugangst durch die Einnahme von Alkohol oder Meprobamat bei Start und Landung bewältigt.

3. Aktionshemmung stellt als effektive Bewältigung die Unterdrückung eines Handlungsimpulses dar, der die Bedrohung oder den Schaden nur vergrößern würde.

4. Intrapsychische Bewältigungsformen schließen die Abwehrmechanismen der Selbsttäuschung (Verleugnung, Projektion, Reaktionsbildung), die Vermeidung und die Versuche der Distanzierung von der Bedrohung (Isolierung, Intellektualisi-

sierung, Untätigkeit) ein. Sie besitzen meist lindernde
Funktion.
Das Copingmodell von LAZARUS (1966) wurde im Rahmen eines
kybernetischen Flußdiagramms von LUMSDEN (1975) weitgehend
formalisiert. Der Copingprozeß wird entlang der Zeitachse
über vier Schritte einschließlich Rückkopplungsschleifen
verfolgt (Abb. 4).

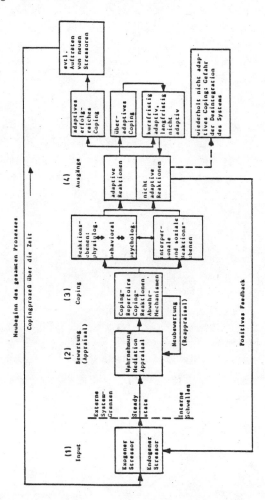

Abb. 4: Flußdiagramm der Phasen des Copingprozesses
nach LUMSDEN (1975).

2.3.2.2. Allgemeines Analysemodell kritischer Lebens-
          ereignisse von FILIPP

FILIPP (1981) untersuchte in Anlehnung an LAZARUS (1966)
die Konfrontationen mit Lebensereignissen und die darauf-
folgenden Prozesse der Auseinandersetzung und Bewältigung
als transaktionales Prozeßgeschehen. Kritische Lebensereignisse werden als "Eingriff in das zu einem gegebenen Zeitpunkt aufgebaute Passungsgefüge zwischen Person und Umwelt"
definiert (S. 9). Sie werden als "raum-zeitliche, punktuel-
le Verdichtung eines Geschehensablaufs innerhalb und außer-
halb der Person" (S. 24) verstanden und stellen Stadien des
relativen Ungleichgewichts dar. Wird die bestehende Kongru-
enz zwischen Person und Umwelt im Mindestmaß unterschritten,
wird die Neuorganisation des Person-Umwelt-Gefüges erforder-
lich. Eine Analyse kritischer Lebensereignisse und ihrer
Effekte müßte idealerweise als Zeitreihenanalyse entlang der
Zeitachse von t_1 nach t_3 erfolgen. Die Zeit kann dabei im
physikalischen, psychologischen oder historischen Sinn bestimmt werden.
Den Zeitpunkt t_1 nehmen im Prozeßgeschehen sog. "vorauslau-
fende Bedingungen" ein. Diese Antezedenzmerkmale umfassen
die bisherige Lebensgeschichte der Person, ihre Konfrontationen mit Lebensereignissen, Art und Qualität der Bewältigung u.s.w. Die Antezedenzmerkmale wirken auf die
"konkurrenten Bedingungen" zum Zeitpunkt t_2 ein. Diese sind
zum einen Personmerkmale, d.h. Merkmale der biophysischen
(Alter, Geschlecht, Gesundheit etc.) und der psychischen
Ausstattung (Wissen, Intelligenz, Selbstwertgefühl etc.)
der Person zum gegebenen Zeitpunkt. Zum anderen handelt es
sich dabei um Kontextmerkmale, d.h. um die Gesamtheit der
dinglichen und sozialen Umwelt in der die Person lebt (Zeit-
alter, politisches System, Schichtzugehörigkeit, Familie,
Personenkontakte etc.).
Das folgende Prozeßgeschehen wird auf vielfältige Weise von
den konkurrenten Bedingungen mitbestimmt. Sie stellen die
Bedingungen für den Eintritt des Lebensereignisses X zum

Zeitpunkt t_2' dar. Dieses Lebensereignis X wird als natür-
liche Entwicklungsintervention angesehen. Die Interpretation
von X wird von den Person- und Kontextmerkmalen beeinflußt.
Die konkurrenten Bedingungen bilden schließlich die personalen und kontextuellen Ressourcen für die Bewältigung von
X zum Zeitpunkt t_3.

Das Lebensereignis X kann anhand von Ereignismerkmalen beschrieben werden. Diese können objektive (Zeit, Lokalisation
im Lebensraum, Grad der Universalität) , objektivierte (Belastungsgrad, Valenz, Kontrollierbarkeit, Vorhersagbarkeit)
oder subjektive (Erwünschtheit, Bedrohung, Herausforderung)
Ereignisparameter darstellen.

Der Prozeß der Auseinandersetzung mit dem Lebensereignis X
und dessen Bewältigung spielt sich auf unterschiedlichen
Ebenen des Verhaltenssystems der Person ab. Dieser Schritt
wird durch Prozeßmerkmale in zwei Dimensionen beschrieben:
1. die Richtung der Auseinandersetzung, d.h. ob sie nach
außen gerichtet ist (ereigniszentriert) oder ob sie auf die
eigene Person gerichtet ist (selbstzentriert) und
2. die Handlungsebene, d.h. ob es kognitive Aktivitäten oder
instrumentell-zielgerichtete Handlungen betrifft.

Die resultierenden Auseinandersetzungsformen sind instrumen-
tell-ereigniszentriert (z.B. Angriff), instrumentell-selbst-
zentriert (z.B. Einnahme von Drogen), kognitiv-ereignis-
zentriert (z.B. Sinngebung) oder kognitiv-selbstzentriert
(z.B. Gedankenstop). Eine letzte, eigenständige Kategorie
bilden Aktivitätshemmung und Aktivitätsverweigerung, die
in ihrer Intensität von einer momentanen Lähmung bis zu einer tiefen Hilflosigkeit reichen können.

Die Folgen der Auseinandersetzung bzw. Bewältigung des Lebensereignisses X wird durch personseitige, kontextseitige
und interaktionale Effektmerkmale beschrieben. Personseitige Effektmerkmale werden anhand von Veränderungsraten ausgewählter Personmerkmale im Vergleich zu t_2 gemessen. Auch
die kontextseitigen Effektmerkmale werden in Veränderungsraten ausgewählter konkurrenter Merkmale im Vergleich zu t_2
bestimmt. Die interaktionalen Effektmerkmale beziehen sich

auf die Reorganisation des Person-Umwelt-Gefüges und geben
ein Maß der Homöostase wieder.

In allen Effizienzkriterien sind implizit oder Explizit
"normative Setzungen" enthalten. In Aussagen über die Güte
von Auseinandersetzungs- bzw. Bewältigungsprozessen gehen
Annahmen über psychische Gesundheit vs. Krankheit ein. Auch
die Effekte stellen wiederum ein zeitdeterminiertes Prozeßgeschehen dar (t_{3+n+m}), sodaß auch der Zeitpunkt der Effek-
tivitätsprüfung nicht absolut gewählt werden kann. Der Begriff des "ultimate outcome" (DRESSLER et al. 1976) erscheint
in diesem Zusammenhang fragwürdig.

Einen zusammenfassenden Überblick über das skizzierte Prozeßmodell gibt Abbildung 5 (nach FILIPP 1981).

2.3.2.3. Das Modell der Ich-Prozesse von HAAN

Das Modell der Ich-Prozesse geht auf ein Konzept von HAAN
(1963) und KROEBER (1963) zurück. In ihm wurde die funktionelle Beziehung von Bewältigungs- (Coping) und Abwehrmechanismen (Defending) postuliert. HAAN und KROEBER fanden, daß
z.B. dem Copingmechanismus "Empathie" und dem Abwehrmechanismus "Projektion" ein ähnlicher formaler Prozeß zugrunde liegt.
Sie bildeten so Paare von Coping- und Abwehrmechanismen ähnlicher Funktion. Untersuchungen zur kognitiven Kontrolle erbrachten eine Bestätigung der vorgeschlagenen Paarbildung
(ALKER 1967, POWERS & ALKER 1968).

HAAN (1969) erweiterte das Modell auf drei Kategorien. Zehn
Hauptprozesse des Ich können in jeweils drei verschiedenen
Formen Ausdruck finden: coping - defense - fragmentation.
Coping beinhaltet Zweckhaftigkeit und Flexibilität, ist der
intersubjektiven Realität und Logik verhaftet und erlaubt
einen angemessenen Ausdruck der Gefühle. Defense ist erzwungen, negierend, rigide und verzerrt die intersubjektive
Realität und Logik, erlaubt nur einen verdeckten Ausdruck
der Impulse und verkörpert starke innere Ängstlichkeit.
Fragmentation läuft automatisch und ritualisiert ab und
findet seinen irrationalen Ausdruck in der Verletzung der

43

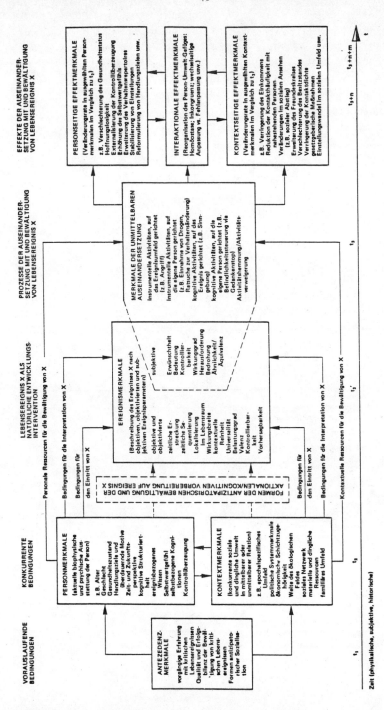

Abb. 5: Allgemeines Analysemodell kritischer Lebensereignisse (FILIPP 1981, S. 10)

intersubjektiven Realität. Copingprozesse vollziehensich in
einem offenen System, Abwehr führt zu einem teilweisen Ver-
schluß des Systems während die Fragmentation Anzeichen für
eine mehr oder weniger überdauernde Dysfunktion mit Abson-
derung von der intersubjektiven Realität darstellt.

Welchen Prozeß das Ich in einer gegebenen Situation wählt
beschreibt HAAN (1977) folgend: "The person will cope if
he can, defend if he must, and fragment if he is forced,
but whichever mode he uses, it is still in the service of
his attempt to maintain organization." (S. 42)

Eine Person kann z.B. folgende drei Modalitäten eines der
zehn Grundprozesse wählen: Empathie als Copingfunktion,
Projektion als Abwehrmechanismus oder Wahnbildung als Fragmentation. Allen drei Formen ist der Grundprozeß der interpersonalen Sensitivität gemein.

Die zehn Grundprozesse werden von HAAN (1977) in vier funktionelle Untergruppen eingeteilt: 1. kognitive Funktionen,
2. reflektiv-intraspektive Funktionen, 3. Aufmerksamkeits-
fokussierende Funktionen und 4. Affektiv-Impuls-Regulationen.
Abbildung 6 zeigt die gesamte Taxonomie der Ich-Prozesse.

Generic processes	Modes		
	Coping	Defense	Fragmentation
	Cognitive functions		
1. Discrimination	Objectivity	Isolation	Concretism
2. Detachment	Intellectuality	Intellectualizing	Word salads, neologisms
3. Means-end symbolization	Logical analysis	Rationalization	Confabulation
	Reflexive-intraceptive functions		
4. Delayed response	Tolerance of ambiguity	Doubt	Immobilization
5. Sensitivity	Empathy	Projection	Delusional
6. Time reversion	Regression-ego	Regression	Decompensation
	Attention-focusing functions		
7. Selective awareness	Concentration	Denial	Distraction, fixation
	Affective-impulse regulations		
8. Diversion	Sublimation	Displacement	Affective preoccupation
9. Transformation	Substitution	Reaction formation	Unstable alternation
10. Restraint	Suppression	Repression	Depersonalization, amnesic

Abb. 6: Taxonomie der Ich-Prozesse (HAAN 1977, S. 35)

Die Organisationsarbeit der Ich-Prozesse wird anhand der
gegenläufigen Anpassungsmodi der Assimilation und der
Akkomodation beschrieben. Die ständige Auseinandersetzung
des Ich mit der Umwelt geschieht in einem koordinierten
Zusammenspiel von Anpassungen an die Umwelt und Anpassungen
der Umwelt an die Forderungen des Ich. Prinzipiell werden
zwei verschiedene Bewältigungssituationen unterschieden.
Bei normativen Anforderungen verlaufen Assimilation und
Akkomodation synchron. Die Wahrnehmung dieser für das Be-
wältigungspotential noch unterkritischen Anforderung führt
zu einer Aktivierung von kognitiven, moralischen (Werte,
Urteile) und sozialen Strukturen. Die affektive Bewertung
fungiert als motivationale Unterstützung. Die Koordination
dieser Strukturen (Verarbeitungsprogramme) erfolgt im Coping-
Prozeß. Dieser führt zu koordinierten, situationsäquivalen-
ten Handlungen (s. Abb. 7).

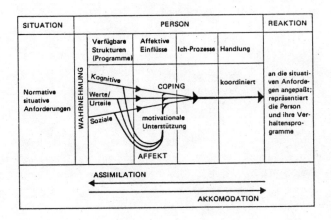

Abb. 7: Bewältigungsprozesse des Coping bei normativen Anforderungen (modifiziert nach HAAN 1977, OLBRICH
1981, S. 134).

Bei non-normativen Anforderungen können die aktivierten
Programme (Strukturen) nicht koordiniert werden. Assimilation und Akkomodation verlaufen asynchron. Die Affekte beeinflussen die Ich-Prozesse in störender Weise. Abwehr oder
sogar Fragmentation führen zu unkoordinierten, unangepaßten
Reaktionen (s. Abb. 8).

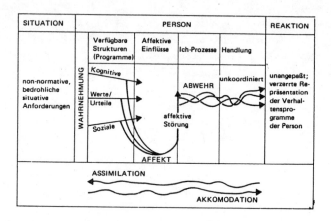

Abb. 8: Prozesse der Abwehr bei non-normativen Anforderungen
(modifiziert nach HAAN 1977, OLBRICH 1981, S. 135)

Die individuelle Entwicklung vollzieht sich in der koordinierten Interaktion der Strukturen und der Rückmeldung der
Handlungseffekte. Das Individuum reagiert nie in gleicher
Weise auf ähnliche Situationen. Die Autorin wendet sich gegen die Annahme fester Reiz-Reaktionsverbindungen. Norma
HAAN (1977) versucht ihr Prozeßmodell in die Konzepte von
FREUD und PIAGET zu integrieren. Die Ich-Organisation soll
dabei das Verbindungsglied darstellen. Sie distanziert sich
jedoch von FREUDs Trieblehre und betrachtet allein die Lern-
geschichte des Individuums als persönlichkeitsdeterminie-
rend.

2.3.3. Computersimulationsmodelle

Kybernetische Modelle und Computermodelle werden aus der
allgemeinen Systemtheorie abgeleitet. Kybernetische Modelle
sind ohne weiteres in Computerprogramm-Modelle transfor-
mierbar. Computersprachen erwiesen sich als besonders gut
geeignet für die Formulierung psychologischer Modelle, da
hierarchische Abläufe beliebiger Komplexität sich besser
darstellen lassen als in klassisch mathematischen Sprachen
(MOSER 1974). Simulation heißt, daß ein System S ein System
T simuliert. In diesem geordneten Begriffspaar stellt die
erste Komponente ein Abbild der zweiten Komponente (Simu-
lationsgegenstand) dar. Ein Computersimulationsmodell wird
über mehrere Schritte erstellt. Zuerst werden der Problem-
bereich definiert und notwendige Daten gesammelt. Im zweiten
Schritt wird ein mathematisches Modell formuliert. Dies kann
in mathematischer, formallogischer oder direkt in Computer-
sprache geschehen. Im dritten Schritt wird das Modell in
ein Computerprogramm umcodiert. Im folgenden Schritt werden
die Modellresultate bei der Simulation mit realen Daten verglichen, die unter bekannten Bedingungen gewonnen wurden.
Das Modell wird solange geändert, bis die Simulationsresul-
tate möglichst weit mit den Beobachtungswerten übereinstim-
men. Das validierte Modell wird dann im letzten Schritt benutzt, Voraussagen über das Verhalten des Systems zu machen,
indem die interessierenden Inputwerte variiert werden. Die
Computersimulation erweist sich somit als Methode zur Bildung und Überprüfung wissenschaftlicher Theorien.
HOUGHTON (1968) stellte ein Selbst-System-Modell in Block-
algebra der bewußten Komponenten der Adaptations- und Abwehrmechanismen auf. Er wählte dabei ein sehr hohes Ab-
straktionsniveau, sodaß nur eine generalisierte Darstellung
des Abwehrprozesses im formalisierten System möglich ist.
Die innere Struktur der Abwehrorganisation bleibt dabei undifferenziert. Die beobachtete Vielfalt von Abwehrreaktionen wird nur in einer gemeinsamen Formel dargestellt. Die
Schreibweise des Selbstsystems und seiner Subsysteme (Es u.
Ich) ist in Abbildung 9 wiedergegeben.

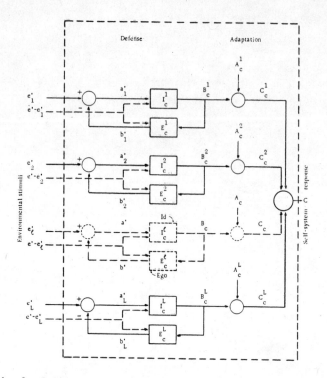

Abb. 9: Selbst-System-Modell in Block Algebra der bewußten
Komponenten der Adaptations- und Abwehrmechanismen
nach HOUGHTON (1968).

Im Prinzip der multiplen Kausalität wird die Determination
des Selbstsystems durch Verteilung und Intensität einer end-
lichen Menge von Umweltstimuli axiomatisiert. Im Blockdia-
gramm repräsentiert I' die Transferfunktion des Es, bezo-
gen auf den ersten Umweltstimulus. Der Output B vom Es ist
ein Input in die Ich-Feed-back-Struktur. E_ℓ stellt die Ich-
Transfer-Funktion dar. Beide Transferfunktionen werden als
zeitabhängige algebraische Differential- oder Integral-
Operationen aufgefaßt und stellen die Struktur von Es und
Ich dar.

Das System HOUGHTONs (1968) zeigt noch einige formale
Schwierigkeiten. In der Zeitfunktion etwa sind noch kaum
empirische Vergleichbarkeiten zu finden. Das Modell ist
noch zu abstrakt und undifferenziert, um dem Simulations-
gegnstand der innerpsychischen Bewältigungsprozesse gerecht
zu werden.

Ein Computermodell zur Simulation neurotischer Abwehrprozesse wurde von MOSER et al. (1969) vorgestellt. Die For-
malisierung beschränkte sich vor allem auf die Ich-Struktur
als Subsystem der Abwehrorganisation. Das Modell beschreibt
die Abwehrprozesse, die durch einen aktuellen Triebablauf
ausgelöst worden sind. Die innere Steuerung der Triebab-
läufe wird dabei nicht expliziert. In der Simulation löst
ein initiierter aktueller Triebablauf einen gespeicherten
Konflikt aus. Dieses Programm interferiert mit dem Moti-
vationssystem des aktuellen Triebablaufs. Die Abwehrarbeit
ist gegen die Reaktivierung dieses alten Motivationssystems
gerichtet. Die notwendige Abwehrarbeit kann in zwei Wegen
erfolgen: durch Reduktion der reaktivierten Angst oder durch
die Reduktion der aktuellen Besetzung des Triebablaufs.

Die Autoren führen Abwehrpotentiale ein, die einer hypothetischen entwicklungsmäßigen Hierarchie von Abwehrtechniken
entsprechen sollen.

Ein deskriptives Flußdiagramm des Abwehrprozesses zeigt
Abbildung 10. Die Verlaufsformen der Abwehr wurden systematisch bei verschiedenen Parameterwerten studiert. Die Abwehrprozesse führen zu einem Balancezustand, in dem Trieb-
abläufe ohne Angstanfälle ablaufen können. Indikatoren stellen die Abwehrpotentiale und die aktuellen Triebbesetzungen
dar.

Das Modell ist noch deterministisch ohne Übergangswahr-
scheinlichkeiten formuliert. Umweltinteraktionen (vgl.
LAZARUS 1966) sind nicht eingefügt. Die Umweltstimuli besitzen eine gleichförmige Reaktivierungsintensität. Die
Umwelt ist noch als stationäre Bedingung formuliert. Weitere Validierungen standen noch aus.

50

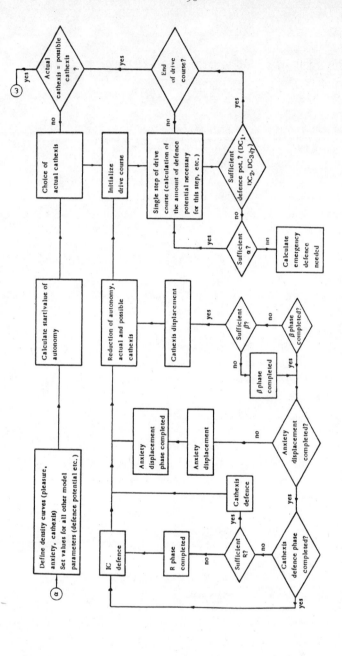

Abb. 10: Deskriptives Flußdiagramm neurotischer Abwehrprozesse nach MOSER et al. (1969)

3. FORMEN DER BEWÄLTIGUNG

3.1. Dispositionen - Stile - Strategien

Die Wahl des jeweiligen Bewältigungsmechanismus hängt von
einer Vielzahl an Faktoren ab, die sich in Variablen der
Persönlichkeit, des Umfeldes und der Problemsituation gliedern. Das Ausmaß der Variabilität stellt dabei eine zentrale Frage dar. Wie stabil, d.h. wie unabhängig von Einfluß-
faktoren ist die Neigung mit bestimmten Verhaltensweisen
auf bedrohliche Situationen zu reagieren. Lassen sich individuelle Dispositionen erkennen, die differentialpsycholo-
gische Bedeutung besitzen. Ist das Repertoire an Bewältigungsverhaltensweisen in Stile geclustert oder werden Strategien
jeweils nach den gegebenen Bedingungen aktualisiert.
In einem Laborexperiment konnten LAZARUS & LONGO (1953) zeigen, daß bestimmtes Abwehrverhalten in zwei verschiedenen
Testsituationen von den Versuchspersonen konstant angewandt
wurde. Die Versuchspersonen bewältigten Mißerfolge in diesen Situationen auf zwei Arten. Die einen sprachen vor allem
über die gelösten Aufgaben, während andere fast nur von den
ungelösten Aufgaben berichteten. Die selektive Berichter-
stattung über Erfolge wurde als Vermeidung oder Verdrängung
interpretiert. Wurden hauptsächlich Mißerfolge berichtet,
so sprach dies für eine Art Wachsamkeit, die mit dem Abwehrmechanismus des Ungeschehenmachens in Verbindung gebracht wurde. Die Autoren sahen in diesen Befunden einen
Hinweis für stabile individuelle Dispositionen sich gegen
Bedrohungen zu schützen, indem man Gedanken über die Bedrohung vermeidet oder sie sogar ständig "wiederkaut".
SIEFFERT (1978) fand bei Eltern von behinderten Kindern, daß
sie bei der Bewältigung dieses Problems Bewältigungsmechanismen anwandten, welche sie auch in anderen Krisensituationen gezeigt hatten.
Eine problemunabhängige Bewältigungsdisposition konnten
WIENER et al. (1956) in einer Satzergänzungsuntersuchung
jedoch nur bei 39% ihrer Versuchspersonen finden. Sie in-
terpretierten dieses Ergebnis in Anlehnung an GOLDSTEINs

Untersuchung (1952) und teilten die Versuchspersonen in die
Untergruppen der "general defenders" und der "specific defenders". Die kleinere Gruppe der "general defenders" zeigt
in unterschiedlichen Konfliktsituationen gleiche Abwehrreaktionen, während die "specific defenders" situationsabhän-
giges, variables Abwehrverhalten erkennen lassen.
LIPOWSKI (1970) vertritt die Ansicht, daß jede Person in
charakteristischer Weise Problemsituationen wahrnimmt, bewertet und bewältigt. Die Patienten seiner Untersuchungen
zeigten habituelle Formen der Bewältigung ("coping styles").
Einzelne Coping-Strategien ergeben sich aus dem Zusammenspiel von Coping-Stilen und den jeweiligen Situationsvariablen. Dies beinhaltet eine intraindividuelle Variabilität der
habituellen Bewältigungsformen.
LAZARUS (1968) zeigte in einer experimentellen Untersuchung,
daß eine Evaluation der Bewältigung von der Flexibilität
der Stile mitbeeinflußt wird. Versuchspersonen mit größerer
Flexibilität ihrer Bewältigungsformen zeigten effektivere
und erfolgreichere Anpassung.
Entgegengesetzte Resultate berichtete STEINER (1970). Personen, die in verschiedenen Situationen ein und dieselbe
Bewältigungsmethode anwandten, paßten sich erfolgreicher an
(ebenfalls gemessen am Hautwiderstand als Streßindikator).
Personen mit einem großen Repertoir an flexibel eingesetzten Copingalternativen zeigten schlechtere Anpassungswerte.
Fraglich bleibt, inwieweit die Ergebnisse solcher Laborexperimente auf die Bewältigung von Lebenskrisen übertragbar
sind. LAZARUS (1981) hält Laborexperimente für zu wenig aus-
sagekräftig. Bewältigungsverhalten könne umfassend nur im
Lebenskontext studiert werden.
In der Persönlichkeitsforschung findet man auch Ansätze,
Bewältigungstypen zu differenzieren. Anhand von Satzergänzungsverfahren dichotomisierte GOLDSTEIN (1959) die Bewäl-
tigungsdispositionen "avoidance" vs. "coping". Unterschieden wurde dabei die Tendenz die Bdrohungen zu akzeptieren
oder abzuwehren. "Coper" erleben Furcht und Gefahr bewußter,
während "Avoider" eine innere Beschäftigung mit den Aspekten
der kritischen Situation vermeiden.

53

VELDMAN & WORCHEL (1961) konstituierten angand von Frage-
bogendaten (K-Skala des MMPI) den Persönlichkeitszug "Defensiveness". Als Defender wurden jene Personen eingeschätzt,
die allgemeine Schwächen nicht eingestehen können. Probanden
mit diesem Persönlichkeitszug konnten Aggressionen auf fru-
strierende Erfahrungen nicht offen zeigen. Keine Aggressionshemmungen fanden sie bei Personen, die als Nondefender diag-
nostiziert worden waren. Defender reagierten auf die Bedrohung ihres Selbstwertgefühls nicht mit Aggressionen, da für
sie die Äußerung von Aggressionen eine neuerliche Quelle der
Bedrohung darstellt. ZIMBARDO et al. (1963) fanden, daß "defensiveness" einen zeitlich konstanten Persönlichkeitszug
darstellt. Sie entdeckten ferner, daß Messungen der Ängstlichkeit mit der Abwehrbereitschaft konfundiert sind. Probanden mit geringen Angstwerten zeigten häufig eine innere
Abwehrhaltung, sodaß die Autoren daraus den Schluß zogen,
daß geringe Ängstlichkeit häufiger ein Zeichen für Abwehr
darstellt als für eine bewußte Realitätseinschätzung.

Das wohl am besten elaborierte Persönlichkeitskonstrukt in
der Copingforschung ist die unidimensionale, bipolare Differenzierung zwischen "repression" vs. "sensitization". Aus
Ergebnissen der Wahrnehmungspsychologie leitete GORDON (1957)
zwei Persönlichkeitstypen ab: den "repressor" und den "sensitizer", je nachdem , ob sie sich angsterzeugenden Reizen
eher zuwandten oder diese eher vermieden. BYRNE (1961, 1964)
entwickelte einen Fragebogen ("Repression-Sensitization Scale)
zur Erfassung dieser Persönlichkeitsdimension.
Beide Persönlichkeitstypen stellen die Pole eines Kontinuums
dar. Personen, die in der Mitte des Kontinuums lokalisiert
werden, gelten als "nondefensive persons". Ihre Bewältigungsmechanismen werden als situationsadäquat und variabel beschrieben (KROHNE 1978). Unterschiede zuwischen den Polen
(repressor vs. sensitizer) zeigen sich in der Richtung der
Aufmerksamkeitsfokussierung und den Informationsverarbeitungs-
prozessen. In Situationen mit einem hohen Grad an Mehrdeutig-
keit bemerken Repressoren vor allem positive Aspekte, während
sie angsterzeugende Reize übersehen. Sensibilisierer richten
ihre Aufmerksamkeit besonders auf negative, bedrohliche

Aspekte der Situation. Gegenüber nondefensiven Personen
zeigen sowohl Repressoren als auch Sensibilisierer höhere
Aufmerksamkeit, da sie solche Situationen auch streßreicher
erleben (HALEY 1974). Während die "Abwehrer" ihre emotionale Beteiligung bei Streßexperimenten leugneten, zeigten sie
geringere Hautwiderstände als Sensibilisierer (LAZARUS &
ALFERT 1964). PARSONS et al. (1969) fanden auch, daß die Abwehrer ihre Aggressivität viel geringer einschätzten als sie
von Beobachtern beschrieben wurde. Abwehrer zeigten auch eine positivere Einschätzung ihres Selbstbildes und das anderer Personen als Sensibilisierer (KROHNE 1973). Die Tendenz
zu Konformität und sozialer Erwünschtheit wurde auch bei den
Abwehrern in stärkerem Maße gefunden (BYRNE 1964, KROHNE 1974).
Abwehrer beschreiben sich als angepaßter, während Sensibilisierer sich als weniger angepaßt und mit möglichen Krank-
heitssymptomen behaftet schildern.
Sensibilisierer bevorzugen sexuellen und aggressiven Humor,
Abwehrer hingegen lieben Nonsense-Witze (ULLMANN & LIM 1962).
Neben den Unterschieden in der Aufmerksamkeitsrichtung zei-
gen sich auch Unterschiede im Umfang der Informationsaufnah-
me. Sensibilisierer suchen mehr Informationen (KROHNE &
SCHRODER 1972). Sensibilisierer besitzen auch ein besseres
Kurzzeitgedächtnis, insbesondere für angstbesetzte Themen
(BERGQUIST et al. 1968). Hingegen fand WEINSTEIN (1966, zit.
n. MOOS 1974), daß Abwehrer mehr und frühere Erinnerungen
berichten konnten als Sensibilisierer. Da eher die positiven
Aspekte der Erfahrung betont wurden, könnte dadurch eine geringere Tendenz zur Unbewußtmachung der früherer Erlebnisse
vermutet werden.
SCHILL (1969) fand in Laborexperimenten, daß Repressoren auf
mehrdeutige Wörter mit Vermeidung, Verdrängung und Verleugnung reagierten während Sensibilisierer eher Intellektuali-
sierungen und Zwangssymtome zeigten.
Diese Berichte mögen nur ausschnittsweise den Forschungs-
eifer im Konstrukt "Repressor vs. Sensitizer" dokumentieren.

3.2. Kategorisierungen der Bewältigungsmechanismen

In der Literatur findet sich eine große Vielzahl an Bewältigungsmechanismen, die PEARLIN & SCHOOLER (1978) als "bewildering richness" beschreiben. Eine Zweiteilung dieser Vielfalt stellt den häufigsten Kategorisierungsansatz dar. Dabei wird unterschieden zwischen aktiv gegen die Umwelt gerichteten Reaktionen und innerpsychischen Abwehrmechanismen. MYERS et al. (1970) bezeichnen diese Kategorien als "motor-behavioral reations" und "intrapsychic defense mechanisms". Eine ähnliche Einteilung wurde von LAZARUS (1966 und 1969) vorgeschlagen. Er subsumierte in der Kategorie "direct-action tendencies" verschiedene Strategien: 1. Vorbereitung auf Bedrohungen, d.h. Stärkung der Ressourcen, 2. Angriff gegen das bedrohende Objekt (mit oder ohne offen ausgedrückten Aggressionen), 3. die Vermeidung von Bedrohungen und 4. die Inaktivität, ein Ignorieren der Bedrohung in apathischer Gelassenheit. Die zweite Kategorie umfaßt die tiefenpsychologischen Abwehrmechanismen und wird als "defensive adjustment" umschrieben.
LAZARUS & LAUNIER (1978) erweiterten dieses System auf vier Kategorien, die jeweils gleichzeitig problemlösende und emotionsregulierende (palliative) Funktionen erfüllen, sich sowohl auf die eigene Person als auch auf die Umwelt beziehen können und ebenso auf augenblickliche, vergangene oder zukünftige Ereignisse gerichtet sind.
Eine tabellarische Zusammenstellung der Unterscheidungsmerkmale der gängigen Zweikategoriensysteme (Coping vs. Abwehr) ist bei PRYSTAV (1981) zu finden. Demnach sind Copingprozesse eher verhaltensorientiert, realitätsbeachtend und werden sowohl in Umweltkonflikten als auch in innerpsychischen Konflikten eingesetzt. Abwehrprozesse sind eher erlebnisorientiert, realitätsverzerrend und besitzen emotionsregulierende Funktion bei innerpsychischen Konflikten. Copingprozesse zielen sowohl auf Umwelt- und Situationsveränderung als auch auf Selbstveränderung ab, während Abwehrprozesse lediglich zu einer Linderung in der Perzeption der Gegebenheiten führen. Copingprozesse zeigen im Gegensatz zu

Abwehrprozessen auf der Verhaltensebene Aktivitäten, auf
der Erlebnisebene ein breites Spektrum an Emotionenund in
der Kognitionsebene eine starke Realitätsbeachtung (Abb. 11).

COPINGPROZESSE	ABWEHRPROZESSE
– eher verhaltensorientiert	– eher erlebnisorientiert (vorbew. und
– realitätsbeachtend	unbew. Prozesse)
	– realitätsverzerrend
– bei kontrollierbaren Stressoren:	
umwelt- und situationsverändernde Strate-	– bei kontrollierbaren und unkontrollier-
gien	baren Stressoren:
– bei unkontrollierbaren Stressoren:	selbstverändernde Strategien durch Ab-
selbstverändernde Strategien	wehrprozesse
– instrumentelle Funktion	
	– palliative, d.h. emotionsregulierende
– Art der Konflikte	Funktion
intrapsychische Konflikte	
Umweltkonflikte	– Art der Konflikte
	intrapsychische Konflikte
– Ziele	
a. Umwelt- bzw. Situationsveränderung	– Ziele
Eliminierung, Reduzierung, Verzögerung	
und Modifikation der belastenden Bedin-	allgemein: Eliminierung oder Reduzie-
gungen; Vorhersagbarkeit, Kontrollier-	rung der Bedrohung durch intrapsy-
barkeit etc.	chische Maßnahmen wie Abwehrme-
b. Selbstveränderung	chanismen; Operationalisierungsvor-
aktive, passive Vermeidung, Veränderung	schläge auf Fragebogenebene z.B. von
der Bewertungen, Veränderungen von rele-	Haan (1977), Plutschik u.a. (1979).
vanten Eigenschaften bzw. Motiven und	
Wertsystemen, Entwicklung neuer Fähig-	
keiten (z.B. Streßtoleranz).	
– Indikatoren:	– Indikatoren:
a. Verhaltensebene	a. Verhaltensebene
motorische und verbale Aktivität,	primär keine Verhaltensindikatoren;
Steigerung der Aktivität, Zielgerichtet-	evtl. Passivität, Rigidität und Desor-
heit, Absichtlichkeit des Verhaltens;	ganisation.
aber auch gegenteilige Indikatoren.	
b. Erlebnisebene	b. Erlebnisebene
breites Spektrum von Emotionen,	nach den Aussagen vieler Autoren
Stimmungen und Empfindungen von	fehlen bei erfolgreicher Abwehr
negativ bewerteten Emotionen wie	Erlebnisindikatoren; sonst häufig
Angst/Furcht, Wut/Ärger, Trauer/	negative Emotionen.
Melancholie bis zu positiv bewerteten	
Emotionen wie Freude, Glücksempfin-	
dungen etc.	
c. Kognitionsebene	c. Kognitionsebene
A Aktivierung kognitiver Prozesse wie	Aktivierung, teilweise auch Deakti-
Wahrnehmung, Aufmerksamkeit, Problem-	vierung kognitiver Prozesse mit Rea-
Lösen; starke Realitätsbeachtung.	litätsentstellung.

Abb. 11: Unterscheidungsmerkmale zwischen Copingprozessen
und Abwehrprozessen (PRYSTAV 1981, S. 193)

Ein 2x2-Kategoriensystem der Anpassung entwickelte
MITSCHERLICH (1967). Die vier Grundformen der Anpassung
ergeben sich aus der Kombination der zwei Polaritäten
aktiv-passiv und innen-außen. Die passiv-äußere Anpassung
an bestehende Verhältnisse wird als Lernprozeß bezeichnet
und ist verküpft mit Erlernen von Regeln, Vermeidungen und
Symbolen (insbesondere der Sprache). Anpassung passiv-innerer
Art beinhaltet die Formung der Triebkräfte auf Befriedigungen gemäß den Forderungen der Außenwelt durch Verzicht, Auf-
schieben und Zielvertauschung. Aktiv-äußere Anpassung ist
dann verwirklicht, wenn die Umwelt so beeinflußt werden
kann, daß sie auf die Wünsche und Impulse des Individuums
eingeht und entsprechende Befriedigungsmöglichkeiten be-
reitstellt. Bei der aktiv-inneren Anpassung werden auch nach
der Idealnorm der Gesellschaft nicht passende Triebregungen wahrgenommen, empfunden oder sogar geäußert. Vorgeschrie-
bene Formen des Verhaltens werden nicht blindlings passiv-
gehorsam übernommen, sondern modifiziert. Ein "Zuviel" bzw.
ein "Zuwenig" in jeder dieser Kategorien wird als Übergang
in den Störungsbereich, d.h. in neurotische Anpassungsstö-
rungen angesehen (PONGRATZ 1973).
Ein Dreikategoriensystem wurde von VERWOERDT (1972) vorgeschlagen. Er unterscheidet: 1. Rückzug von der Bedrohung
und Bewahrung innerer Energie, 2. Verdrängung der Bedrohung
aus dem Bewußtsein und 3. Meisterung der Bedrohung. Ein
Rückzug von der Bedrohung wird vor allem durch den Abwehrmechanismus der Regression bewerkstelligt. Einschränkung
des Interesses an der Umwelt, Selbstbezogenheit, Hypochondrie und wachsende Abhängigkeit führen zu maladaptiven Verhaltensweisen. Als wichtigste Mechanismen zum Fernhalten
der Bedrohung aus dem Bewußtsein werden die Unterdrückung,
Verleugnung, Rationalisierung, Depersonalisierung, Externa-
lisierung und Internalisierung genannt. Die Inhalte der Bedrohung werden dabei entweder der Aufmerksamkeit entzogen,
in ihren kausalen Relationen verzerrt wahrgenommen oder
durch zumindest teilweise Aufhebung der Grenzen zwischen
Selbst und Nichtselbst bewußtseinsfern gehalten. Unter Mechanismen der Meisterung und Kontrolle versteht VERWOERDT

die Intellektualisierung, die Sublimierung und das Akzeptieren der Gegebenheiten. Sublimierung und Akzeptierung stellen für ihn die Ideallösungen bei der Bewältigung von Krankheiten und Personenverlusten dar.

Mehrkategoriensysteme wurden vielfach vorgestellt, erweisen sich jedoch meist weniger systematisch als Konzepte mit zwei oder drei Kategorien. SAWREY & TELFORD (1964) unterteilen in Anlehnung an MASSERMAN (1946) die Anpassungsreaktionen an soziale Frustrationen in sechs Kategorien : 1. direkter offener Angriff, 2. sozial akzeptierte Ersatzhandlungen (Kompensation, altruistische Abtretung, Sublimierungen), 3. grenzwertige Abwehrreaktionen (Ra tionalisierung, Projektion, Regression, Phantasie und Reaktionsbildung), 4. sozial nicht akzeptierte Kompensationen (Promiscuität, Drogenkonsum), 5. Psychosomatische und neurotische Anpassungsmuster (Amenorrhoe, pathologische Trauerreaktionen, Pseudoschwangerschaften) und 6. psychotische Anpassungsmuster (Wahnbildungen). Diese Kategorisierung beinhaltet gleichzeitig eine Hierarchie der Adaptation-Maladaptation nach sozialen und psychiatrischen Kriterien ausgerichtet.

TACHE & SELYE (1978) postulierten vier Gruppen von Bewältigungsverhaltensweisen: 1. Änderung der Umwelt, 2. Beschäftigung mit den Stressoren und Modifizierung der Betrachtungsweise und Bewertung (Stressor als Herausforderung und nicht als Bedrohung sehen), 3. Auffinden von adäquaten Reaktionsweisen (Entwicklung von streßreduzierenden Fertigkeiten), 4. Suche nach Entspannung und Zersteuung (Hobby und Freizeitgestaltung). Abwehrmechanismen sind in diesem System als Rationalisierung in Kategorie 2 und als Regression in Kategorie 4 zu vermuten.

Fünf Anpassungskategorien unterscheiden SHAFFER & SHOBEN (1956): 1. Abwehr (aggressive, nichtintegrative Kommunikation), 2. Flucht (Rückzug von der realen Situation begleitet von Phantasiebefriedigungen), 3. Furchtreaktionen (angstvolles Verhalten, phobische Symptome und Verdrängungen), 4. Krankheit (neurotische und psychosomatische Erkrankungen) und 5. Angstzustände (Angst, Nervosität und Erschöpfung). Die Autoren stellen somit eine partiell hierarchische Glie-

derung vor. Die Kategorien 3-5 sind in steigendem Maße mal-
adaptiv. Der Begriff "Abwehr" (defense) wird nicht im tiefenpsychologischen Sinn verstanden, sondern als aktive, auf
die Umwelt gerichtete größtenteils aggressive Selbstver-
teidigung.

Eine Kategorisierung in 7 "coping skills" wurde von MOOS &
TSU (1977) vorgeschlagen: 1. Verleugnung bzw. Minimierung
der Bedrohlichkeit (begleitet von Rationalisierungen, Iso-
lierungen, Unterdrückung und Projektion von negativen Gefühlen), 2. Suchen nach relevanten Informationen (Angstreduzierung durch Behebung von Ungewißheiten und Fehlinter-
pretationen), 3. Bitten um Beruhigung und emotionale Unterstützung (Hilfe von seiten der Familie, Freunden oder des
medizinischen Personals), 4. Erlernen von spezifischen Prob-
lemlösungsverhaltensweisen (z.B. Insulinselbstinjektionen,
Inbetriebnahme der Dialysemaschine), 5. Setzen von konkreten
und begrenzten Zielen (realistische Zwischenziele stärken
die Zuversicht), 6. Einstudieren von alternativen Ergebnissen (gedankliche Antizipation, vorgezogene Trauer) und
7. Finden eines allgemeinen Zieles oder Sinns (neue Sinngebung evt religiöser Natur). Dieses Kategoriensystem ist
insbesondere für die Bewältigung von schweren körperlichen
Erkrankungen oder Personenverluste konzipiert worden und
stellt einen stark pragmatisch orientierten Ansatz dar.
Die Abstraktionsebene wurde bewußt niedrig gehalten.

LIPOWSKI (1970) bemühte sich um die Einteilung von Coping-
Stilen. Vielfältige Coping-Strategien werden aus dem Zusammenspiel von Coping-Stilen und relevanten Situationsvariablen abgeleitet. Die Coping-Stile gliedern sich in zwei
Hauptgruppen: kognitive Stile und Verhaltensstile.

Bei den kognitiven Coping-Stilen werden zwei Untergruppen
aufgeführt: 1. Minimierung (Tendenz die Bedrohlichkeit in
ihrem ganzen Ausmaß zu ignorieren, verleugnen oder rationalisieren) und 2. Fokussierung der Aufmerksamkeit (übersteig-
gertes Wahrnehmen der Bedrohungen oder ausgeglichene Reali-
tätsbewertung).

Die verhaltensbestimmten Coping-Stile gliedern sich in:
1. "Tackling" (Tendenz gegen die Bedrohung bzw. Krankheit

anzukämpfen), 2. <u>Kapitulation</u> (Passivität, Rückzug von anderen oder abhängiges Anlehnen an andere) und 3. <u>Vermeidung</u> (aktives Entfliehen und Vermeiden).

Für die Bewältigung von schweren Erkrankungen wird auch die Attribuierung als determinierender Faktor in der Wahl der Coping-Strategien angesehen. Krankheit kann nach LIPOWSKI vom Patienten als Herausforderung, Feind, Bestrafung, Schwäche, Erleichterung, Strategie, irreparabler Verlust bzw. Schaden oder auch als Wert verstanden werden. Eine differnzierte Zuordnung von Strategien zu den zugrunde liegenden Stilen, Situationsaspekten und Attribuierungen erfolgte in der vorliegenden Publikation nicht.

Für die Anpassung an die extremen Lebensbedingungen in den NS-Konzentrationslagern beschrieben DIMSDALE (1974) und ALLPORT et al. (1953) Bewältigungskategorien.

ALLPORT et al. fanden 9 Coping-Kategorien:

1. Resignation (Depression und das Gefühl besiegt zu sein),
2. Gliederung des zeitlichen Gefüges (Zukunftshoffnungen),
3. Verstärkung des Gruppengefühls,
4. Senken des Anspruchsniveaus.
5. Regression und Tagtraum,
6. Konformität mit den Lagergesetzen,
7. Ändern der Lebensphilosophie,
8. direkte planvolle Handlungen und
9. Aggression und Aggressionsverschiebungen.

DIMSDALE klassifizierte 10 Coping-Strategien:

1. Aufmerksamkeitsfokussierung auf positive Aspekte (Rationalisierung), 2. Suche nach einem Überlebenssinn, 3. Psychischer Rückzug (Intellektualisierung, Humor, Zeitfokussierung), 4. Meisterung der Einstellungen und Umweltbedingungen, 5. Entwicklung von Lebenswillen, 6. aktive und passive Mobilisierung von Hoffnung, 7. Gruppenaktivitäten, 8. regressive Verhaltensweisen, 9. Fatalismus ("Null-Coping") und 10. Anti-Coping (Überzeugung gerechtfertigt interniert zu sein).

Die in diesen beiden Studien identifizierten Strategien zeigen teilweise Übereinstimmungen und weisen über die Spezifität der Belastungssituation auf allgemein wirksame Bewältigungsformen hin.

Ein teststatistischer Klassifizierungsansatz des Coping-Verhaltens wurde von WESTBROOK (1979) publiziert. Sie ließ 30 aus der Literatur entnommene Coping-Strategien von Versuchspersonen nach deren Ähnlichkeit sortieren. Durch eine multidimensionale Skalierung erhielt sie 5 Dimensionen der Konfliktlösung bzw. 6 Cluster von Konfliktlösungsstrategien:

1. Handlung/Konfrontation,
2. Flucht/Vermeidung,
3. Aufsuchen von Hilfe,
4. Optimismus,
5. Fatalismus,
6. Kontrolle.

ARNDT-PAGE et al. (1983) versuchten diesen Ansatz auf unseren Kulturkreis zu übertragen und zu erweitern. Von 135 Versuchspersonen wurden die 64 aus der Literatur entnommenen Bewältigungsstrategien nach ihrer Ähnlichkeit sortiert. In einer Clusteranalyse wurde eine 9-Cluster-Lösung gewählt:
1. aktive Strategien (Einleiten eines aktiven Problöseprozesses: Rat und Tat), 2. Problemdelegation (Aufsuchen von professioneller Fremdhilfe: Arzt, Psychotherapeut),
3. Ablenkung für sich allein (Hobby, Urlaub, Arbeit),
4. Ablenkung durch Kontakt zu anderen, 5. Emotionen ausleben (streiten, weinen, toben), 6. Flucht bzw. Vermeidung von Auseinandersetzungen mit dem Problem (Betäubungsmittel),
7. Verleugnung, 8. "Anonymen Kräften" vertrauen (beten, Tagebuch schreiben) und 9. Selbstkontrolle ("sich zusammenreißen").

Klassifizierungsversuche dieser Art sind zwar methodisch anspruchsvoller, stellen jedoch nur eine Reduzierung der Redundanz des vorgegebenen Pools dar. Die Begrenzung dieses Ansatzes liegt darin, daß über den Pool hinaus keine neuen Entitäten aufgefunden werden können.

ARNDT-PAGE et al. (1983) intendierten mit ihrer Analyse eine Itemreduktion, um die Grundlage zur Konstuktion eines Meßinstrumentes für Coping-Strategien zu schaffen.

3.3.   Abwehrmechanismen

3.3.1. Gemeinsame Funktionsweise

FREUD (1915) erklärte die Entstehung von Konflikten durch
die Unvereinbarkeit von Triebregungen mit den Forderungen
der Umwelt oder des Über-Ichs. Entwickelt sich daraus die
Notwendigkeit zur Triebabwehr, so muß aus Gründen der Ökonomie die Besetzungsenergie vom Objekt abgezogen, entbun-
den werden und in der Folge vom Ich neu gebunden werden,
um den Anteil an freier Energie auf einem unterkritischen
Betrag zu halten. Der Grundmechanismus dieser Triebschicksale stellt sich somit als Bindung - Entbindung - Neubindung
dar. Diese Funktionseinheit wird von den Abwehrmechanismen
geleistet. Unterschiede in der Funktionsweise der Abwehrmechanismen zeigen sich vor allem in den verschiedenen Formen der Energieumverteilung.
Gemeinsam erfüllen jedoch alle Abwehrmechanismen drei Leistungen:
1. Angstreduzierung,
2. Verzichtleistung,
3. Affektverwandlung.
Angst entsteht, wenn das Ich einen Triebimpuls nicht zur Befriedigung führen kann, da unvereinbare Forderungen der Umwelt und/oder des Über-Ichs eine Triebabfuhr nicht gestatten.
Angst entsteht im Ich als Alarmsignal. TOMAN (1970) sieht in
der Angst die Grundbedingung des Verzichts, sie steht gleichsam am Anfang des Verzichts. Anna FREUD (1936) unterschied
drei prinzipielle Quellen der Angst. Überich-Angst liegt vor
allem der Neurose des Erwachsenen zugrunde. Sie entsteht durch
die strengen Fordeungen des Überichs. Der Trieb ansich würde
dem Realitätsrpinzip nicht widersprechen. Die Real-Angst zeigt
seine pathogene Wirkung besonders bei infantilen Neurosen.
Straferwartungen, die von der realen Außenwelt drohen, führen
zum Verzicht der verbotenen Befriedigungsmöglichkeiten.
Angst vor der Triebstärke (Es-Angst) tritt vor allem in Zei-
ten endogener Triebsteigerungen auf (Pubertät und Klimakte-
rium). Das bisherige Gleichgewicht des Ich muß durch Abwehr-

maßnahmen erneut stabilisiert werden. Abwehrmechanismen übernehmen die Aufgaben, diese Ängste wieder zu reduzieren und
im Ich gleichsam einen Entwarnungszustand wieder herzustellen.
Dieser Zustand wird durch <u>Verzichtleistung</u> erreicht. Der Triebrepräsentanz wird die Bewußtseinsfähigkeit entzogen. Es entsteht eine Lücke im entsprechenden Substitutionskontinuum
(TOMAN 1978). Der entbundene Energiebetrag fließt zum Ich
zurück und muß zur Aufrechterhaltung des Energiegleichgewich-
tes neu verteilt, d.h. gebunden werden.
Gleichzeitig mit der Abwehr der Triebrepräsentanz muß eine
<u>Affektumwandlung</u> einsetzen, um den triebzugehörigen Affekt-
betrag abzuwehren. Das Ich wählt dabei meist dieselbe Methode (FREUD, A. 1936).
Allen Abwehrmechanismen ist somit gemein, daß sie den Verzicht leisten durch Motivabwehr (Energieentbindung und Be-
wußtseinsentzug), die dem Trieb verbundenen Affekte verwandeln und gleichzeitig die bei der Versagung entstandene Angst
reduzieren.
Eine Spezifizierung der Abwehrmechanismen unternahm (FREUD
1913) durch die Einteilung der verschiedenen Lösungswege im
Abwehrgeschehen nach den drei Polaritäten:
Subjekt (Ich)   - Objekt (Außenwelt)
Lust   - Unlust
aktiv   - passiv
Das Gegensatzpaar Ich-Außenwelt wird als die "<u>reale Polari-
tät</u>" angesehen, die das Individuum schon frühzeitig erfährt,
indem es unterscheiden lernt, daß Reize von außen oder von
innen kommen können. Während Außenreize durch körperliche
Anstrengungen beherrscht werden können, gelingt es schwerer
sich gegen Triebreize zu wehren.
Die Polarität Lust-Unlust - die "<u>ökonomische Polarität</u>" -
ist an eine Empfindungsreihe geknüpft, der eine besonders
große Bedeutung für die Entstehung der Aktionen beigemessen
wird.
Aktivität-Passivität, als "<u>biologische Polarität</u>" verstanden,
drückt sich entweder im Empfangen (passiv) von äußeren Reizen oder im Reagieren auf Umweltreize bzw. der Triebabfuhr
(aktiv) aus.

3.3.2. Beschreibung bedeutsamer Abwehrmechanismen

3.3.2.1. Verkehrung ins Gegenteil

Das Wesentliche dieses Abwehrmechanismus sieht FREUD (1915) in der Verkehrung desTriebziels innerhalb der Polarität "aktiv-passiv". Bei der Schaulust wird das aktive Triebziel beschauen ins passive verkehrt, nämlich beschaut werden (Exhibitionismus). Die Polarität Sadismus-Masochismus bewegt sich ebenfalls auf der Aktivitäts-Passivitäts-Achse. Das aktive Triebziel "quälen" (Sadismus) kann in sein Gegenteil des passiven Gequältwerdens (Masochismus) verkehrt werden und vice versa. Anna FREUD (1936) sieht in der Verkehrung ins Gegenteil einen Abwehrvorgang, der aktiv in das Umweltgeschehen einzugreifen vermag.

3.3.2.2. Wendung gegen die eigene Person

Das Funktionsprinzip dieses Abwehrmechanismus besteht in einer Änderung innerhalb der Polarität Ich-Außenwelt. Das Triebziel selbst bleibt unverändert. Der Trieb, der auf ein Objekt gerichtet war, wird gegen die eigene Person gewendet. Dieser Abwehrmechanismus wird von FREUD (1915) ebenfalls als Entstehungsprinzip bei der Entwicklung der Gegensatzpaare Exhibitionismus-Schaulust bzw. Sadismus-Masochismus angesehen. Im Unterschied zur "Verkehrung ins Gegenteil", bei der bidirektionale Änderungen des Triebziels möglich sind, ist die Funktionsweise der "Wendung gegen die eigene Person" strikt unidirektional. Anna FREUD (1936) schreibt auch diesem Abwehrmechanismus die Möglichkeit zum aktiven Eingreifen in die Umwelt zu.

3.3.2.3. Verdrängung

Während bei der "Verkehrung ins Gegenteil" das Triebziel im
Rahmen der Polarität aktiv-passiv und bei der "Wendung gegen
die eigene Person" das Triebobjekt (Ich-Außenwelt) geändert
wurden, wirkt die Verdrängung vornehmlich auf das Gegensatzpaar Lust-Unlust ein (FREUD 1915). Ist die lustvolle Befriedigung eines Triebes mit anderen Ansprüchen nicht vereinbar,
so entsteht Unlust. Ein Überwiegen der Unlust über die Be-
friedigungslust wird zur Bedingung der Verdrängung. Sobald
in der Entwicklung eine scharfe Trennung von bewußter und
unbewußter Seelentätigkeit vollzogen ist, kanndas Ich Unlust reduzieren indem es der Triebrepräsentanz die Bewußtseinsfähigkeit entzieht.
FREUD (1915) unterscheidet zwei Phasen der Verdrängung. Die
Urverdrängung besteht in der Versagung der Übernahme der
psychischen Vorstellungsrepräsentanz eines Triebes ins Bewußte. Die Repräsentanz bleibt aber weiter mit dem Trieb
verbunden. In der Phase des Nachverdrängens werden psychische Abkömmlinge der verdrängten Repräsentanz und andere
in assoziativer Beziehung stehende Gedankenzüge verdrängt.
FREUD (1926) räumte der Verdrängung eine Sonderstellung innerhalb der Abwehrmechanismen ein. Die Verdrängung gilt als
die häufigste und bei der Entstehung von Neurosen meist be-
teiligte Abwehrmethode. FREUD (1937) beschrieb die Verdrängung gleichnishaft als Textauslassung gegenüber der Textentstellung der übrigen Abwehrmechanismen. Die Verdrängung
wird somit auch als der funktionell einfacher strukturierte
Mechanismus angesehen.
JOURARD (1963) nennt zwei wichtige Indikatoren für das Vor-
liegen einer Verdrängung. Die verdrängende Person kann keine von außen herangetragenen Erklärungen ihrer Verhaltensweisen neben ihrer eigenen akzeptieren (Sicherung der Gegenbesetzung). Außerdem findet man ein selektives Erinnerungs-
vermögen, was mit der FREUDschen Textauslassung vergleichbar ist.

3.3.2.4. Verleugnung

Anna FREUD (1936) faßte die Verleugnung als eine Vorstufe
der Abwehr auf, da die Abwehr dabei nach außen gerichtet
ist. Sie wird zur Vermeidung von Realunlust bzw. Realgefahr
eingesetzt. Sie ist also nicht gegen rein innere Konflikte
gerichtet, die entstehen würden, wenn Realangst im Ich anti-
zipatorisch verankert wäre. Die Verleugnung der Realität
kann sich auf zwei Ebenen vollziehen. Sie kann in der Phantasie, aber auch in Wort und Handlung Ausdruck finden. Immer wird jedoch die unlusterzeugende Realität durch eine
positive, d.h. lustvolle Alternative ersetzt.
LEHNER & KUBE (1957) definieren die Verleugnung als ein Übersehen oder Ausblenden von bedrohlichen Realitätsaspekten.
Nach ihrer Auffassung seien in allen anderen Abwehrmechanismen Elemente der Verleugnung wiederzufinden. Die Verleugnung
spielt nach ihrer Meinung auch in Sprichwörtern eine große
Rolle etwa : "Love is blind" oder "None are so blind as those
who will not see".
SPERLING (1958) differenzierte vier verschiedene Typen der
Verleugnung: 1. psychotischer Typ (die Zurückweisung der
Existenz einer externen Wahrnehmung), 2. affektiver oder
neurotischer Typ (Zurückweisung lediglich der Bedeutsamkeit
einer externen Wahrnehmung), 3. gedanklich abwehrender Typ
(Zurückweisung der Wahrheit einer Behauptung oder eines Stand-
punktes) und 4. projektiver Typ (Zurückweisung der Gerecht-
fertigtheit einer Beschuldigung oder Anklage herausfordern-
der oder projezierter Art). Verleugnung wird von SPERLING
durch die Formel "NOT THIS" ausgedrückt und unterscheidet
sich von den Gegenbesetzungsmechanismen (Ungeschehenmachen,
Reaktionsbildung, Verschiebung), die durch die Formel "NOT
THIS - BUT THIS OTHER" zusammengefaßt werden.
FALEK & BRITTON (1974) sehen in der Verleugnung einen ele-
mentaren Bestandteil der Bewältigung von Streßsituationen.
Sie fanden dafür in der Literatur in verschiedenen Lebenskrisen Belege, daß die Verleugnung eine allgemein beobacht-
bare Bewältigungsform darstellt.

In der psychosomatischen Literatur spielt die Verleugnung
eine besonders große Rolle(RAD & LOLAS 1978). Die Verleugnung gewinnt an Bedeutung bei der Entstehung von somatisie-
renden Reaktionen ähnlich der Verdrängung bei konversions-
hysterischen Erkrankungen.
JENKINS (1971) zeigt in einer Literaturübersicht den exzes-
siven Einsatz von Verleugnung und Verdrängung als Abwehrmechanismen bei Herzinfarktpatienten. Auch FISCHER (1980)
fand in seiner Untersuchung bei fast drei Vierteln der Herzinfarktpatienten die Verleugnung.
Pektanginöse Beschwerden wurden häufig nur als Verdauungs-
störungen verharmlost (GENTRY et al. 1972).
Die Verleugnung wird häufig von anderen Abwehrmechanismen
begleitet, vor allem von der Isolierung, der Projektion,
der Introjektion, der Reaktionsbildung, der Verkehrung ins
Gegenteil und der Verdrängung (FISCHER 1980). Die Verleugnung bedarf somit häufig einer Wirkungsunterstützung durch
Gegenbesetzungsmechanismen.

3.3.2.5. Sublimierung

Die Sublimierung stellt eine Form der Triebkanalisierung dar.
Ein ursprünglich sexueller oder aggressiver Trieb findet
nun in sozial oder ethisch höher bewerteten Leistungen Befriedigung. FREUD (1905, 1923) versteht die Sublimierung als
den Grundmechanismus aller Kulturleistungen.
Anna FREUD (1936) betont den Charakter der Normalität bei
der Sublimierung, die weniger im Zusammenhang mit der Entstehung von Neurosen stehe als die übrigen Abwehrmechanismen. Sublimierung vollzieht sich in der Verschiebung des
Triebzieles.
TOMAN (1978) sieht die Sublimierung als identisch mit der
Motivdifferenzierung an.

3.3.2.6. Regression

Die Regression stellt ein Zurückschreiten in frühere psychi-
sche Entwicklungsphasen dar. TOMAN (1978) präzisiert diese
Definition: Komplexere Befriedigungsformen werden in der
Regression durch primitivere Befriedigungsformen ersetzt.
FREUD (1900) betrachtet das Zurückschreiten innerhalb der
Regression nach drei verschiedenen Aspekten: Die topische
Regression beschreibt die Bewegung zwischen den psychischen
Instanzen Überich-Ich-Es, die zeitliche Regerssion erfaßt
das Rückgreifen auf ältere psychische Bildungen, während in
der formalen Regression die gewohnten Ausdrucks- und Dar-
stellungsweisen durch primitivere ersetzt werden. Diese drei
Regressionsrichtungen lassen sich nicht immer isoliert betrachten, da das zeitlich ältere auch als das formal und
topisch primitivere anzusehen ist.
Regression wurde als allgemeine Reaktion auf Streß und Frustration bei Kindern untersucht (BARKER et al. 1941).
SHAFFER & SHOBEN (1956) sehen im Heimweh eine Form regressiven Verhaltens, die sich in der Anpasung an neue Umweltgegebenheiten manifestiert.

3.3.2.7. Reaktionsbildung

Die Reaktionsbildung wird von Anna FREUD (1936) vor allem
als Sicherungsmechanismus der Verdrängung verstanden. Die
Reaktionsbildung bedient sich der Neigung der Triebe sich
ins Gegenteil zu verkehren. Sie erreicht eine doppelte Sicherung der Verdrängung dadurch, daß sie als Abwehrvorgang
im Ich verankert ist und zugleich dem Wesen der Triebvorgänge, eben der Neigung zur Verkehrung gerecht wird.
SPERLING (1958) rechnet die Reaktionsbildung ebenfalls zu
den Gegenbesetzungsmechanismen. Die Veränderung des Motivs
im Vorgang der Reaktionsbildung beschreibt TOMAN (1978) in
Gegensatzpaaren der Motivkontinua. Das abgewehrte Motiv
wird durch das gegenteilige Motiv ersetzt, welches am anderen Ende des Befriedigungskontinuums steht.

Dieser Motiversatz zeichnet sich durch Zwanghaftigkeit und
Übertriebenheit der Äußerungen aus(JOURARD 1963).
Im Alltagsleben zeigt sich die Reaktionsbildung häufig in
betont lässigem oder aggressivem Verhalten ängstlicher und
unsicherer Personen. Auch hohe moralische Einstellungen können Ergebnis einer Reaktionsbildung sein (SHAFFER & SHOBEN
1956).
ARKOFF (1968) räumt der Reaktionsbildung einen hohen Stellenwert im Sozialisierungsprozeß ein: beginnend mit der Sauberkeitserziehung bis hin zur Ausbildung hoher menschlicher
Werte.

3.3.2.8. Isolierung

Bei der Isolierung wird der Zusammenhang zwischen einer Vorstellung, einem Objekt oder einem Aspekt der Wirklichkeit
und der eigenen Person getrennt. Die eigene Person wird hier-
von als völlig isoliert betrachtet, trotz ursprünglicher Verknüpfung.
JOURARD (1963) rechnet die Isolierung und die Intellektualisierung zu den Mechanismen der verbalen Reformulierung. Beide Abwehrmechanismen zeigen vor allem eine verbale Sympto-
matik. Die Trennung vom Selbst und dem nicht-akzeptablen
Handeln wird illustriert an der Doppelmoral der "Sunday
Christians".

3.3.2.9. Ungeschehenmachen

Die Befriedigung verbotener Motive soll durch Wiedergutma-
chungsaktionen "ungeschehen" gemacht werden. Handlungen oder
neurotische Symptome werden zur Verhinderung oder Wiedergutmachung durchexerziert (TOMAN 1978). Der Waschzwang etwa soll
somit die seelische Reinheit des Betroffenen wieder herstel-
len. Religiöse Bußhandlungen sollen in ähnlicher Weise eine
Wiedergutmachung und Tilgung der Sünden bewirken. Auch for-
malisierte soziale Bräuche stellen ein symbolisches Mittel

dar, dem Selbst und den Anderen unbewußt anzuzeigen, daß
unerwünschte Impulse unter Kontrolle sind. Das Händeschüt-
teln sei hierfür ein Beispiel (ENGEL 1976), dem Mitmenschen
mitzuteilen und das Selbst zugleich zu bestärken, daß keine
Aggression vorliege oder zumindest unter Kontrolle sei. Wenn
jemand die Hand nicht gibt, so wird dies als unfreundlich
oder sogar als feindliche Geste gewertet.
Neben diesen erwachsenen Formen des Ungeschehenmachens, tritt
dieser Abwehrmechanismus in einer stark magisch geprägten
Form in der Latenzzeit und bei Zwangsneurosen auf.

3.3.2.10. Projektion

FREUD (1896) beschrieb den Mechanismus der Projektion bereits
in den frühen Schriften zur Paranoia, während DOUCET (1973)
die Einführung dieses Begriffs FERENCZI zuschreibt.
Projektion wird allgemein als ein Hinausverlagern seelischer
Vorgänge einer Person auf andere Personen oder Objekte verstanden. Im Rahmen der Triebschicksale wird durch die Projektion ein von der Person A selbst nicht befriedigbar er-
lebtes Motiv einer Person B zugeschrieben.
TOMAN (1978) sieht in der Projektion die unzutreffende Wahrnehmung eigener, verbotener Motive in anderen Personen.
JOURARD (1963) versteht diesen Mechanismus als eine Fehl-
wahrnehmung anderer Personen.
CAMERON & MARGARET (1951) unterscheiden eine "assimilative
projection" von einer "disowning projection". Eine assimilative Projektion liegt vor, wenn eine andere Person als der
eigenen ähnlich erachtet wird. Nimmt man bei einer anderen
Person Motive oder Gefühle wahr, die man selbst für sich
verdrängt oder verleugnet, so liegt eine "disowning projection vor.
PATTY & JOHNSON (1953) berichten den Fall eines Spielers,
der seine Spielleidenschaft dadurch zu rechtfertigen versucht, daß er das ganze Leben als ein Spiel ansieht.

3.3.2.11. Introjektion

Die Introjektion kann vereinfacht als Spiegelbild der Projektion verstanden werden. Motive der Umwelt werden als eigene Motive aufgenommen. Die Errichtung des Überichs erfolgt mittels Introjektion von Motiven oder Personenaspekten der Eltern oder anderer Autoritätspersonen. Somit spielt die Introjektion neben der Funktion als Abwehrmechanismus auch eine bedeutende Rolle innerhalb der Persönlichkeitentwicklung. Strenge und Starrheit dieser einverleibten Außenwelt entscheiden mit über normale oder pathologische Entwicklungen.

Introjektion und Identifikation sind einander verwandte Prozesse. Den Unterschied aber sieht ENGEL (1976) darin, daß bei der Identifikation Eigenschaften oder Charakteristika bereits intrapsychisch repräsentierter Objekte angenommen werden. Die Introjektion ist daher der zeitlich ältere Mechanismus.

In einer Untersuchung bei Mädchen, die ein Milwaukee-Korsett aufgrund starker Skoliose tragen mußten, fanden MYERS et al. (1970) die Identifizierung als wichtigen Abwehrmechnismus der Mütter. Das Leiden der Töchter erschien gleichzeitig ein Leiden der Mütter zu sein. Dies zeigte sich etwa in den Redewendungen: "Ich dachte nicht, daß dies uns zustoßen würde." oder "Wie können wir nur damit leben?"

Die Filmindustrie bietet eine weitere Möglichkeit, nicht befriedigbare Motive identifikatorisch lustvoll zu erleben. Auch die Heldenverehrung beinhaltet Identifikationen (PATTY & JOHNSON 1953).

3.3.2.12. Kompensation

Der Abwehrmechanismus "Kompensation" wurde von ADLER (1912) eingeführt. Er wird speziell zum Ausgleich von Minderwertigkeitsgefühlen vom Ich eingesetzt. Körperliche Defekte, Versagungen oder Enttäuschungen sollen im Schaffen besonderer Leistungen überwunden werden. Die Person zeigt eine

bemerkenswerte Anstrengungsbereitschaft über ihre subjektiv
empfundene Minderwertigkeit hinauszuwachsen. Die Kompensation kann dabei den Mangelzustand direkt bearbeiten wie etwa das klassische Beispiel des Demosthenes zeigt, der sein
Stottern überwandt und zum berühmtesten Redner Athens seiner Zeit wurde. Die Kompensation kann sich aber auch derart
manifestieren, daß in anderen Bereichen besonders herausra-
gende Leistungen vollbracht werden. SHAFFER & SHOBEN (1956)
sprechen dabei von einer direkten und einer verlagerten Kompensation.
Die Grundfunktion der Kompensation - das Machtstreben - dient
der Erhöhung des Persönlichkeitsgefühls und Überwindung von
Minderwertigkeitsgefühlen. Eine Übersteigerung dieses Be-
strebens wird als Überkompensation bezeichnet. JOURARD (1963)
sieht in der Überkompensation eine Sonderform der Reaktionsbildung und nennt sie "denial by overdoing".

3.3.2.13. Rationalisierung

Die Rationalisierung stellt eine Umdeutung der Realität dar.
Das Triebbedürfnis beeinflußt den Intellekt, eine neue Re-
alitätsinterpretation hervorzubringen, die zu einer befriedigenden Entspannung führt. In dieser Willigkeit des Intel-
lekts dem Triebwunsch gegenüber seine Urteilsfähigkeit an-
zupassen sehen MITSCHERLICH & MITSCHERLICH (1967) den Grundmechanismus der Rationalisierung.
In einer Fallstudie beschrieb ADLER (1972) die Abwehrmechanismen einer Patientin nach erfolgter Nierentransplantation.
Sie rationalisierte ihre Ängste und anfänglichen Transplan-
tationsprobleme, indem sie stolz war, Teil eines großen wis-
senschaftlichen Experimentes zu sein.
PATTY & JOHNSON (1953) umschreiben Rationalisierung als emotionales Denken. Das Denken ist mehr von den Wünschen bestimmt als von den objektiven Gegebenheiten.
SHAFFER & SHOBEN (1956) schlugen vor, diesen Abwehrmechanismus als "Irrationalization" zu bezeichnen und beschrieben
drei Untergruppen:

1. "Blaming the incidental cause" - eine Form der Schuldzuweisung, zeigt sich z.B. im Verhalten von Kindern, die, wenn sie über einen Gegenstand gestolpert sind, diesen daraufhin einen Fußtritt versetzen, als würden sie damit den wahren Schuldigen bestrafen. Ein weiteres Beispiel gibt etwa der Handwerker ab, der sein mißlungenes Werkstück auf das schlechte Werkzeug zurückführt. Bei dieser Rationalisierungsform wird ein Sündenbock gesucht ("scapegoating").

2. "Sour-grapes mechanism" - Saure-Trauben-Reaktion. Beispiele hierfür sind der Fuchs der die Trauben nicht bekommen kann in La FONTAINEs Fabel; ein Arbeitsloser, der angibt, seine frühere Arbeit habe ihm sowieso nie richtig gefallen; ein junger Mann, der von dem verehrten Mädchen zurückgewiesen wird, und an ihr nur noch Fehler entdeckt ...

3. "Sweet-lemon mechanism" - Süße-Zitronen-Reaktion. Diese zur vorhergehenden konträre Unterform drückt sich in der Überzeugung aus, daß bei allem Negativen auch etwas Positives zu finden sei und, daß ein Unglück letztendlich auch etwas Gutes für sich habe, sprichwörtlich etwa: Scherben bringen Glück.

Allgemein wird bei der Rationalisierung aus einer möglichen Anzahl von Erklärungen für die gegenwärtige Situation jene ausgewählt, die "gute" Gründe aber nicht notwendigerweise auch reale Gründe nennt (LEHNER & KUBE 1957).

3.3.2.14. Intellektualisierung

Die Motivabwehr wird von der Intellektualisierung dadurch erreicht, daß die Affekte von den Vorstellungen abgetrennt werden. Die sachlichen Inhalte werden nur noch rein intellektuell ohne ihre zugehörigen Gefühlsregungen betrachtet. MAHL (1969) sieht in der Intellektualisierung eine Form der Isolierung. Jedoch wird bei der Intellektualisierung Affekt und Vorstellung von einander getrennt, während bei der Isolierung die Person in ihrer Verbindung mit der Vorstellung und dem zugehörigen Affekt getrennt erlebt werden. Die Intellektualisierung wird vor allem als eine Hilfe zur

Triebbewältigung in der Pubertät erachtet (Anna FREUD 1936).
JOURARD (1963) versteht die Intellektualisierung als verbale Reformulierung. Euphemismen helfen über peinliche Dinge
affektfrei zu sprechen. Diese Umschreibung der "four-letter
language" unter Aussparung der Obszönität wird vor allem den
Engländern zugeschrieben. So wird etwa dem Begriff "Menstru-
ation" die vermeintliche Peinlichkeit durch die Euphemismen
"falling off the roof" oder "a visit from Aunt Nellie" entzogen.
EARLS (1969) umschreibt die Intellektualisierung als Affektisolierung. Bei einer Untersuchung der Besatzungsmitglieder
von Atom-U-Booten fand er, daß die Männer sich über die Atom-
ausrüstung lediglich in einer affektlosen und rein techni-
schen Sprache äußern konnten.
Amerikanische Kriegsgefangene in Nord Korea betrachteten sich
als politische Gefangene und nicht als Einzelschicksale
(FORD & SPAULDING 1973).

3.3.2.15. Sammellisten der Abwehrmechanismen

SJÖBÄCK (1973) erstellte eine Liste der in der Literatur beschriebenen Abwehrmechanismen. Er fand dabei insgesamt 27
Mechanismen, die in unterschiedlicher Häufigkeit in zwölf
Standardwerken verzeichnet waren. Abbildung 12 gibt hierzu
einen Überblick.
Nach den Abwehrstudien von Sigmund und Anna FREUD veröffent-
lichte NUNBERG (1955) eine Beschreibung der Abwehrmechanismen. Er fügte den Mechanismus "displacement" hinzu und sah
darin neben der Projektion und der Identifikation eine weitere Möglichkeit psychische Energie auf ein Ersatzobjekt zu
verschieben, um somit Triebkonflikte zu vermeiden. Dem Mechanismus der Verleugnung räumt er nur die Rolle eines Vor-
läufers der Verdrängung ein.
GLOVER (1949) weicht ebenfalls wie NUNBERG nur unwesentlich
von den Abwehrmechanismen FREUDs ab. Er zählt das Ungeschehenmachen nicht ausdrücklich zu den Abwehrmechanismen, erwähnt es aber doch im Rahmen der Zwangsneurosen. Er betrachtet

Authors	1. S.F.	2. A.F.	3. H.N.	4. E.G.	5. O.F.	6. R.W.	7. S.S.	8. R.S.	9. U.M.	10. L&P.	11. C.R.	12. L.E.
1. Regression	X	X	X	X	X	X		X		X	X	
2. Repression	X	X	X	X	X	X	X	X	X	X	X	X
3. Reaction formation	X	X	X	X	X	X	X	X	X	X	X	X
4. Isolation	X	X	X	X	X	X	X	X	X	X	X	X
5. Undoing	X	X	X		X	X	X	X	X	X	X	X
6. Projection	X	X	X	X	X	X	X	X	X	X	X	X
7. Introjection	X	X		X	X	X	X	X	X	X	X	X
8. Identification		X	X	X								
9. Turning ag. self	X	X	X	X	(X)			X		X	X	X
10. Reversal	X	X	X	X				X		X	X	X
11. Denial	X	(X)	(X)	X	X	X	X	X	X	X	X	X
12. Displacement	(X)	(X)	X	X	X	(X)		X		X		X
13. Rationalization	(X)			X	X	(X)			X			
14. Avoidance		(X)					X		X			X
15. Inhibition		(X)					X		X			
16. Negation	(X)			(X)	X				X	(X)		X
17. Intellectualiz.		(X)				(X)		X	X	X		
18. Character format.									X			
19. Ego restriction		(X)							X			
20. Splitting										X		
21. Ambivalence												X
22. Amb. oscillation												X
23. Conversion												X
24. Derealization	(X)											X
25. Depersonalization	(X)											
26. Exaggeration												X
27. Fixation												X

Abb. 12: Auflistung der Abwehrmechanismen nach SJÖBÄCK (1973, S. 104). Legende siehe unten:

1. S.F.	Freud, Standard edition
2. A.F.	Freud, A., 1946.
3. H.N.	Nunberg, H., 1955.
4. E.G.	Glover, E., 1949.
5. O.F.	Fenichel, O., 1946.
6. R.W.	Waelder, R., 1960.
7. S.S.	Sperling, S.J., 1958.
8. R.S.	Spitz, R., 1961.
9. U.M.	Moser, U., 1964.
10. L&P	Laplanche, J. & Pontalis, J.-B., 1967.
11. C.R.	Rycroft, C., 1968.
12. L.E.	Eidelberg, L. (ed.), 1968.

die unbewußten Mechanismen nicht nur als Abwehrmechanismen
im engeren Sinne, sondern auch als kognitive Mechanismen
der Triebkoordination.
Auch FENICHEL (1946) weicht nur geringfügig vom Abwehrkon-
zept FREUDs ab. Während die "Wendung gegen die eigene Person" bei FENICHEL nicht definiert wird, richtet er sein Au-
genmerk auf die Verschiebung als einen Abwehrmechanismus
gegen Gefühle.
WAELDER (1960) reduziert die Liste der Abwehrmechanismen
auf acht Formen und bezeichnet dabei die Verleugnung als
Vorstufe der Abwehr in Anlehnung an NUNBERG (1955).
SPERLING (1961) vernachlässigt mehrere FREUDsche Mechanis-
men, fügt aber Vermeidung und Hemmung hinzu.
SPITZ (1961) addiert zu den klassischen Mechanismen noch die
Verschiebung und die Intellektualisierung.
MOSER (1964) nennt zusätzlich die Mechanismen der Negation,
Charakterformierung, Vermeidung und Icheinschränkung.
LAPLANCHE & PONTALIS (1967) trugen zu keinen Erweiterungen
bei.
RYCROFT (1968) nennt zusätzlich "splitting" (Spaltung) als
Abwehrmethode.
EIDELBERG (1968) führt in seiner Liste von 18 Abwehrmecha-
nismen auch anderweitig definierte Termini der Tiefenpsy-
chologie als Abwehrmechanismen auf, was zu begrifflichen
Konfundierungen führt. Ambivalenz, ambivalente Oszillation,
Konversion, Derealisierung, Übertreibung und Fixierung wer-
der hier als zusätzliche Abwehrmethoden genannt.
Eine Liste mit 20 Abwehrmechanismen stammt von ARKOFF (1968).
Er hebt hervor, daß der Grad an Einsicht und Kontrolle bei
den Mechanismen variiert. Die Mechanismen "Suppression" und
"Repression" (Verdrängung) bewirken beide, daß ein bedrohliches Motiv, Gedanke oder Gefühl der Aufmerksamkeit entzogen wird. Sie unterscheiden sich aber darin, daß die Verdrängung unbewußt abläuft, die Suppression willentlich und
bewußt. In ähnlicher Weise stellt das Lügen (lying) das bewußte Äquivalent zur Rationalisierung dar, "Malingering"
(Simulieren) das bewußte Pendant zum "Adjustment by ailment",
der unbewußten Flucht in die Krankheit.

Eine sehr umfangreiche Katalogisierung von Abwehrmechanismen wurde von LAUGHLIN (1970) vorgestellt. Er teilte die
insgesamt 51 Abwehrformen in primäre (major), sekundäre
(minor) Abwehrmechanismen und kombinierte Abwehrreaktionen
ein. Die 22 primären Mechanismen sind häufiger in der Literatur beschrieben und exakter definiert als die sekundären. Eine eingehende Besprechung dieser 51 Abwehrmechanismen
würde den Intentionen der vorliegenden Arbeit nicht gerecht
werden. LAUGHLIN (1970) gibt auf 500 Seiten eine umfassende,
wenn auch oft zu wenig elaborierte Dartsellung der Mechanismen. Ein Mangel an begrifflicher Exaktheit und definitiver
Abgrenzung läßt dabei häufig die Frage aufkommen, ob eine
sinnvolle Begrenzung der Anzahl der Abwehrmechanismen nicht
mehr funktionelle Klarheit schaffen könnte.

3.3.2.16. Anna FREUDs Systematik der Abwehrmechanismen

Anna FREUD (1936) gliederte die Abwehrmechanismen nach ihrer
Funktionsrichtung anhand der Polarität "innen-außen". Es
entstehen so Paare von Mechanismen mit gleicher Funktion
aber unterschiedlicher Richtung (Abb. 13). Die Verdrängung
beseitigt Triebabkömmlinge von innen, während die Leugnung
Außenweltreize beseitigt. Die Reaktionsbildung stellt eine
Sicherung gegen die Rückkehr von Verdrägtem von innen her,
die Sicherung der Leugnung von Außenweltreizen leistet die
Phantasie vom Gegenteil. Die Hemmung der Triebregung zur
Vermeidung innerer Unlust entspricht der Ich-Einschränkung
gegen äußere Unlust. Eine Gefahrverhütung nach innen stellt
die Intellektualisierung der Triebvorgänge dar, während die
Wachsamkeit des Ich Gefahren der Außenwelt verhüten soll.
Leugnung, Hemmung und Vermeidung (Ich-Einschränkung) werden
von Anna FREUD als Vorstufen der Abwehr betrachtet. Sie
werden zur Vermeidung von Realunlust eingesetzt. Sie sind
noch nicht gegen rein innere Konflikte gerichtet, die durch
antizipatorische Verankerung der Realangst im Ich entstehen
und intrapsychische Abwehrmechanismen auf den Plan rufen
würden.

FUNKTION	RICHTUNG	
	Innen	Außen
Beseitigung	VERDRÄNGUNG	LEUGNUNG
Sicherung	REAKTIONSBILDUNG	PHANTASIE VOM GEGENTEIL
Unlustvermeidung	HEMMUNG	ICH-EINSCHRÄNKUNG
Gefahrverhütung	INTELLEKTU-ALISIERUNG	WACHSAMKEIT DES ICHS
Versuche des Ichs, die Verhältnisse der Außenwelt durch aktiven Eingriff zu verändern		VERKEHRUNG INS GEGENTEIL
		WENDUNG GEGEN DIE EIGENE PERSON

Abb. 13: Anna FREUDs Systematik der Abwehrmechanismen
        (aus NUSKO 1981, S. 101)

3.3.2.17. Multiple Abwehr

Kombinationen von mehreren Abwehrmechanismen, die sich in
ihrer Leistung funktionell ergänzen, werden von MAHL (1969)
als "multiple defenses" bezeichnet.
Anna FREUD (1936) beschrieb zwei markante Abwehrkombinatio-
nen als "Identifizierung mit dem Angreifer" und "Altruistische Abtretung". Die Identifikation mit dem Angreifer setzt
sich aus drei Mechanismen zusammen. Im ersten Schritt wird
eine Introjektion von verbietenden Autoritätsaspekten der
Außenwelt vollzogen. Dies zieht Straferwartungen nach sich.
Der zweite Schritt führt zu einer Projektion der verbotenen

Regungen nach außen. Der dritte Mechanismus schließlich ist
eine Verkehrung von Passivität in Aktivität. Anna FREUD illustriert diese multiple Abwehr anhand einer kleinen Patientin: Das Kind kommt mit Straferwartungen zu spät nach Hause
und beschimpft das Hausmädchen, daß es auf sein Läuten hin
zu spät die Türe geöffnet habe.
Die Altruistische Abtretung setzt sich primär nur aus Identifikation und Projektion zusammen. Ein verbotener Triebwunsch wird auf andere Menschen projiziert. Gleichzeitig
identifiziert die Person sich mit den Projektionsfiguren
und genießt dadurch deren Triebbefriedigung mit. Gegebenenfalls ist die Person durch aktives Dazutun den Projektionsfiguren behilflich, die Triebbefriedigung zu erreichen. Als
bekanntestes literarisches Beispiel sei die Gestalt des
Cyrano de Bergerac im gleichnamigen Schauspiel von Edmond
ROSTAND genannt. Wegen seiner übergroßen Nase glaubt er die
von ihm verehrte Dame nicht gewinnen zu können. Er möchte
deshalb, daß ein andere,schöner junger Mann sie bekomme.
Da dieser Auserwählte zwar schön aber dumm ist, hilft er
ihm mit all seinen überdurchschnittlichen Fähigkeiten, die
Dame dennoch zu gewinnen.

3.3.2.18. Psychosoziale Abwehrmechanismen

Der Begriff "psychosoziale Abwehrmechanismen" wurde von
RICHTER im deutschsprachigen Raum eingeführt und von MENTZOS
(1977) weitgehend elaboriert.
Psychosoziale Abwehr wird gegliedert in interpersonale und
institutionalisierte Abwehrkonstellationen. Da es sich bei
diesen Abwehrvorgängen um Konstellationen von Personen oder
Rollensystemen handelt und nicht allein um isolierte Mechanismen des Ich, wird der Begriff Konstellation dem Begriff
Mechanismus vorgezogen. Bei intrapsychischen Abwehrmechanismen werden andere Personen nicht als reale Personen in die
Abwehrorganisation eingebaut, sondern dienen nur als psychische Repräsentanzen. Während sie etwa bei der Projektion
oder Identifikation lediglich als Objektrepräsentanzen be-

handelt werden, sind sie bei psychosozialen Abwehrvorgängen als reale Objekte einbezogen.

Die interpersonalenAbwehrkonstellationen stellen eine inter-
aktional organisierte Abwehrform dar, in der reale Verhaltensweisen des einen Partners die neurotische Konfliktab-
wehr des anderen ermöglicht, fördert oder stabilisiert. Dieser Vorgang stellt oft eine reziproke Abwehreinrichtung dar,
die beiden Partnern Abwehrdienste leistet.

Die institutionalisiertenAbwehrkonstellationen beziehen soziale Rollensysteme und Institutionen als Abwehrfunktion
ein. Rollensysteme und kulturell tradierte Symbolsysteme wie
z.B. Riten, Mythen oder Religionen dienen der Psychosozialen
Abwehr.

Diese beiden Hauptgruppen psychosozialer Abwehr stellen eine
sinnvolle Ergänzung zu den intrapsychischen Abwehrmechanismen dar und sind als eine inter- und supraindividuelle Sicht
der Abwehrvorgänge zu verstehen.

3.3.3. Chronologie der Abwehrmechanismen

Eine Chronologie der Abwehrmechanismen soll die zeitliche
Reihenfolge des erstmöglichen Auftretens bestimmter Mechanismen beschreiben. Anna FREUD (1936) sah in der Chronologie eines der ungeklärtesten Gebiete der analytischen Forschung. Ansätze zur Klärung wurden über das FREUDsche Ent-
wicklungsmodell der psychischen Instanzen, dem zeitlichen
Auftreten neurotischer Symptome oder den Phasen der Sexual-
entwicklung unternommen.

Nach FREUDs Vorstellung ist das Individuum nach der Geburt
ein "Es-Wesen", das im Laufe der ersten Lebensjahre sich
zum "Es-Ich-Wesen" differenziert. Erst ab dem 5. Lebensjahr
etwa kommt als dritte Instanz,das Überich hinzu. Als aller-
früheste Abwehrmechanismen beschreibt Anna FREUD (1936) die
Regression, Verkehrung ins Gegenteil und Wendung gegen die
eigene Person, da diese Mechanismen ausschließlich am Trieb
selbst vor sich gehen und daher vom Entwicklungsstand des
strukturellen Aufbaus der Psyche relativ unabhängig sind.

Sie können daher genauso alt wie der Trieb selbst sein oder
doch so alt wie der Kampf zwischen Triebregungen und irgend
einem Befriedigungshindernis. Für die Verdrängung ist es
schon notwendig, daß das Ich sich aus dem Es differenziert
hat und die verschiedenen Bewußtseinsformen ausgebildet sind.
Projektion und Introjektion setzen die Unterscheidungsfähig-
keit zwischen Ich und Außenwelt voraus. Die Sublimierung
schließlich verlangt besonders differnzierte Kenntnisse und
soziale Wertungen, die im Überich repräsentiert sind.
TOMAN (1978) kommt aufgrund analytischer Erfahrungen zu dem
Schluß, daß alle drei Instanzen von Beginn des Lebens an vor-
handen sind, aber unterschiedlich stark ausgeprägt und entwickelt sind. Dieses Ergebnis könnte für weitere Differenzie-
rungen der Chronologie einen Ansatz liefern.
Leitet man eine Chronologie vom frühest möglichen Auftreten
neurotischer Erkrankungen ab, so ergibt sich folgendes Bild.
Hysterische Symptome können schon beim Kleinkind auftreten
(Anna FREUD 1936). Da die Verdrängung dabei der Grundmechanismus ist, wäre die Verdrängung schon ein sehr früh ein-
setzender Abwehrmechanismus. Masochistische Erscheinungen
sind im frühesten Kindesalter kaum vorzufinden, obwohl die
Wendung gegen die eigene Person als Grundmechanismus-schon
frühzeitig einsetzt. Diese Ergebnisse legen nahe, daß eine
Chronologie nach neurotischen Symptomen nicht die Normalent-
wicklung der Abwehrmechanismen zu beschreiben vermag.
TOMAN (1978) schlägt eine Zuordnung der Abwehrmechanismen
zu den prägenitalen Entwicklungsstufen der Sexualität vor.
In der frühen oralen Phase kann als erster tauglicher Mechanismus die Verdrängung gefunden werden. Die übrigen Mechanismen setzen größere Differenzierungsleistungen voraus
etwa zwischen Ich-Außenwelt oder gut-böse. In der späten
oralen Phase hat sich das Realitätskonzept des Kindes weiter entwickelt, sodaß es zwischen dem Selbst und anderen
Personen und auch zwischen anderen Personen (Achtmonatsangst)
zu unterscheiden vermag. Identifikation und Projektion können somit erstmals als Abwehrmechanismen fungieren. Die
frühe anale Phase erweitert das Realitätskonzept um die Be-
sitz-, Macht- und Kontrollaspekte, die sich vor allem in der

Beziehung zu den Eltern manifestieren. Die Sauberkeitserziehung bringt erste soziale Werte, die sich zwar anfänglich nur über die Polarität sauber-schmutzig erstrecken, aber doch zunehmen an Bedeutung gewinnen. Als neue Abwehrmechanismen treten die Sublimierung, die Reaktionsbildung und die Regression hinzu. Während die Sublimierung eine soziale Anpassung beinhaltet, fungieren die beiden letzteren auch als Rückzug oder Trotz gegenüber sozialen Forderungen. In der späten analen Phase treten keine neuen Mechanismen hinzu. Diese Phase stellt nur eine Differenzierung und Ausweitung dar. Die Abwehrmechanismen werden nun als Vorbereitung auf die Latenzphase weiter verfeinert und elaboriert.

3.3.4. Adaptive und maladaptive Abwehr

Das entscheidende Kriterium für die Evalvation von Abwehrleistungen sieht FREUD (1912) in der Libidoökonomie. Eine Triebversagung bedeutet für das Ich ein Zurückströmen der Objektlibido vom verlorenen Objekt. Dieser Libidostau kann pathogen wirken, wenn das Ich diese Energie nicht neu verteilen und an andere Objekte binden kann (FREUD 1916/1917). Je stärker das Ich ist, desto leichter kann es diese Aufgabe erfüllen. Seine bindende Kraft ist umso größer, je mehr ruhende Energie (tonisch gebundene) das Ich besitzt. Die Plastizität der Triebe selbst hilft dem Ich Objektwechsel vorzunehmen. FREUD (1911) betonte, daß im normalen Seelenleben ständig Lösungen der Libido von Personen oder Objekten und deren Neuverteilung zu vollziehen sind. Einstarkes Ich und die Verschieblichkeit und Bereitwilligkeit der Triebe, Surrogate anzunehmen,gewährleisten nicht-pathogene Verzichtleistungen.
JOURARD (1963) hingegen behautet, daß ein starkes Ich ohne Abwehrmechanismen die Realitätsanforderungen bewältigen kann. Abwehrmechanismen verhindern Wachstum und Reife der Persönlichkeit und wirken somit psychischer Gesundheit entgegen.
HOFFER (1954) sieht in den Abwehrmechanismen potentiell vorhandene Bahnungen, die sich aus bereits bestehenden normalen

Ich-Funktionen, ohne zunächst Abwehrbedeutung zu besitzen,
auf Angstsignale hin Abwehrfunktion übernehmen können.
In seinen analytischen Studien konnte FREUD (1926) der Entstehung neurotischer Symptome bestimmte Abwehrmechanismen
zuordnen. Er fand, daß die Hysterie mit der Verdrängung und
die Zwangsneurose mit der Isolierung und dem Ungeschehenmachen in fester Beziehung stehen. Der Abwehrvorgang vollzieht sich in zwei Stufen. Der primäre Abwehrkampf führt
zur Symptombildung, während die sekundäre Abwehr gegen das
Symptom gerichtet ist. Das Symptom wird als das Erbe der
verdrängten Triebregung angesehen, das als Kompromiß ge-
tarnt, dennoch den alten Befriedigungsanspruch vertritt.
Das Symptom ist ein Anzeichen dafür, daß ein Bewältigungsprozeß nur zu einem Teilerfolg geführt hat.
Wird eine psychotherapeutische Behandlung durchgeführt, so
kommt es nicht zu einem völligen Verschwinden der Abwehrmechanismen. Das Ich benutzt weiterhin Abwehrmechanismen,
da sie ein wesentlicher Teil einer normalen Persönlichkeit
darstellen (LOEWENSTEIN 1954).
RINGEL (1978) sieht den Unterschied in der Anwendung von
Abwehrmechanismen beim Neurotiker und beim Gesunden in der
Art der abgewehrten Konflikte. Der Neurotiker wendet sie im
Kampf gegen frühkindliche Konflikte an und nicht nur - wie
der Gesunde - gegen aktuelle Situationen. Dies führt dazu,
daß der Neurotiker die Abwehrmechanismen in seinem Verhalten fixiert und an sie gebunden bleibt, da er sie ständig
benötigt. Kommt es zu einer Verschachtelung dieser Abwehrvorgänge, so spricht REICH (1933) von einer Charakterpan-
zerung, indem jeder abgewehrte Trieb zugleich Abwehrdienste
für noch tiefere Abwehrstrukturen leistet.
Im Humor sah FREUD (1905) die höchststehende Abwehrleistung
des Ich, da er unter Umgehung der Verdrängung Energie zur
Abfuhr zu bringen und Unlust in Lust zu verwandeln vermag.
Er wird als ein Abwehrvorgang mit geringster Pathogenität
betrachtet.
MOSER (1964) grenzt die erfolgreiche Abwehr von der gelun-
genen Konfliktlösung ab. Eine erfolgreiche Abwehr liegt
dann vor, wenn die Reaktivierung des Triebimpulses und der

traumatischen Erinnerungen verhindert werden kann. Neben
einer starken Abwehrorganisation mit entsprechender Gegenbesetzung und möglichen Ersatzbefriedigungen ist es notwendig die Erinnerung an die traumatische Situation zu vermeiden. Da auch die erfolgreiche Abwehr keine dauerhafte Span-
nungslösung (echte Konfliktlösung) schaffen kann, gelingt
mit der Zeit die Unterdrückung des traumatischen Konfliktes
nur noch unvollkommen. Das Ich sucht zur Absicherung der
Abwehrleistung assoziative Tätigkeiten und Situationen zu
vermeiden. Es schränkt sich mehr und mehr ein. Eine zweite
Möglichkeit zur Absicherung sieht das Ich in der hypomanen
Flucht in vikariierende Befriedigungsmöglichkeiten. Eine
letzte Möglichkeit bietet sich dem Ich in der Bildung von
Symptomen, die partiell Energie eines bereits reaktivierten
traumatischen Konflikts zu absorbieren vermögen.
Zuvor jedoch versucht das Ich die Verdrängung durch Verstärkung der Gegenbestzungsmaßnahmen zu sichern. Die Mechanismen mit Gegenbesetzungsfähigkeit werden "sekundäre Abwehrformen" genannt. Zu ihnen zählen die Reaktionsbildung, die
Isolierung, die Charakterbildung und die komplexeren Mechanismen der Rationalisierung, Intellektualisierung und
Vermeidung. Erweisen sich auch die sekundären Abwehrformen
im Bewältigungsprozeß als insuffizient, werden ich-regres-
sive Abwehrformen mobilisiert. Sie entstammen frühen, weniger differenzierten Ich-Organisationsstufen. Diese "regressiven Abwehrmechanismen" zeichnen sich durch den Zer-
fall der Gegenbesetzungsfähigkeit aus. Das Ich befindet sich
auf einer Stufe größerer Objektabhängigkeit. Die Abwehr wird
nach außen verlagert. Zu diesen objektorientierten Prozessen
gehören die Mechanismen der Projektion, Identifizierung, Introjektion und Verleugnung. Die Prozesse der Ich-Regression
sind von den Abwehrmechanismen zusätzlich zu lösen.
Scheitern weitere Abwehrversuche, so werden "genetische Früh-
formen der Abwehrmechanismen" wiederbelebt, wie sie bei Psy-
chosen vorzufinden sind. Das funktionell-,wie auch adaptiv-
hierarchische Abwehrmodell von MOSER (1964) gibt folgendes
Schema wieder (Abb. 14).

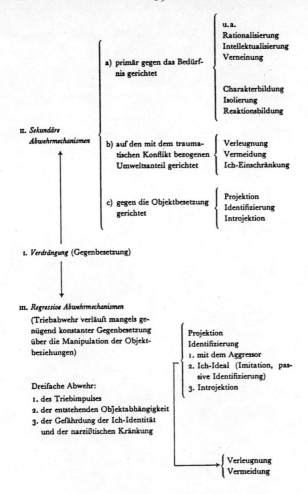

Abb. 14: MOSERs hierarchisches Abwehrmodell (1964, S. 62)

Untersuchungen an Personen mit schweren Brandverletzungen
(ANDREASEN & NORRIS 1972) konnten zeigen, daß Rückzug und
Regression als maladaptive Mechanismen anzusehen sind, wäh-
rend Rationalisierung und progressives Bewußtwerden höhere
Adaptationswerte besaßen.
Für die Bewältigungsleistung von Eltern leukämischer Kinder
fanden KAPLAN et al. (1973), daß nur die Verleugnung als

maladaptiver Mechanismus anzusehen ist. Beide Befunde stehen
teilweise in Einklang mit MOSERs Abwehrmodell.
Ein weiters hierarchisches Abwehrsystem wurde von VAILLANT
(1976, 1980) entwickelt. Er studierte prospektiv die Lebens-
läufe von 95 Männern über 30 Jahre. Eine Dreigliederung von
Abwehrmechanismen in unreife, neurotische und reife Mechanismen zeigte hohe Zusammenhänge mit psychischer Gesundheit,
Eheglück und guter Anpassung belastende Situationen (Abb. 15).

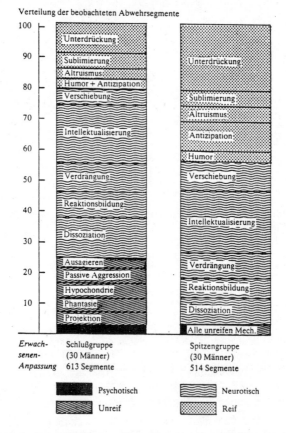

Abb. 15: Zusammenhänge zwischen dem Adaptationswert der
Abwehrmechanismen und dem Erfolg im Leben
(VAILLANT 1980, S.356)

87

Unreife Mechanismen sind Phantasieren, Projektion, passive
Aggression, Hypochondrie und Ausagieren. Unter neurotischen
Abwehrmechanismen werden Intellektualisierung, Verdrängung,
Reaktionsbildung, Verschiebung und Dissoziation verstanden.
Reife Mechanismen sind Altruismus, Unterdrückung, Humor,
Antizipation und Sublimation. Neben dem korrelativen Bezug
dieser Dreiteilung zur Adaptation bzw. Maladaptation, fand
VAILLANT (1976, 1980) auch eine signifikante Änderung der
Abwehrstrukturen im Laufe der persönlichen Entwicklung.
Abbildung 16 zeigt die Zunahme an reifen Mechanismen mit dem
Lebensalter und die Abnahme an unreifen Mechanismen. Auch
die neurotischen Abwehrmechanismen nahmen mit der Zeit ab.

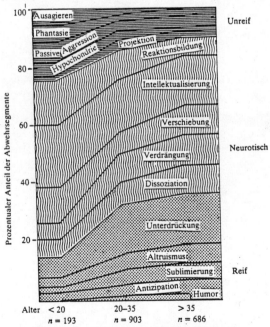

Abb. 16: Veränderungen der Abwehrstruktur im Lebenslauf
(VAILLANT 1980, S. 423)

Die Einteilung in unreife, reife und neurotische Mechanismen ermöglichte eine Differenzierung sowohl im Adaptations-
niveau als auch in der Stellung des Lebenszyklus.
VAILLANT (1976) sieht in seinen Ergebnissen eine Bestätigung der These von LOEVINGER (1966), daß ein reifes Ich
sowohl ein gesundes als auch ein moralisches Ich ist.

4. DETERMINIERENDE FAKTOREN UND EFFIZIENZ DES COPING-PROZESSES

Die Effizienz eines Coping-Prozesses hängt in seiner Evalvation von den "normativen Setzungen" des Beurteilers ab. Von
dieser prozeßexternen Komponente abgesehen, spielen für das
Zustandekommen einer Adaptation bzw. Maladaptation Variablen der Persönlichkeit, der Problemsituation und des sozialen Umfeldes eine determinierende Rolle. Betrachtet man die
Bewältigung einer Krise als einen transaktionalen Prozeß,
so stehen diese determinierenden Faktoren untereinander in
Wechselwirkung mit der Form und Effizienz der Bewältigungsstrategien. Eine Trennung in Einzelfaktoren oder in abhängige und unabhängige Variablen erscheint dann nicht mehr
sinnvoll. Da in der experimentellen und in der retrospek-
tiven Coping-Forschung das transaktionale Prinzip noch nicht
gänzlich verwirklicht werden konnte, erfolgt übersichtshal-
ber eine Aufgliederung der Literatur nach einzelnen determinierenden Faktoren und Effizienz.

4.1. Effizienz des Coping-Prozesses

Die Bewertung der Effizienz von Bewältigungsprozessen stellt
nach LAZARUS (1981) das schwierigste Problem und die stärkste Herausforderung für die Copingforschung dar. Die Bewertung wird unausweichlich von Wertvorstellungen beeinflußt.
Implizit oder explizit gehen "normative Setzungen" (FILIPP
1981) in die Analyse des Bewältigungsverhaltens ein. Auswahl und Formulierung der Effizienzkriterien hängen von den

spezifischen Untersuchungssituationen, aber auch von den
Wertsystemen des Untersuchers ab. Eine zusätzliche Schwierigkeit zeigt sich in der Wahl des Zeitpunkts der Evalvation.
Starke individuelle Schwankungen sind in der Dauer des Bewältigungsprozesses zu beobachten. Zu welchem Ergebnis ein
Auseinandersetzungprozeß geführt hat, kann eigentlich nur
am "ultimate outcome" (DRESSLER et al. 1976) gemessen werden. Für den Untersucher aber stellt sich die Frage, ob das
erfaßte Verhalten das eigentliche Resultat des Prozesses
darstellt oder ob es sich nur um ein vorübergehendes, zwi-
schenzeitliches Verhalten handelt.
Bewertungen von Copingreaktionen wurden auch im Rahmen einer
"Nutzen-Kosten-Rechnung" durchgeführt (SILBER et al. 1961,
LAZARUS 1981). So steht z.B. den Tugenden einer Person vom
Typ A (ROSENMAN 1968), die fest verwurzelten sozialen und
persönlichen Wertvorstellungen entsprechen, ein erhöhtes
Infarktrisiko gegenüber. Die Auflösung einer Partnerschaft
kann gesundheitsdienlich sein, verhindert aber vielleicht
emotionale Befriedigungen.
Ein eindeutiger Zusammenhang zwischen einem beobachteten
Bewältigungsverhalten und dessen Effizienz für den Gesamt-
prozeß konnte bisher nicht gefunden werden. Dies wird besonders am Beispiel des Mechanismus "Verleugnung" deutlich.
Sie kann einerseits die Person schützen,von einer Krise über-
wältigt zu werden, sie kann aber auch andererseits präventi-
ve Maßnahmen gegen weitere Verschlimmerungen verhindern und
so für das Individuum schädlich werden (HAMBURG & ADAMS 1967,
KAPLAN et al. 1973, COHEN 1975, KATZ et al. 1977).
Die Kombination von einerseits schützender Wirkung der Mechanismen und zugleich Befähigung zur aktiven Auseinandersetzung
wird von MYERS et al. (1970) als optimales Coping definiert.
Neben dieser allgemeinen Beschreibung finden sich in der Literatur auch Kriterienlisten ("criteria of coping effectiveness") oder Aufgaben des Anpassungsprozesses ("major adaptive
tasks"). VISOTSKY et al. (1961) nennen sechs Kriterien:
1. Reduzierung der Bedrohung in erträgliche Grenzen, 2. Entwickeln von Hoffnung und Mut, 3. Aufrechterhaltung und Wiederherstellung des Selbstwertgefühls, 4. Aufrechterhaltung
oder Wiederherstellung von Kontakt zu anderen Personen,

5. Verbesserung der Aussichten einer körperlichen Wiederherstellung, 6. Verbesserung der Aussichten auf soziale, ökonomische angenehme Situationen in der weiteren Zukunft.
Vier allgemeine Aufgaben des Anpasungsprozesses werden von
MOOS & TSU (1977) folgend definiert:
1. Bewahrung eines angemessenen emotionalen Gleichgewichts,
2. Bewahrung eines befriedigenden Selbstbildes, 3. Aufrechterhaltung von familiären und freundschaftlichen Beziehungen
und 4. die Vorbereitung auf eine ungewisse Zukunft.
Beiden Kategorisierungen ist gemein, daß ein Mensch eine
Krise dann erfolgreich übersteht, wenn er sein Selbstbild
und die sozialen Beziehungen aufrecht erhalten kann und zugleich aktiv die Zukunft zu gestalten beginnt. Die erfolgreiche Bewältigung einer Krise kann sogar als Gewinn verstanden werden, da sie einen persönlichen Reifungsprozeß darstellt. Krisen bringen somit auch Chancen für eine Weiter-
entwicklung (CAPLAN 1964).
In einer Studie über das Bewältigungsverhalten von Patienten,
die sich einer Herzoperation unterzogen, stellte KIMBALL (1969)
anhand von präoperativen Interviews vier verschiedene Anpas-
sungstypen auf. Die Gruppe der "Adjusted" hatte schon frühere Krisen gemeistert, verleugnete nicht die Gefahren, war
aber zuversichtlich und konnte ihre Gefühle gut ausdrücken.
Die übrigen drei Gruppen zeigten Bewältigungsschwierigkeiten.
Die Gruppe der "Symbiotic" lebte in persönlichen Abhängig-
keiten, war ängstlich, wollte von ihren Familien verwöhnt
werden, verleugnete die Gefahren und versuchte ihre Gefühle
zu kontrollieren. Die Ängstlichen ("Anxious") führten ein
aktives Leben, verleugneten ihre Ängstlichkeit und erschienen mißtrauisch, überaktiv und schlaflos. Die Gruppe "Depressed"
schilderte ein Leben voller Enttäuschungen und zeigte keine
positive Zukunftsperspektive. Alles erschien hoffnungslos.
Verschiedenen Einstellungsformen und Bewältigungsstrategien
wurden von KIMBALL der Effizienz des Prozesses zugeordnet.
Bedingungen, die zu einer Maladaptation führen, wurden in
drei Gruppen untergliedert.
Eine hierarchische Gliederung der Krisenbewältigung des Ich
wurde von MENNINGER (1954) vorgestellt. Das Ich verfügt demnach über eine 5-stufige Hierarchie von "Notfall-Regulations-

Plänen", Je nach Ausmaß der Bedrohung werden die Stufen zur
Aufrechterhaltung der Homöostase aktiviert. Je höher die gewählte Stufe in der Hierarchie steht, desto größer ist die
Gefahr, daß die Integration verloren geht und eine psychische
Krankheit entsteht. Das Gleichgewicht wird dann sukzessive
auf niedrigeren Niveaux erhalten. Der Grad der Maladaptation
steigt progressiv. Die Ordnungsstufen werden folgend umschrieben: 1. Nervosität, 2. teilweises Zurückziehen von der realen Welt, 3. episodische, explosive Aggressionsausbrüche,
4. psychotische Krankheitsbilder und 5. völlige Desorganisation und Desintegration.
Ein spezielles Maladaptationssyndrom wurde von CHODOFF (1970)
und von DIMSDALE (1974) beschrieben. Sie untersuchten die
Adaptationsvorgänge bei KZ-Häftlingen. Unter dem "Musselmann-
Syndrom" wurde im Häftlings-Jargon jener präfinale Apathie-
zustand beschrieben, der sich in einer absoluten Abgeschla-
genheit und völligen Unfähigkeit zu irgendwelchen Aktivitäten
zeigte.

4.2. Determinierende Faktoren des Coping-Prozesses

Die Effizienz des Bewältigungsprozesses ist von der Interaktion vieler Faktoren abhängig. Diese Faktoren werden in
der Literatur in verschiedenen Kategoriensystemen zusammengefaßt. Neben faktorenanalytischen Ansätzen (REDFIELD &
STONE 1979), die sich meist auf Laborsituationen beschrän-
ken wurden für den klinischen Bereich intuitiv-psychologi-
sche Einteilungen vorgeschlagen.
McGRATH (1970) beschreib die Adaptation als einen Vorgang,
der sich zwischen den Belangen der externen physikalischen
und sozialen Welt und der Person und ihren Ressourcen ab-
spielt. Die Gliederung in Umwelt und Person wurde von
FRENCH et al. (1974) weiter unterteilt nach den Gesichtspunkten der Objektivität und der Subjektivität. Adaptation
kann sich in zweierlei Hinsicht vollziehen: in einer objektiven oder einer subjektiven Passung. Im ersten Fall kommt
es zu einer Passung zwischen objektiver Person und objektiver Umwelt, d.h. zwischen Aspekten der Person und Umwelt,

die von der persönlichen Wahrnehmung unabhängig sind. Die
subjektive Passung ("subjective fit") fügt die Aspekte der
subjektiv wahrgenommenen Umwelt und Person zusammen.
Die meisten Autoren beschreiben ein Dreikategoriensystem
determiniernder Faktoren (LIPOWSKI 1970, VERWOERDT 1972,
MOOS & TSU 1977). Sie gruppieren nach intrapersonalen Variablen, Umweltvariablen und problembezogenen Variablen.
KIELY (1972) unterscheidet die Umweltvariablen nach ihrer
allgemeinen Bedeutung für das Leben der Person und dem spezifischen Problembezug (z.B. Krankenhausumgebung). Die funktionelle Einfügung der determinierenden Faktoren in den Prozeß der Bewältigung zeigt das Interaktionsschema (Abb. 17)
nach MOOS & TSU (1977).

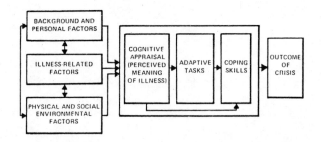

Abb. 17: Interaktionsmodell der Bewältigung somatischer
         Erkrankungen nach MOOS & TSU (1977, S. 16)

LAZARUS et al. (1974) beschrieben die Variablen der Bewältigung in einem "Sources-of-Variance Model". In einem Quader
entsprechen die drei Dimensionen den Variablen der Coping-
Reaktionen, der persönlichen Dispositionen und der situativen Anforderungen. BELSCHNER & KAISER (1981) haben in Anlehnung an dieses Modell und den Konzepten von BRONFENBRENNER
(1976) ein Mehrebenenmodell zur Analyse von Bewältigungssituationen vorgeschlagen. Abbildung 18 zeigt den Variablen-
quader nach LAZARUS in eine Makro-, Meso- und Mikroebene
transformiert.

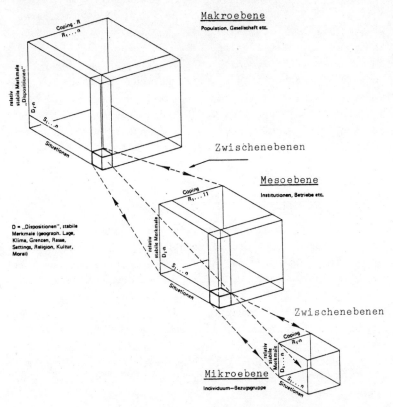

Abb. 18: Mehrebenenmodell der Analyse und Bewältigung von Lebenssituationen (BELSCHER & KAISER 1981, S. 178).

Die Mikroebene stellt die individuelle Ebene der Krisenbewältigung dar. Hier bilden die drei Dimensionen Persönlichkeitsmerkmale (z.B. Geschlecht, Intelligenz, Körpergröße), Lebenssituationen (z.B. Beruf, Familie) und Bewältigungsreaktionen (z.B. Trauerarbeit) sich ab. Auf der Mesoebene werden institutionelle Faktoren erfaßt: Merkmale (Organisationsstruktur, Prüfungsordnungen im Ausbildungsbereich), Situationen (z.B. Streik, Personalmangel) und Bewältigungsstrategien der Institutionen (z.B. Aussperrung, Verschärfung der Prüfungsanforderungen). Auf der Makroebene werden die Analyseeinheiten durch Gesellschaft, Population oder durch übergreifende ökologische Gegebenheiten konstituiert:

Merkmale (z.B. Staatsform, geographische oder klimatische
Gegebenheiten), Situationen (z.B. politische oder wirtschaft-
liche Krisen, Naturkatastrophen) und Bewältigungsreaktionen
des Systems (z.B. Geldentwertung, Mobilmachung oder Verhän-
gung des Ausnahmezustands). Innerhalb und zwischen den Ebenen stehen die Variablen in komplexen Wechselwirkungen zu-
einander. Der Komplexität von Lebensproblemen soll mit diesem Mehrebenenmodell Rechnung getragen und Präventionsmög-
lichkeiten geschaffen werden (BELSCHNER & KAISER 1981).

4.2.1. Intrapersonale Variablen

Die intrapersonalen Dispositionen als determinierende Variablen im Bewältigungsprozeß werden in der Literatur als Persönlichkeitszüge (traits) erfaßt oder entwicklungspsychologisch interpretiert. Als Antezedenzbedingung für einen aktuellen Coping-Prozeß wurde die "Bewältigungsgeschichte" einer
Person mehrfach untersucht.
MURPHY (1962) beobachtete das Bewältigungsverhalten im Rahmen einer Logitudinalstudie vom Säuglingsalter an. Sie fand
dabei, daß sich spätere Bewältigungsstrategien von frühesten
Verhaltensweisen ableiten ließen. Es zeigte sich z.B. eine
Kontinuität von den ersten Bemühungen des Säuglings sich ab-
zuwenden indem er die Augen schloß oder den Kopf zur Seite
drehte und den später bevorzugten Bewältigungsformen der
Verleugnung, Verdrängung und Projektion. Neben dieser entwicklungsgeschichtlichen Kontinuität entdeckte MURPHY auch
eine Flexibilität der Bewältigungsstrategien. Werden große
Anforderungen an ein Kind gestellt, so werden komplexere
Strategien elaboriert, die die ursprünglichen Bewältigungstendenzen überdecken können.
Die Bewältigung früherer Belastungssituationen, insbesondere
erfolgreiche Bewältigungen, erleichtern die Bewältigung von
späteren, vor allem ähnlichen Krisen. RABKIN & STRUENING (1976)
erklären diesen Effekt als Reaktivierung bewährter Bewälti-
gungsmuster. Die Effizienz dieser früheren Bewältigungsstrategien dürfte eine wichtige Rolle spielen (COELHO et al. 1963,
HAMBURG & ADAMS 1967, SIEFFERT 1978).

Für die Bewältigung der Schäden einer Hochwasserkatastrophe
fanden BIRNBAUM et al. (1973) einen hohen Zusammenhang zwischen dem familiären Anpassungsniveau vor der Katastrophe
und den aktuellen Bewältigungsformen.
Entgegengesetzte Ergebnisse berichtet HAGGARD (1949), der
in der Bewältigung von Kriegserlebnissen keinen positiven
Zusammenhang zur Bewältigung traumatischer Kindheitserfah-
rungen bzw. vergangenen neurotischen Erlebnisweisen finden
konnte. BURGESS & HOLMSTROM (1978) fanden sogar, daß Personen,
die Opfer einer kriminellen Tat wurden, diese Erlebnisse schwerer bewältigten, wenn sie mehrfach auftraten. Eine Krise wirkt
sich auch dann bedrohlicher aus, wenn eine vorausgehende noch
nicht ganz bewältigt ist und somit reaktiviert wird (PARAD &
CAPLAN 1974). Entwicklungspsychologisch frühe Krisen können
sich für das spätere Leben besonders beeinträchtigend auswirken. Personenverluste in der Kindheit erhöhten die Neigung bei Jugendlichen delinquent zu werden und neurotische
Verhaltensweisen zu zeigen (TOMAN 1973, 1974, 1978, TOMAN et
al. 1973, SHOOR & SPEED 1965). Als "Vulnerabilitätsfaktor"
fanden BROWN & HARRIS (1978) den Mutterverlust vor dem elf-
ten Lebensjahr der untersuchten Frauen. Früher Elternverlust,
insbesondere Mutterverlust, wirkte häufig prädisponierend
für depressive Verstimmungen und Selbstmordversuche (BOWLBY
1960, GREER 1964). Als aggravierende Bedingungen zur Bewältigung von Personenverlusten nimmt TOMAN (1974) die Frühzeitig-
keit, die Anzahl der Verluste und die Schwere der Verluste an.
Zusammenfassend kann festgehalten werden, daß frühere Krisen
spätere sowohl günstig als auch erschwerend beeinflussen können. Dies hängt von der Effizienz der früheren Bewältigungsstrategien, vom entwicklungsgeschichtlichen Zeitpunkt (kritische Phasen) und von den verbleibenden Ressourcen der Person ab.
In verschiedenen Untersuchungen wurden die <u>Ich-Ressourcen</u>
als wichtige Copingdeterminante angesehen. Hierzu gehören
etwa das verfügbare Verhaltensrepertoire, Temperamentsmerk-
male, Kontrollüberzeugungen und das Selbstwertgefühl (PEARLIN &
SCHOOLER 1978). Auch biologische Ressourcen wie der Gesund-
heitszustand einer Person beeinflussen Adaptationsvorgänge
(LIEBERMAN 1975).

Neben diesen Ressourcen sieht LAZARUS (1966, 1969, 1981)
Motivationsmuster und allgemeine Realitätskonzepte der Person als mitdeterminierend an. Eine Untersuchung über Statusdifferenzen als Streßfaktoren in der Ehe (PEARLIN 1975) zeigte, daß Statusdifferenzen zwischen den Ehepartnern nur dann
streßerzeugend waren, wenn dem status-höheren Partner das
Motiv "Streben nach Status" wichtig war. Er fühlte sich dann
als Verlierer und bot dem Partner weniger Zuneigung und Kom-
munikationsmöglichkeiten. Die Bedeutung anderer Motive für
den Coping-Prozeß konnten SMITH et al. (1978) und JOHNSON &
SARASON (1978) zeigen. Sie fanden, daß Personen mit hohen
Variationsmotiv- bzw. Neugiermotivkennwerten die mit Lebensereignissen einhergehenden Veränderungen weniger belastend
erlebten als Personen mit geringerer Veränderungstoleranz.
Lebensereignisse wurden eher als Herausforderung denn als
Bedrohung angesehen.
Veränderungen als Möglichkeit zur persönlichen Weiterent-
wicklung aufzufassen, gehört nach KOBASA (1979) zum Konzept
der "Widerstandsfähigkeit". Zu diesem Konzept gehören weiter
die Personenmerkmale einer hohen internalen Kontrollüberzeugung und ein hohes Maß an Akzeptanz eigener Lebensvorstellun-
gen. Diese Merkmalkonfiguration läßt die Person Lebensereignisse als Herausforderung der eigenen Kompetenzen erleben
und auch leichter bewältigen. BULMAN & WORTMAN (1977) konnten finden, daß bei Personen mit schweren Unfällen, die ir-
reversible Körperbehinderungen davontrugen, eine internale
Kontrollüberzeugung den Bewältigungsprozeß erleichterte.
GLICKSTEIN et al. (1957) zeigten schon, daß Personen mit der
allgemeinen Einstellung, daß die Umwelt feindselig, gefähr-
lich und bedrohlich sei, schlechter mit Belastungen fertig
wurden als eine Kontrollgruppe. Auch eine hohe Bereitschaft
auf die Umwelt feindselig zu reagieren, führte zu größeren
Belastungen und schlechteren Bewältigungsresultaten (HOKANSON
1961). Dieser Befund wurde anhand innerer Straferwartungen
und Angstentbindung durch Aggression interpretiert.
Neben allgemeinen Persönlichkeitsvariablen wie Alter, Intelligenz, Überzeugungen, Einstellungen, Emotionalität und kognitiver Kapazität betont LIPOWSKI (1970) auch den Zeitpunkt

im _Lebenszyklus_. Kinder besitzen für die Bewältigung einer
schweren Erkrankung noch ein begrenzteres Verhaltensrepertoire
und sind von der Hilfe der Erwachsenen besonders abhängig.
Untersuchungen von LANGFORD (1961) zeigten jedoch, daß Kinder oft überraschend gut diese Krise bewältigten und persön-
lich reiften. Im Jugendalter bedeuten körperliche Erkrankungen einen zusätzlichen Streß, da Erkrankungen in dieser Phase des Triebschubs oft als Bestrafung für sexuelle bzw. aggressive Gefühle und Aktivitäten von den Jugendlichen interpretiert werden (LITTLE 1960).
MATTSSON (1977) fand bei Kindern und Jugendlichen, die inak-
tiv waren und in einer besonders starken Abhängigkeit zu ihrer Mutter standen, langwierige und schwierige Anpassungsprozesse an chronische Erkrankungen. Der Persönlichkeitszug
einer _passiven Abhängigkeit_ wurde auch in anderen Streßsituationen als beeinträchtigend erkannt. FORD & SPAULDING
(1973) fanden bei Soldaten, die in Gefangenschaft gerieten,
jene mit dieser Situation schlechter zurecht kamen, die
passiv-abhängig beschrieben wurden. Sie konnten weniger Abwehrmechanismen einsetzen als die übrigen Kameraden und erschienen zwanghafter. Lebensalter, Bildung oder Dienstalter
spielten keine signifikante Rolle. Passivität und Abhängigkeit lassen keine adäquaten Problemlösungsstratgien entstehen. Das Bewältigungsrepertoire ist eingeschränkt. Zirkulär
ergibt sich eine Abhängigkeit von der Hilfestellung anderer
Personen. MATTSSON (1977) konnte diese Abhängigkeitstenden-
zen auf ängstliches und überfürsorgliches Verhalten der
Mütter zurückführen.
Zusammenhänge zwischen Abhängigkeit im kognitiven Sinn und
Bewältigungsverhalten untersuchten WITKIN & OLTMAN (1967).
Feldunabhängige Personen tendieren eher dazu die Abwehrmechanismen der Isolation und der Intellektualisierung anzu-
wenden, während Feldabhängige eher die Verdrängung und die
Verleugnung einsetzten. Aussagen über die Effizienz werden
dabei nicht getroffen.
Eine andere Sichtweise der Zusammenhänge zwischen Passivität/
Abhängigkeit und Maladaptation an körperliche Erkrankungen
stellte VERWOERDT (1972) vor. Die Krankheitdauer passiv-ab-
hängiger Patienten ist deshalb prolongiert, weil gerade die

Krankheit diesen beiden Persönlichkeitszügen bzw. Motivdis-
positionen Befriedigungen verschafft (sekundärer Krankheits-
gewinn). Gleiches gilt für schuldhafte, masochistische und
unreife Persönlichkeiten. Dagegen stellen körperliche Erkrankungen für aktive, perfektionistische, zwanghafte und
narzißtische Persönlichkeiten eine Bedrohung ihrer Befriedigungsmöglichkeiten dar. Bei Patienten mit starken Verbrennungen fanden ANDREASEN & NORRIS (1972), daß Unreife
und Narzißmus sich negativ auf die Bewältigung auswirkten.
Weibliche Patienten und Patienten, die ihre Gefühle unter-
drückten, zeigten ebenfalls größere Anpassungsschwierig-
keiten an des veränderte Körperbild.
ANDREASEN et al. (1977) fanden auch hoch signifikante Zusammenhänge zwischen Maladaptation und prämorbiden psychopatho-
logischen Persönlichkeitszügen. Diese Ergebnisse stützen die
Annahmen von VERWOERDT (1972), daß innerpsychische Konflikte
aktuelle Bewältigungsprozesse beeinträchtigen, wie es sich
aus tiefenpsychologischen Überlegungen ableiten läßt. Hierzu konträr stehen die anekdotischen Berichte von SCHANCHE
(1974). Nach einer Sturmkatastrophe beobachtete er, daß die
Patienten des Psychiaters Dr. Cobb gut, wenn nicht sogar
besser als andere mit der Situation fertig wurden. Ein Patient erklärte dies mit folgenden Worten: "I'm living in
crisis every day. I'm used to crisis."
In ihrer Untersuchung über Kriegsgefangene unterschieden
WOLF & RIPLEY (1947) zwei Überlebenstypen. Psychopathische
Charakterzüge übten durch emotionale Flachheit schützende
Funktionen aus. Dem zweiten Überlebenstyp waren außergewöhn-
lich reife, aktive und produktive Persönlichkeiten zuzurechnen. BRILL (1946) beschrieb den Überlebenstyp als überdurchschnittlich intelligent, emotional stabil und anpassungsfä-
hig. NARDINI (1952) führte als Überlebensfaktoren ebenfalls
emotionale Stabilität, geistige Flexibilität,Lebenswille und
vorausgehende stabile Lebensanpassung an. Diese drei Studien
über die Persönlichkeitsstruktur von Überlebenden aus japa-
nischen Kriegsgefangenenlagern machen deutlich, daß solche
extreme Belastungen nur bei emotionaler Stabilität, Intelligenz und Flexibilität auszuhalten sind. Eine emotionale
Flachheit prädestiniert eher zum Überleben als emotionale
Instabilität.

PLUTCHIK et al. (1979) verglichen das Repertoire an Abwehrmechanismen von Studenten und Schizophrenen. Schizophrene
Patienten wandten dieselben Abwehrmechanismen an, sie unterschieden sich nur darin, daß sie mit Ausnahme der Regression
alle Mechanismen signifikant häufiger anwandten.
Beim Vergleich mit Schätzungen des Selbstwertgefühls und dem
Einsatz von Abwehrmechanismen wurden negative Korrelationen
gefunden. Je größer das Selbstwertgefühl, desto geringer sind
die Angaben für Regression, Kompensation, Projektion und Intellektualisierung. Ein umgekehrtes Bild zeigte sich bei Te-
stungen mit der MAS . Je größer der Angstwert, desto größer
die Tendenz zu Regression, Kompensation, Projektion, Verschiebung, Intellektualisierung und Reaktionsbildung. Nur
die Verleugnung korrelierte signifikant negativ. Dies wird
interpretiert als Anzeichen dafür, daß Personen mit starker
Verleugnungstendenz eine Bewußtwerdung ihrer Angst vermeiden.
PLUTCHIK et al. (1979) fanden in ihren Studien sowohl Ähnlichkeiten als auch Polaritäten innerhalb der Abwehrmechanismen. Sie ordneten die Mechanismen in einer zirkulär-topo-
grafischen Struktur an (Abb. 19).

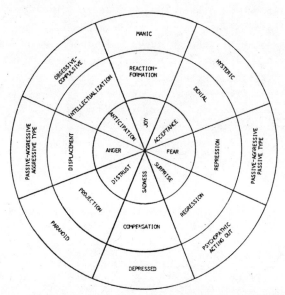

Abb. 19: Die Relationen von Emotionen, Abwehrmechanismen und
Persönlichkeitszügen (PLUTCHIK et al. 1979, S. 254)

Zu den acht primären Abwehrmechanismen (Verdrängung, Verleugnung, Reaktionsbildung, Intellektualisierung, Verschiebung, Projektion, Kompensation und Regression) fügten sie
acht Grundemotionen, die durch die Mechanismen bearbeitet
werden, hinzu. Da sich Persönlichkeitstypen von bestimmten
Abwehrstilen ableiten ließen, ordneten sie auch Persönlich-
keitskategorien den acht Grundmechanismen zu. Dieses theoretische Modell der Funktionseinheiten Emotion-Abwehrmecha-
nismus-Persönlichkeit spiegelt die Dimensionen der Ähnlichkeit und der Gegensätzlichkeit wider.

4.2.2. Problembezogene Variablen

Die spezifische Beschaffenheit der Situation, die der be-
teiligten Person einen Bewältigungsprozeß abverlangt, beeinflußt sowohl die Wahl der Mechanismen als auch die Effizienz (MOOS & TSU 1977). Daß Situationsvariablen die Per-
sönlichkeitsfaktoren positiv oder negativ verstärken können, unterstrich SIEFFERT (1978). Er fand bei Eltern mit
einem geistig behinderten Kind, daß die Tendenzen zur Schuld-
attribuierung von Situationsgegebenheiten beeinflußt werden.
Konnte dem Arzt oder anderem medizinischen Personal die
Schuld gegeben werden, so wurde die Tendenz der externalen
Schuldzuweisung verstärkt und andererseits Tendenzen der
Selbstbezichtigung geschwächt. Konnte hingegen keinem eine
Schuld angelastet werden, so erleichterte dies sogar den
Bewältigungsprozeß.
In Studien über Katastrophen wie Schiffsexplosionen oder
Flugzeugabstürze, wurden keine Zusammenhänge zu Person-
oder Situationsvariablen gefunden (LEOPOLD & DILLON 1963,
READ 1974). Die Autoren registrierten gleichförmige Reak-
tionsweisen der Opfer. JANIS (1951) verglich die Reaktionen
der Opfer eines konventionellen Bombenangriffs und der Atom-
bombenexplosion Hiroshimas. Er fand dabei keine signifikan-
ten Unterschiede in der Art der Reaktionen. Unterschiede
zeigten sich jedoch in der Dauer des Auftretens. Angst,
Apathie, Depression und Schuldgefühle hielten nach dem
Atombombenangriff länger an.

HOCKING (1970) fand für diese widerspüchlichen Ergebnisse
eine Erklärung. Er argumentierte, daß die Hintergrundfak-
toren umso weniger in den Verhaltensweisen in Erscheinung
treten, je größer der Streß ist. Er erklärte die Variabilität der Reaktionsweisen anhand der Situationsvariablen
"severeness".
Viele Untersuchungen beschäftigten sich mit der Evalvation
des Streß- oder Bedrohungsgrades verschiedener Lebenssituationen. Einstufungen des Bedrohungsgrades ("threat") wurden unterschiedlich gewonnen. BROWN & HARRIS (1978) ließen
die Beurteilung dieses Ereignisparameters durch die betroffenen Personen selbst festlegen. Expertenratings wählten
HOLMES & RAHE (1967) als Bewertungsgrundlage, während PAYKEL
et al. (1971) Zufallspersonen die Ereignisse einschätzen
ließen als Belastungsgrad einer "durchnittlichen Person".
Situationsklassifikationen wurden von WEINSTEIN (1980) mittels einer Dichotomisierung in positive und negative Lebensereignisse vorgenommen. CHIRIBOGA & DEAN (1978) teilten Lebensereignisse in "Zugewinnereignisse" und in "Verluster-
eignisse" ein. Diese Unterteilung wurde insbesondere zur
Beurteilung des sozialen Umfeldes der betroffenen Person
angewandt.
Von HULTSCH & CORNELIUS (1981) wurde vorgeschlagen, ein
Veränderungsmaß zur Abschätzung der situativen Belastung
heranzuziehen. Je größer die Veränderungen, die ein kriti-
sches Lebensereignis mitsichbringt, desto mehr Anpassungs-
leistung wird dem Individuum abverlangt, desto belastender
wird die Situation erlebt.
Eine andere Indikatorvariable wurde von ROSS & MIROWSKY (1979)
untersucht: Die Unerwünschtheit eines Ereignisses stellte
das beste Vorhersagekriterium für psychiatrische Symptombildung dar. Auch McFARLANE et al. (1980) fanden, daß das Maß
der Unerwünschtheit ein besseres Vorhersagekriterium als
das der Erwünschtheit in Hinblick auf den Gesundheitszu-
stand ist.
Die Bewältigung von physischen Erkrankungen wird von mehreren Variablen mitbestimmt. Art der Erkrankung, Lokalisation,
Progression, Grad der Reversibilität, Schmerzhaftigkeit etc.
beeinflussen die Reaktionsweisen der Patienten (LIPOWSKI 1970,
KIELY 1972).

MOOS & TSU (1977) heben hervor, daß bestimmte Organsysteme
wie Herz und Reproduktionsorgane neben der biologischen auch
eine besondere psychologische Bedeutung besitzen. So können
leichtere, weniger lebensbedrohliche Erkrankungen dieser Or-
gane psychisch belastender sein als lebensbedrohliche Erkrankungen anderer Organsysteme.
Belastende Situationsfaktoren kann auch die Krankenhausum-
welt insichbergen. Die für den Heilungsprozeß wichtige Arzt-
Patient Beziehung kann unter sozialen Klassendifferenzen oder
unter kulturellen Unterschieden leiden. Arzt und Patient können schwer mit einander kommunizieren. Patienten aus einer
ethnischen Gruppe, in der offener Gefühlsausdruck normal ist,
werden als wehleidig und überempfindlich abklassifiziert
(VERWOERDT 1972). Einen belastenden psychischen Faktor für
stationäre Behandlungen stellt auch die plötzliche Trennung
von der häuslichen Umgebung dar (DOVENMUEHLE & VERWOERDT 1963,
VERWOERDT & DOVENMUEHLE 1964). Die neue, ungewohnte Umgebung
wird oft angstvoll erlebt, da sie Gerüche, Geräusche und An-
blicke von Krankheit und Tod insichbirgt. Hinzu kommt der
Mangel an Privatheit, der die Belastung mitbestimmt (JARVINEN
1955).

4.2.3. Variablen des sozialen Umfeldes

MECHANIC (1974) betont die Bedeutung des Zusammenhangs der
sozialen Struktur und der Meisterung von kritischen Lebensereignissen. DOHRENWEND (1973) fand, daß Angehörige unterer
sozialer Schichten stärker durch Krisen belastet werden als
Personen höherer sozialer Schichten. Dieser Zusammenhang
wurde von GERSTEN et al. (1977) als Auswirkung einer chro-
nischen unterschwelligen Belastung interpretiert, die durch
die härteren Bedingungen der unteren Schichten gegeben sei.
WHEATON (1980) beschrieb schichtspezifische Bewältigungsformen: Die Ereignisbewältigung unterer sozialer Schichten
erwies sich als weniger angemessen, da sie zumeist von stark
fatalistischen Lebenseinstellungen beeinträchtigt wurde. Für
die Bewältigung einer bevorstehenden tumorbedingten Ablatio
mammae fanden KATZ et al. (1977) Unterschiede zwischen der

weißen und der schwarzen Rasse.Schwarze Patientinnen zeigten
eher Stoizismus/Fatalismus, Religiosität und Gebete als andere Abwehrmechanismen. Weiße Patientinnen wandten vor allem
Verschiebung und Projektion als Abwehrmechanismen an. Ubi-
quitär wurden Verleugnung und Rationalisierung beobachtet.
Aufgrund der geringen Fallzahlen (n=30) sollten diese Ergebnisse mit Vorsicht interpretiert werden.

Besondere Wichtigkeit für die Effizienz von Coping-Prozes-
sen besitzt die "soziale Unterstützung" für die betroffene
Person (MECHANIC 1974). MILLER et al. (1976) fanden, daß
kritische Lebensereignisse weniger die physische und psychische Befindlichkeit beeinträchtigen, je mehr Freunde
die betroffene Person hatte. Bei unerwartetem Verlust des
Arbeitsplatzes bewältigten Männer diese Krise leichter,
wenn sie von ihren Ehefrauen und den Freunden emotionale
Unterstützung erhielten (GORE 1973). LEVINE (1972) fand,
daß Wehrdienstverweigerer und Deserteure die Anpassung an
das Exil in Canada besser schafften, wenn sie von ihren
Eltern unterstützt wurden, als wenn sie von ihnen zurückgewiesen wurden.

VERWOERDT (1972) fand, daß für erwachsene Kinder die Pflege
ihrer alternden und kranken Eltern ein Problem darstellte.
Sie mußten das alte Bild der Eltern als"stützende Lebens-
säulen" aufgeben und selbst diese Rolle übernehmen. Dieser
Rollentausch konnte besonders für unreife und abhängige
Kinder eine Krise mitsichbringen. Für andere Familien bedeutet die Krankheit eines Mitglieds sogar eine Festigung
des Gefüges. Für diese Familien stellen Streß und Krise eine
Art "way of life" dar, sie zeigen nur in Krisenzeiten einen
festen Zusammenhalt.

Die Qualität der Partnerbeziehung stellt einen wesentlichen
Faktor in der Bewältigung kritischer Lebensereignisse dar
(BROWN & HARRIS 1978, ROY 1978). NUCKOLLS et al. (1972) fanden, daß Frauen mit intakter Ehe weniger Schwangerschafts-
komplikationen bei Konfrontation mit bedrohlichen Situationen zeigten. Einen bedeutsamen Zusammenhang zwischen Störungen im Familiengefüge oder rezenten Verlusten von Familien-
mitgliedern und einer Maladaptation an aktuelle Lebenskrisen
fanden auch ANDREASEN et al. (1977) bei Patienten mit schweren

Verbrennungen, FRIEDRICH (1979) bei Müttern von behinderten
Kindern, MYERS et al. (1977) bei Mädchen mit schwerer Skoliose und MOOS & TSU (1977) für die Rekonvaleszenz nach schweren Erkrankungen.

Eine intakte Ehe bzw. Familie wird von PEARLIN & JOHNSON (1977)
als Schutz gegen die pathogenen Wirkungen von bedrohlichen
Situationen angesehen. Sie fanden im Vergleich bei allein-
stehenden Personen häufiger depressive Verstimmungen. Diese
Befunde spiegeln sich auch in der höheren Selbstmordrate
Alleinstehender wider.

LAUTH (1980) fand, daß der Sozialkontakt dann streßreduzie-
rende Wirkung besitzt, wenn es sich um positiv eingeschätzte
Personen handelt. Sozialer Kontakt ansich führte in Experi-
mentalsituationen zu keiner Streßverminderung.

VISOTSKY et al. (1961) konnten bei Patienten mit schwerer
Poliomyelitis eine gelungenere Anpassung finden, wenn sie
das Gefühl entwickeln konnten, von anderen gebraucht zu werden, eine definierte Rolle übernehmen zu können und zu einer
geschätzten Personengruppe gehören zu dürfen. RABKIN & STRUENING
(1976) fanden im Einklang zu dieser Untersuchung, daß die Zugehörigkeit zu einer sozialen Minderheit und Statusinkonsi-
stenz sich auf den Bewältigungsprozeß erschwerend auswirkten.
Das Eingebundensein in eine intakte, geschätzte Personengruppe bzw. Familie stellt wichtige soziale Ressourcen dar,
welche den Bewältigungsprozeß des Ich maßgeblich zu unter-
stützen vermögen.

5. MESSINSTRUMENTE ZUR ERFASSUNG DES BEWÄLTIGUNGSVERHALTENS

In den Sechziger Jahren wurden in Amerika vielfache Anstrengungen unternommen, Meßverfahren zur Erfassung von Anpassungs-
und Bewältigungsstrategien zu entwickeln. Beginnend mit den
Interpretationen von Interviews wurden Quantifizierungsmög-
lichkeiten (Q-Sort, Rating, Strukturierung) erprobt. Einen
weiteren Zugang boten Aufsatzproben und Satzergänzungsverfahren. Reaktionsschilderungen zu Kurzgeschichten und imaginierten Problemsituationen als Reizgrundlagen wurden viel-

fach elaboriert. Auch objektive Fragebogen zur Erfassung
von Bewältigungs- und Abwehrverhalten wurden in verschiedenen Formen entwickelt. Insbesondere die ehemalige Düsseldorfer Arbeitsgruppe knüpfte im deutschsprachigen Raum an
diese Tradition an.

5.1. Interview und Verhaltensbeobachtung

Die ersten systematischen Untersuchungen über das Verhalten
von Menschen in Krisensituationen wurden im Rahmen von Interviews oder Beobachtungen durchgeführt. Für eine Vielzahl
von Krisensituationen wurden Interview-Studien berichtet.
Exemplarisch seien hier nur erwähnt: Untersuchungen über die
Anpassung an das Universitätsstudium von COELHO et al. (1963)
und SILBER et al. (1961), an die Belastung der Doktorprüfung
(MECHANIC 1962), an die Ehepflichten (RAUSH et al. 1963,
RAPOPORT & RAPOPORT 1964), an schwere Verbrennungen (HAMBURG
et al. 1953), an Poliomyelitis (VISOTSKY et al. 1961) an den
Tod geliebter Personen (LINDEMANN 1944, CHODOFF et al. 1964,
FRIEDMAN et al. 1963), die Reaktion von Kindern über den Tod
eines Elternteils (BECKER & MARGOLIN 1967), die Anpassung an
ein Konzentrationslager (COHEN 1953), eine bevorstehende
Operation (JANIS 1958, ABRAM 1965), Naturkatastrophen (CLIFFORD
1956, PERRY et al. 1956) an Kriegserfahrungen (JANIS 1951,
STRASSMAN et al. 1956). Die Liste dieser deskriptiven Arbeiten könnte noch weiter fortgesetzt werden. Von Interesse
sollen aber nun Studien sein, in welchen versucht wurde, die
Komplexität der Information, die im Interview oder in der
Beobachtung gewonnen wurde, quantitativ zu reduzieren.
WOLFF et al. (1964a und 1964b) wählten die Technik des Ex-
perten-Rating, um die Effektivität des Bewältigungsverhaltens von Eltern schwerkranker Kinder zu beurteilen. Die Interviews wurden nach drei Effektivitätskriterien (Affekt,
Funktion und Abwehrreserve) bewertet. Die Ergebnisse des Ratings führten zu signifikanten Korrelationen mit Blutkorti-
koidwerten. Die Rating-Technik wurde auch von HURWITZ et al.
(1965) zur Beurteilung des elterlichen Bewältigungsverhal-
verhaltens angewandt:

sie konnten zwischen Eltern mit guter bzw. schlechter Anpassung an die Tatsache, daß ihre Kinder delinquent wurden,
unterscheiden.

Eine weitere häufig praktizierte Methode zur Quantifizierung
von Interviewdaten stellt das Q-Sorting dar. LIVSON & PESKIN
(1967) fanden mit dieser Technik, daß die psychische Gesundheit im Erwachsenenalter nicht durch Persönlichkeitsmessun-
gen in der Kindheit und Jugend gänzlich vorhersagbar ist.
Q-Sort wurde auch von SMITH (1966) zur Beurteilung der Be-
wältigungsfähigkeiten von Entwicklungshelfern eingesetzt.
Das halbstrukturierte Interview stellt ebenfalls eine wichtige Quantifizierungsmethode dar. NEUGARTEN et al. (1961) entwickelten einen "Life-Satisfaction Index", der es erlaubte,
in kurzer Zeit Erfolg und Lebenszufriedenheit zu erfassen.
ARGYRIS (1960) stellte ein 30 Fragen umfassendes halbstruk-
turiertes Interview zur Erfassung der Selbstverwirklichung
am Arbeitsplatz vor. BONJEAN & VANCE (1968) entwickelten
hierzu eine Kurzform, die Anpassungsverhalten zu differenzieren vermochte. Strukturierte Interviews wurden auch zur
postexperimentellen Erfassung von 13 kognitiven Coping-
Aktivitäten in belastenden Feld- und Laborsituationen genutzt (HOUSTON 1977, HOUSTON & HOLMES 1974, BLOOM et al.
1977). Neben den klassischen Abwehrmechanismen wurden auch
Bewältigungsstrategien wie Neubewertung der Situation, Auf-
merksamkeitsablenkung und Vermeidungsdenken erfaßt. Strukturierte Interviews wurden auch von DAVIES-OSTERKAMP & SALM
(1980) zur Erfassung der Bewältigungsstrategien von Herz-
operierten und Herzkathederpatienten verwendet.

Rating, Q-Sort und Strukturierung stellen die wichtigsten
Methoden zur Quantifizierung von komplexen Interviewdaten
dar, die in der Literatur der Coping-Forschung anzutreffen
sind (MOOS 1974).

Für die Untersuchung von Coping-Stilen innerhalb von Familien verwandten GOLDSTEIN et al. (1968) standardisierte
Interviews.

Verhaltensbeobachtungen werden in der Coping-Forschung im
Rahmen von Videoaufnahmen und anschließendem Rating durchgeführt. KASWAN & LOVE (1969) wandten diese Methode zur Beurteilung von Familieninteraktionen an. Filme und Video dienen

hauptsächlich als Stimulusmedium in der Coping-Forschung (LAZARUS 1966, GLASS et al. 1969). Das evozierte Bewältigungsverhalten wird entweder ebenfalls auf Video aufgezeichnet oder anhand von strukturierten Interviews, Fragebögen oder physiologischen Tests (Hautwiderstand) erfaßt.

Eine Forschergruppe der Universität Lund (Schweden) entwickelte zwei tachistoskopische Untersuchungsmethoden zur Erfassung der perzeptgenetischen Abwehrorganisation (im Überblick siehe HENTSCHEL & SMITH 1980). Der Meta-Contrast-Test (MCT) von SMITH & JOHNSON (1970) soll die Rekonstruktion einer neuen Wahrnehmung im Rahmen einer bereits stabilisierten Wahrnehmung ermöglichen. Auf ein neutrales Bild folgt ein bedrohliches. Angstreaktion und darauf folgende Abwehrreaktionen werden wahrnehmungsmäßig protokolliert und nach Auswertungsprinzipien interpretiert. Beim Defense-Mechanism-Test (DMT) von KRAGH (1969) werden zwei TAT-ähnliche Bildmotive in zwei Parallelversionen verwendet. Unter tachistoskopischer Darbietung wird die wahrnehmungsmäßige Verarbeitung der bedrohlichen Bildelemente den tiefenpsychologischen Abwehrmechanismen zugeordnet. Nach Berichten von HENTSCHEL & SMITH (1980) wird der DMT routinemäßig für die Pilotenauslese der schwedischen, dänischen und norwegischen Luftwaffe verwendet.

5.2. Aufsatz und Satzergänzen

In der Coping-Literatur sind nur wenige Untersuchungen zu finden, in welchen die Daten anhand von Aufsatzproben oder Satzergänzungsverfahren gewonnen wurden. Eine mehrfach zitierte Methode stellt die WAI-Technik ("Who Am I") nach INSEL (1968) dar, in der Selbstbeschreibungen analysiert werden. Strukturierte autobiographische Aufsätze wurden von HILL (1967) entwickelt und von BUSH et al. (1969) zur Erfassung von Lebenskrisen eingesetzt. EZEKIEL (1968) führte eine 7-Punkte-Ratingskala zur Auwertung der Aufsätze ein, während McCLAIN & ANDREWS (1969) Expertenklassifizierungen vornahmen.

Der Aufsatzprobe wird häufig die <u>Satzergänzungsmethode</u> vorgezogen, da sie eine bessere Vergleichbarkeit der Daten ermöglicht. WIENER et al. (1956) führten anhand von Satzer-
gänzungen die Differenzierung zwischen "Repressor" und
"Sensitizer" durch. GOLDSTEIN (1959) differnzierte zwischen
"Coper" und "Avoider" anhand der Ergänzungen von 60 Satzan-
fängen. ANDREW (1967) unterteilte die Testpersonen in die
Kategorien "Coper", "Avoider" und "Nonspecific defender"
und untersuchte die Vorhersagbarkeit der Rekonvaleszenz-
zeit nach einer Operation mittels eines Satzergänzungs-
tests. Im deutschen Sprachraum wurde ein Satzergänzungsverfahren von NEUSER (1976, zit. n. SCHMIDT 1978) zur Diagnostik der Frustrationsverarbeitung in Anlehnung an lern-
theoretische Konzepte entwickelt.

5.3. Kurzgeschichten und Problemsituationen

Zur Erfassung von Bewältigungsmechanismen wurde häufig die
Analyse von <u>Kurzgeschichten</u> gewählt. TAT-Tafeln oder ähnliche problemspezifischere Bildvorlagen wurden als Stimulus
geboten. Für Untersuchungen an Collegestudenten entwickelten
COELHO et al. (1962, 1969) einen Student-TAT um relevante
Coping-Reizgrundlagen zu schaffen. Die Kurzgeschichten wurden anhand von Ratingskalen ausgewertet. WHITELEY (1966)
strukturierte das Kurzgeschichtenverfahren, indem die Probanden bestimmte copingspezifische Fragen zu den TAT-Bildern
beantworten mußten. KORNER & BUCKWALTER (1967) wandelten die
Methode der Kurzgeschichte um, indem sie die Probanden in-
struierten, einen bestimmten Bereich des TAT-Bildes in der
Geschichte auszusparen. Analysiert wurden die Antworten nach
der Art, wie jener "verbotene" Bereich eliminiert (unter-
drückt) wurde.
Ein anderer Weg zur Erfassung von Bewältigungsverhalten wurde dadurch beschritten, daß in kurzen Geschichten <u>Problem-
situationen</u> als Reizgrundlage dargeboten wurden. GIEBINK et
al. (1968) gaben in ihrem "Problem-story frustration que-
stionaire" 14 relativ häufig vorkommende Frustrationssitu-
ationen vor. Die Probanden sollten möglichst viele alternative

Reaktionsweisen angeben. GROSS (1965) konstruierte ebenfalls
einen Paper-and-pencil Test zur Erfassung von bevorzugten
Reaktionsweisen in Konfliktsituationen. Die Antworten auf
die vorgegebenen Situationsbeschreibungen wurden nach vier
Kategorien ausgewertet. Coping-Verhalten wurde eingeteilt
in 1. Ausagieren, 2. Verleugnung und Verdrängung, 3. Ver-
zerrung und 4. angemessenes Suchen nach einer Lösung.
Eine "Coping-Scale", die 10 verschiedene Bewältigungsstrategien erfaßt, wurde von SIDLE et al. (1969) entwickelt. Zu
drei Problemsituationen sollen in einem ersten Bearbeitungs-
schritt in freier Beantwortung alle adäquaten Strategien der
Bewältigung aufgelistet werden. Im zweiten Durchgang werden
die 10 vorgegebenen Strategien auf einer 7-stufigen Skala
vom Probanden eingeschätzt. Beide Zugänge werden für wichtig
zur Erfassung von Coping-Reaktionen angesehen.
Insbesondere zur Beurteilung von Abwehrmechanismen konstruierten GLESER & IHILEVICH (1969) ein "Defense Mechanism Inventory" (DMI). Das Inventar besteht aus 10 kurzen Problem-
geschichten, die jeweils in vier Fragen bezüglich aktuellen
Verhaltens, Verhaltensphantasie, Gedanken und Gefühlen zu
bewerten sind. Daraus werden 5 übergeordnete Abwehrmechanismen abgeleitet: 1. Wendung gegen das Objekt (Identifikation
mit dem Aggressor, Verschiebung), 2. Projektion, 3. Prinzi-
pienbildung (Isolation, Intellektualisierung, Rationalisierung), 4. Wendung gegen das Subjekt (Masochismus) und 5. Umkehrung (Negation, Verleugnung, Reaktionsbildung, Verdrängung). Validitätsuntersuchungen ergaben zufriedenstellende
Ergebnisse (IHILEVICH & GLESER 1971, BLACHA & FAUCHER 1977,
GORDON & BRACKNEY 1979).

5.4. Fragebogenverfahren

CRAWFORD (1967) entwickelte die "Psychological Adjustment
Scale", die vor allem die Kompetenz in der Anpassung an so-
ziale und ökonomische Umweltgegebenheiten erfaßt. ROEN &
BURNES (1967, 1968) entwickelten zur selben Fragestellung
das "Community Adaptation Schedule" (CAS). Anhand von 217
Fragen werden die drei Reaktionsmodalitäten Verhalten,

Affekt und Kognition bestimmt. Fragebogen zur Kompetenz in sozialen und interpersonalen Beziehungen wurden auch von LANYON (1967) und von FARBER (1962) vorgeschlagen. Eine "Interpersonal Competency Scale" (ICS) wurde von HOLLAND & BAIRD (1968) entwickelt. Der Fragebogen besteht aus 20 Richtig-Falsch-Items (z.B. "I have a reputation for being able to cope with difficult people").

Für eine sehr eingeschränkte Fragestellung entwickelten KING & SCHILLER (1960) das "Driver's Defensive Behavior Inventory" (DDBI) zur Erfassung von Abwehrmechanismen bei Verkehrssünder. Verleugnung, Rationalisierung und Projektion werden mittels 28 Behauptungen erfaßt (z.B. Verleugnung: "My record may look bad, but I really don't drive that way"). Ein Fragebogen zur allgemeinen Anpassungsfähigkeit und psychischen Reife wurde von BAKAN (1966) vorgestellt. Mit 124 Items sollen zwei grundlegende Anpassungsmodalitäten ("agency" und "communion") getestet werden. Eine befriedigende Konstruktvalidität konnte von BROWN & MARKS (1969) berichtet werden.

KELLY (1966) entwickelte eine "Adaptation Scale" mit 128 Items, die vier Typen von Coping-Verhaltensweisen erfassen (1. Antizipation, 2. Exploration, 3. Kontrollort, 4. soziale Effektivität).

Im Rahmen der Krisentheorie wurde eine "Social Readjustment Rating Scale" (SRRS) eingeführt (HOLMES & RAHE 1967, MASUDA & HOLMES 1967, KOMAROFF et al. 1968). Schätzungen für den Intensitätsgrad der Belastung durch lebensverändernde Ereignisse wurden anhand von 43 Lebensereignissen gewonnen. Als Ankerreiz diente das Ereignis "Heirat". Die Lebensereignisse sollten danach eingeschätzt werden, ob sie mehr oder weniger Anpassungs- bzw. Bewältigungsleistung erforderten. Neuere Untersuchungen (ROGNER & BAUMANN 1981) zeigten methodische Probleme dieses Verfahrens.

Im Rahmen der Elaborierung ihres Ich-Modells hat Norma HAAN (1977) auch Meßinstrumente entwickelt. Aus dem Itempool des "California Psychological Inventory" (CPI) wurden 10 Coping- und 10 Abwehrskalen extrahiert. Dem MMPI entstammen die Copingskalen (Konzentration, Unterdrückung) und die Abwehrskalen (Projektion, Regression). Jede Skala umfaßt 31 bis

45 Items. Die Itemauswahl erfolgte nach Korrelation eines
Expertenratings. Faktorenanalytisch wurden die Summenskalen
"Coping" und "Abwehr" zerlegt in: "Kontrolliertes Coping",
"Expressives Coping", "Strukturierte Abwehr" und "Primitive
Abwehr". Untersuchungen zur externen und internen Validität
erbrachten unterschiedliche Ergebnisse (HAAN 1977, MORRISSEY
1977).

Aus völlig neu konstruierten Items setzen sich die Abwehrskalen des "Life Style Index" (PLUTCHIK et al. 1979) zusammen. Die Autoren entnahmen aus der Fachliteratur 16 Abwehrmechanismen. Ein erster Fragebogen von 224 Items wurde auf
die Endform von 138 Items reduziert. Zehn bis 26 Items repräsentieren darin 8 Abwehrskalen (1. Kompensation, Identifizierung, Phantasie, 2. Verleugnung, 3. Verschiebung,
4. Intellektualisierung, Sublimation, Rationalisierung,
Ungeschehenmachen, 5. Projektion, 6. Reaktionsbildung,
7. Regression, Ausagieren, 8. Repression, Isolation, Introjektion). Externe Validierungen werden von den Autoren
mit z.T. recht hohen Übereinstimmungen berichtet.

ILFELD (1980) untersuchte bei Erwachsenen in Chicago habituelle Bewältigungsformen in verschiedenen Sozialbereichen
(Ehe, Kindererziehung, Beruf und Finanzen) und benutzte
dabei einen Fragebogen, der von PEARLIN & SCHOOLER (1978)
vorgestellt wurde. Faktorenanalytisch wurden 3 Haupt-Coping-
Dimensionen identifiziert: 1. Direkte Handlung, 2. Rationa-
lisierende Vermeidung und 3. Akzeptieren der Situation.

Im deutschen Sprachraum wurden vor allem von der ehemaligen
Düsseldorfer Gruppe (JANKE, ERDMANN, BOUCSEIN) Bewältigungs-
skalen vorgestellt. Im Belastungsfragebogen (BELA) wird die
allgemeine Streßreagibilität erfaßt (BOUCSEIN et al. 1978).
Die Endform der Skala besteht aus 87 Items, die in 11 Subskalen (Belastungssituation) das Ausmaß der "Inneren Reaktion" mißt. In Faktorenanalysen konnten 4 Faktoren (90 %
gemeinsame Varianz) extrahiert werden: 1. Belastung durch
physische Reize, 2. Versagungssituation, 3. Störung des
innerorganischen Gleichgewichts und 4. Nahrungs- und Wasser-
entzug. Erste Itemanalysen und Normierungen werden von
BOUCSEIN et al. (1982) berichtet. Für die Subskalen konnten insgesamt hohe Zuverlässigkeiten ermittelt werden. Alters-
und geschlechtsspezifische Gruppennormen wurden erstellt.

Während mit dem BELA die Stärke der inneren Reagibilität auf verschiedene belastende Situationen erfaßt wird, sollen im "Streßverarbeitungsfragebogen" (SVF) Verarbeitungsmechanismen bestimmt werden (JANKE et al. 1978). Mit 128 Items werden auf 5-stufigen Skalen zu einer unspezifischen allgemeinen Belastungssituation ("Wenn ich durch irgendetwas oder irgendjemanden beeinträchtigt, innerlich erregt oder aus dem Gleichgewicht gebracht worden bin...") 16 Streßverarbeitungsmechanismen gemessen. Mehrfache Faktorenanalysen erbrachten eine 6-Faktorenlösung (78 % gemeinsame Varianz): 1. Ausweichen und Flucht, Selbstbezichtigung und Resignation, 2. Ablenkung und Suche nach Alternativverstärkern, 3. Einnahme von Pharmaka und Genußmitteln, Aggression nach außen, 4. Bagatellisierung, Projektion, Intellektualisierung, 5. Sozialer Kontakt und 6. Körperliche Symptome und gedankliche Weiterbeschäftigung. Untersuchungen zur Reliabilität, Schwierigkeit und Trennschärfe erbrachten zufriedenstellende Werte.

Der "Situative Reaktionsfragebogen" (SR-Fragebogen) von ERDMANN & JANKE (1978) geht einen Schritt weiter als der BELA und der SVF. Der Fragebogen enthält 18 Belastungssituationen (in der Kurzform 10), die auf 5-stufigen Skalen nach der Reaktionsintensität von 16 somatischen und 7 psychischen Reaktionen einzustufen sind. Neben einem Gesamtwert als Maß der allgemeinen Streßreagibilität können Situationswerte, Reaktionswerte und spezifische Reaktionswerte auf spezifische Situationen bestimmt werden. Außer Mittelwerten, Streuungen und Konsistenzkoeffizienten der Kurzform liegen noch keine umfassenden Teststatistiken vor. Hinweise für eine Konstruktvalidität ergaben mäßige Korrelationen mit FPI-Skalen.

B. MOTIVDYNAMISCHES KONZEPT DER BEWÄLTIGUNGSSTRATEGIEN

6. Motivorientierte Definition und Kategorisierung der
   Bewältigungsstrategien

Im Kapitel 3 wurden die verschiedenen Ansätze und Explizie-
rungen zur Einteilung der Mechanismen des Bewältigungsprozesses vorgestellt. Es handelt sich dabei meist um heuristische oder faktorenanalytisch gewonnene Gruppierungen, welchen Verhaltensbeobachtungen in Krisen- oder Laborsituationen zugrunde lagen. Die Blickrichtung auf das Schicksal des
frustranen Motivs wurde jedoch meist vernachlässigt. Aus
tiefenpsychologischer Sicht stellt aber gerade das Motivschicksal den zentralen Aspekt des Bewältigungsprozesses dar.
Es soll daher versucht werden, Bewältigungssituationen und
damit verbundene Verhaltensweisen anhand des sich dabei voll-
ziehenden Motivschicksals zu beschreiben. Die eingesetzten
Bewältigungsstrategien sollen nach ihren Auswirkungen auf
das frustrane Motiv definiert und gegeneinander abgegrenzt
werden. Ihre Operationalisierung im Rahmen eines Fragebogens
wird im Kapitel 10.5 dargestellt.
Das Motivschicksal kann zunächst alternativ zwei Richtungen
nehmen: Das durch äußere und/oder innere Hindernisse in der
Befriedigung blockierte Motiv kann einerseits durch geeignete Verhaltensweisen doch noch zu einer äußeren Befriedigung
gelangen, oder aber durch psychische Abwehrvorgänge gleichsam zurückgenommen werden und bestenfalls durch innere Kom-
promißregelungen Teilbefriedigungen erzielen. Betrachtet man
verschiedene Verhaltensweisen, die in solchen Situationen
auftreten, so kann diese zunächst alternative Einteilung nur
durch eine dichotome Zweiteilung weiter aufrecht erhalten
werden, da sich fließende Übergänge zeigen. Die zwei Pole
der Bewältigungsdichotomie wollen wir nach den beiden Haupt-
schicksalen des Motivs benennen:
Wird die Befriedigbarkeit des Motivs nicht aufgegeben oder
werden sogar Handlungsweisen eingesetzt, um die Befriedigung
trotz Behinderung herbeizuführen, wollen wir von einer
Motivpersistenz sprechen.

Wird andererseits die Befriedigung des Motivs aufgegeben
und werden innerpsychische Abwehrmechanismen eingesetzt,
sprechen wir von einer <u>Motivdemittanz</u>.
Daß es sich dabei nur um eine Dichotomie handelt, wird der
Versuch einer Kategorisierung der Bewältigungsstrategien
zeigen.

6.1. <u>Strategien der Motivpersistenz</u>

Die folgende heuristische Kategorisierung versucht den zwei
wichtigsten Einteilungskriterien gerecht zu werden, nämlich
der Repräsentanz und der Ökonomie: es sollten möglichst alle
Aspekte anhand von sowenig wie möglichen Einheiten erfaßt
und beschrieben werden.
Wir wollen den Handlungskomplex der Motivpersistenz mit 5
verschiedenen Strategien zu beschreiben versuchen. Allen
Strategien ist gemein, daß das Individuum das Motiv noch
nicht aufgegeben hat. Die Unterschiede ergeben sich in der
Art und Weise wie mit dem Hindernis umgegangen wird, das
der Befriedigung noch im Wege steht.
1. Die mit dem geringsten Energieaufwand verbundene Strategie
ist als eine abwartende Haltung zu sehen. Das Motiv ist nicht
aufgegeben, andererseits wird auch nichts unternommen, das
Hindernis zu beseitigen. Man wartet gleichsam auf einen Selbst-
heilungsprozeß, der sich vielleicht in der Art des Hindernisses selbst schon andeutet und absehbar ist, oder aber einem
individuellen Gleichmut oder einer geringeren Motivintensität
zuzuschreiben ist. Diese passive, abwartende Art der Motiv-
verfolgung wollen wir als <u>exspektive Strategie</u> bezeichnen.

2. Eine weitere Form der Motivpersistenz, bei welcher ebenfalls das Befriedigungshindernis unangegriffen bleibt aber
zugleich eine aktive Herbeiführung der Befriedigung unternommen wird, wollen wir <u>solutive Strategie</u> nennen. Das Individuum sucht eine neue, von der Beseitigung des Hindernisses
unabhängige Lösung, das Motiv weiterhin zu befriedigen.

3. Bei einer dritten Möglichkeit, die Befriedigung des Motivs
zu erreichen, wird nun zwar die Beseitigung des Hindernisses
angegangen, aber das Idividuum bittet eine andere Person dies
für sie zu tun. Die Motivpersistenz durch Hilfeleistung anderer Personen stellt eine implorative Strategie dar.

4. Die beiden letzten Strategien beinhalten gleichermaßen
den Versuch das Motivhindernis selbst anzugehen und zu beseitigen. Sie unterscheiden sich nur durch die prinzipiel-
len Mittel, welche zur Überwindung des Hindernisses eingesetzt werden. Wir bezeichnen sie als impetive Strategien
mit Aggression bzw. mit Investition. Als vierte Strategie
wollen wir zuerst den Einsatz von Aggression besprechen.
Das Individuum versucht dabei die Befriedigung durch forsches
Auftreten gegen jeglichen Widerstand durchzusetzen ohne Kompromisse, eventuell mit roher Gewalt.

5. Die impetive Strategie mit Investition erfaßt jene Versuche, auch durch eigene Aufwendungen evtl. durch Aufgabe anderer Interessen und Mittel , die Befriedigung sich gleichsam zu erkaufen bzw. für die Beseitigung des Hindernisses
ein Lösegeld zu zahlen.

Die Unterteilung der einzelnen Strategien der Motivpersistenz
erfolgte nach der Art und Weise, wie mit dem Befriedigungshindernis umgegangen wird. Die exspektive und die solutive
Strategie beinhalten im Gegensatz zu den impetiven Strategien kein aktives Angehen des Hindernisses, während die
implorative Strategie hier eine Zwischenstellung einnimmt
und zu einer Hindernisbeseitigung durch andere Personen führen soll.

Welche Strategie in einer konkreten Situation von einer bestimmten Person gewählt wird, hängt von der Persönlichkeit
und den Erfahrungen der Person ab, von der Art und Intensität des zugrunde liegenden Motivs und seiner Stellung im
Motivkontinuum und der Gesamtbedürftigkeit der Person (vgl.
TOMAN 1978). Aber auch Situationscharakteristika und Beschaf-
fenheiten des Befriedigungshindernisses dürften eine wichtige Rolle spielen.

6.2. Strategien der Motivdemittanz

Die Definition und Einteilung der Strategien der Motivdemittanz kommt einer Beschreibung der tiefenpsychologischen
Abwehrmechanismen gleich.
Die Teilung der Bewältigungsmechanismen in motivpersistente
und motivdemittante geschah nach den beiden Hauptrichtungen
der Motivschicksale; sie war motivorientiert. Die Kategorisierung der motivpersistenten Mechanismen erfolgte nach hin-
dernisorientierten Verhaltenseinheiten. Die Einteilung der
Abwehrmechanismen im Rahmen der Motivdemittanz ist im eigentlichen Sinne wiederum motivorientiert, da das Motivschicksal im Mittelpunkt steht.
Der von seinem kognitiven Anteil her gesehen einfachste Mechanismus der Motivdemittanz ist die Verdrängung. Sie stellt
die ANNULLIERUNG eines zuvor bestehenden Motivs dar. In der
Kategorisierung von Anna FREUD (1936) steht ihr die Verleugnung zur Seite. Nur die Richtung (innen vs. außen) unterscheidet sie. Ob die Verdrängung als isoliertes Abwehrgeschehen anzutreffen ist, oder ob sie stets von weiteren Abwehrmechanismen begleitet wird - zur Unterstützung der Gegenbesetzung - ist schon seit FREUD umstritten (vgl. HEISS 1956).

Die übrigen Abwehrmechanismen zeigen komplexere Funktions-
weisen. Eine Kategorisierung nach funktionellen Gesichtspunkten könnte wie folgt sinnvoll sein.
Den Abwehrmechanismen Intellektualisierung und Isolierung
ist eine DISJUNKTIVE Funktionsweise gemeinsam. Ihr gemeinsam zugrunde liegender Mechanismus besteht in einer Trennung von bisher verknüpften Einheiten. Bei der Intellektualisierung wird der Motivinhalt vom zugehörigen Affekt getrennt, während die Isolierung zur Abspaltung des Motiv vom
eigenen Ich führt.
Eine AESTIMATIVE Funktion besitzen sowohl die Bagatellisierung als auch die Rationalisierung. Bei der Bagatellisierung
wird die ursprüngliche Bedeutsamkeit des Motivs auf den Nullpunkt gebracht: es wird nun als unbedeutend angesehen. Der
interpretative Bedeutungswandel bei der Rationalisierung führt
nicht zum Nullpunkt, sondern zu einer Umpolung.

Bei der"Saure-Trauben-Reaktion" wird das zuvor erstrebens-
werte Positive zum unangenehmen Negativen. Eine entgegenge-
setzte Umpolung erfolgt bei der "Süße-Zitronen-Reaktion".
Während die Bagatellisierung vom positiven oder negativen
Pol eines Bedeutungs- bzw. Bewertungskontinuums zum Null-
punkt geht, führt die Rationalisierung diese Bewegung bis
zum anderen Pol fort. Gemeinsam ist ihnen der aestimative
Richtungswandel.
Die meisten Abwehrmechanismen gehören aber einer weiteren
Funktionsgruppe an. Der hier zugrundeliegende Mechanismus
ist die SUBSTITUTION. Unterschiede ergeben sich nur in den
Aspekten des Motivbefriedigungs-Prozesses, welche substituiert werden. Daß die meisten Abwehrmechanismen dieser
Funktionsgruppe angehören, mag in der den Trieben eigenen
Bereitschaft Surrogate einzugehen begründet sein.
Einen Ersatz_des_Motivs finden wir bei der Regression und
bei der Reaktionsbildung. Regression bedeutet die Substitution des blockierten Motivs durch zeitlich, topisch oder
formal zurückliegende, einfachere Motive. Bei der Reaktionsbildung wird das Motiv durch ein gegensätzliches, durch ein
am anderen Ende des Motivkontinuums liegendes Motiv ersetzt.
Bei der Sublimation werden verbotene Motive durch sozial er-
wünschte und höher stehende Motive ersetzt.
Eine Substitution_der_Person vollzieht sich bei der Projektion und der Identifikation. Sie unterscheiden sich nur in
der Richtung, in welcher der Ersatzvorgang abläuft: Motivbefriedigung des Ichs wird ersetzt durch die Befriedigung
einer anderen Person, der das selbe Motiv unterstellt wird
(Projektion); die Motivbefriedigung einer anderen Person
wird zur eigenen Befriedigung (Identifikation). An direkten
Handlungen ablesbar ist solch eine Personensubstitution vor
allem bei der Wendung gegen die eigene Person, wenn etwa
Sadismus sich in Masochismus verkehrt.
Der Ersatz_des_Handlungszieles vollzieht sich bei der Verkehrung ins Gegenteil: Das Triebziel (FREUDs Terminologie)
aktiv zu handeln wird durch passives "behandelt werden" substituiert.

Die oben skizzierte Kategorisierung kann natürlich den Anspruch auf Vollstädigkeit nicht erheben. Wichtig erscheint
dabei jedoch, den Begriff des Mechanismus und dessen Ver-
wendungsgewohnheiten zu diskutieren. Unter einem Mechanismus ist - im engeren Sinne - das Funktionsprinzip eines
selbständig ablaufenden Ineinandergreifens von Einzelteilen
zum Gesamtgeschehen zu verstehen. Mechanismen im Abwehrgeschehen wären somit die Annullierung, die Disjunktion, die
Aestimation und die Substitution. Die einzelnen Abwehr"mechanismen" stellen nun schon die Einarbeitung eines Mechanismus
in einen Handlungsplan dar. Sie sind somit besser als Strategien, als planvoll (unbewußte) Konkretisierung der Mechanismen zu verstehen.

7. HYPOTHESEN ZUR EMPIRISCHEN UNTERSUCHUNG

In der Copingforschung liegen zwar unzählige Untersuchungs-
ergebnisse vor, doch konnte für die in der vorliegenden Arbeit gewählten Variablenbereiche nur auf wenige publizierte
Befunde richtungweisend zurückgegriffen werden. Lediglich
für Einzelaspekte konnten mit eingeschränkter Übertragbar-
keit Hypothesen gezielt formuliert, von bereits vorliegenden Untersuchungsbefunden abgeleitet werden.
Die meisten der in der Arbeit operationalisierten Bewälti-
gungsaspekte stellen Teile bisher wenig beachteter Bereiche
der Auseinandersetzung dar (PRYSTAV 1981), insbesondere übergreifende Zusammenhangsannahmen des zugrunde liegenden Prozeßmodells (FILIPP 1981).
Die folgende Formulierung der Hypothesen mußte daher neben
Literaturhinweisen auch nach inhaltlich- bzw. konstruktlogischen Erwartungen erfolgen. Die Auswahl der Untersuchungs-
variablen wurde nach den allgemeinen Modellannahmen des Bewältigungsprozesses (LAZARUS 1981, FILIPP 1981) getroffen.
Eine eingehende Beschreibung der Variablen und Meßinstrumente ist den Kapiteln 9 und 10 zu entnehmen.

7.1. Antezedente und testaktuale Bewältigung

Es sollen hierbei retrospektiv gewonnene und testsituative
Bewältigungstendenzen miteinander verglichen werden. Es wird
eine Spezifität der Bewältigungspräferenzen erwartet, die
neben erfassungsmethodischer insbesondere situative Determination im Rahmen des Prozeßmodells (LAZARUS 1966, 1969) besitzt.

7.2. Kontextmerkmale und Personmerkmale

Die folgenden Hypothesen betreffen Zusammenhangsannahmen
zwischen den erfaßten Merkmalen des subjektiven Elternbildes (Motivpersistenz, -demittanz, streßinduzierte Aggression,
Regressibilität) und den Persönlichkeitsvariablen der Pbn.

Für diese spezielle Fragestellung konnten in der Literatur
der Entwicklungs- und Erziehungsforschung keine spezifischen
Anhaltspunkte gefunden werden, da es sich z.T. um neu formulierte bzw. operationalisierte Aspekte handelt.

Hinweise zur Formulierung von Zusammenhangsannahmen zwischen
elterlichem Bewältigungsverhalten und der Ausprägung der Persönlichkeitsmerkmale Extraversion und Neurotizismus konnten
der Literatur nicht entnommen werden. Nach den Ergebnissen
von Zwillingsuntersuchungen (JINKS & FULKER 1970) nimmt
EYSENCK (1975) sogar an, daß 50-70 % der Totalvarianz der
Variablen Extraversion, Neurotizismus und Psychotizismus
durch Vererbung ätiologisch erklärbar sei. Die Heritabilität
wird dabei für Extraversion mit 0.67 und für Neurotizismus
mit 0.54 angegeben. Hypothesen könnten daher nur indirekt
von den allgemeinen Merkmalbeschreibungen (EYSENCK 1975) abgeleitet werden: Extraversion steht im Zusammenhang mit
Motivpersistenz, während Neurotizismus eher der Demittanz,
Regressibilität und Aggression zuzurechnen ist. Ob diese Zuordnung einen Schluß auf die Elternmerkmale - bei Heridität
von E und N - zuläßt soll empirisch überprüft werden.

Über Zusammenhänge zwischen elterlichen Verhaltensweisen und
der Entwicklung der Leistungsmotivation ihrer Kinder liegen
Untersuchungen vor, die Selbständigkeitserziehung, Zuwendung
und Bekräftigungsverhalten erfaßten (HECKHAUSEN 1984). Aus
diesen Studien können gezielte Hypothesen über Zusammenhänge
des elterlichen Bewältigungsverhaltens und der Leistungsmotivation der Pbn schwerlich abgeleitet werden. Unter der
generellen Annahme der Modellwirkung elterlichen Verhaltens
könnten folgende Hypothesen überprüft werden: Es bestehen
positive Korrelationen zwischen der elterlichen Persistenz
und der Erfolgshoffnung der Pbn; die Mißerfolgsfurcht korreliert positiv mit der elterlichen Demittanz und Regressibilität.

Für die Formulierung der Zusammenhangshypothesen der Giessen-
Test-Variablen mußte auf die allgemeinen Skalencharakteristiken (BECKMANN & RICHTER 1975) zurückgegriffen werden. Positive Korrelationen werden erwartet zwischen der elterlichen
Motivpersistenz und der positiven Resonanz (GT-1), zwischen
der elterlichen Demittanz bzw. Regressibilität und der

Gefügigkeit (GT-2) und der sozialen Impotenz (GT-6). Diese
Erwartungen gehen von einer Modellwirkung der Eltern aus.
Die Aggressivität der Eltern könnte aber, da sie sich auch
gegen die Kinder richtet, eher mit deren Gefügigkeit (GT-2),
Depression (GT-4) und Retention (GT-5) in Beziehung stehen.
Für die Ahhressionsentwicklung legen Untersuchungen von
SEARS (1961) folgende Annahmen nahe: elterliche Motivdemittanz ließe höhere Aggresssionswerte (FAF 1-3) erwarten, während Aggressionshemmung (FAF-5) und Selbstaggression (FAF-4)
eher mit elterlicher Motivpersistenz und Aggression einhergehen dürften.
Zur Überprüfung der Grundannahme, elterliches Bewältigungsverhalten besitze für die kindliche Entwicklung eine Modellwirkung, soll der positive Zusammenhang zwischen der Motivdemittanz und Regressibilität der Eltern und der Streßreagibilität (BELA), der Ängstlichkeit (MAS), der Vermeidungstendenz (VTF) und der Regressibilität (RF) angenommen werden.

7.3. Personmerkmale und Ereignismerkmale

Die Kausalattribuierung stellt nach WEINER & KUKLA (1970)
ein Maß der subjektiven Situationsbeurteilung dar. In vielen
Untersuchungen wurden Zusammenhänge zwischen den Dimensionen der Leistungsmotivation und der Kausalattribuierung festgestellt. Erfolgsmotivierte schreiben variable Ursachen, insbesondere intern-variable (mangelnde Anstrengung) einem Mißerfolg zu. Personen mit Furcht vor Mißerfolg sehen in solchen Situationen eher unzureichende Fähigkeiten (inter-stabil)
als Ursache an (HECKHAUSEN 1980, WEINER 1984). MEYER (1973)
fand in Mißerfolgssituationen Zusammenhänge zwischen Furcht
vor Mißerfolg und stabiler (interner und externer) Attribuierung; der Hoffnung auf Erfolg konnten die variablen (interne
und externe) Ursachenerklärungen zugeordnet werden.
Ein positiver Zusammenhang der stabilen, insbesondere der
intern-stabilen Kausalattribuierung sollte auch nach den Berichten von HECKHAUSEN (1984), PETERSON et al. (1982), MILLER &
NORMAN (1979) und ABRAMSON et al. (1978) mit der Depression
(GT-4) erwartet werden. Hohe Zusammenhänge zwischen Depression,

Ängstlichkeit und Neurotizismus (HOLZMAN 1965, EYSENCK 1968)
lassen für die Ängstlichkeit (MAS) und den Neurotizismus (MPI)
ebenfalls Korrelationen mit stabiler (I.-S) Attribuierung vermuten. Untersuchungen von WEINER & POTEPAN (1970) und KUKLA
(1972) konnten dies für die Ängstlichkeit bereits aufzeigen.
Nach den Modellannahmen von ABRAMSON, SELIGMAN & TEASDALE
(1978) dürften Zusammenhänge der stabilen Attribution mit
der Gefügigkeit (GT-2), der sozialen Impotenz (GT-6) und der
Vermeidungstendenz (VTF) möglich sein.
Für den emotionalen Aspekt der subjektiven Ereignismerkmale
werden folgende Zusammenhangsannahmen bezüglich der Personmerkmale getroffen: Die Stärke der psychischen Angst in der
primären Einschätzung dürfte positiv korreliert sein mit der
Trait-Angst (MAS), Neurotizismus und Introversion (EYSENCK
1968, 1973), der Furcht vor Mißerfolg, der Vermeidungstendenz (VTF) und der Regressibilität (RF). Positive Korrelationen mit den GT-Skalen 2-6 können nach den allgemeinen
Skalenchrakteristiken (BECKMANN & RICHTER 1975) erwartet werden. Bei den feindseligen Gefühlen sind mit folgenden Variablen Zusammenhänge zu formulieren: Extraversion und Neurotizismus (EYSENCK 1968, HAMPEL & SELG 1975), Furcht vor Mißerfolg (FÜRNTRATT 1974), Ängstlichkeit (DENKER 1975), FAF 1-4
und FAF ΣA, Dominanz (GT-2) und Unterkontrolliertheit (GT-3).
Depressive Gefühlsreaktionen sollten deutlich bei hoher Ausprägung des Neurotizismus und der Introversion (EYSENCK 1968,
WAKEFIELD et al. 1974), der Ängstlichkeit, der Vermeidungstendenz und der Mißerfolgsfurcht, ferner mit negativer Resonanz (GT-1), Depression (GT-4), sozialer Impotenz (GT-6)
und Selbstaggression (FAF-4) einhergehen. Die emotionale
Reaktionsklasse Hemmung bzw. Befangenheit läßt positive Korrelationen erwarten mit: Introversion, Ängstlichkeit, Vermeidungstendenz, Mißerfolgsfurcht, negativer Resonanz, Gefügigkeit, Depression, Retention, sozialer Impotenz und der
Aggressionshemmung. Diese Zusammenhangsannahmen mußten aus
den Skalencharakteristiken geschlossen werden.
Auch die Hypothesen zur subjektiven Hindernisbewertung mußten
nach konstruktlogischen Überlegungen formuliert werden. Die
drei Aspekte Bedrohung, negative Konsequenz und mangelnde
Vorhersagbarkeit bilden eher negativ getönte Bewertungs-

kategorien ab, während die"positive Seite" durch die Variable "Hoffnung" erfaßt wird. Für eine hoffnungsvolle Problembewertung sollten Zusammenhänge zu finden sein mit der Extraversion, der Erfolgshoffnung, der positiven Resonanz, der Hypomanie (GT-4) und der sozialen Potenz (GT-6). Die negativ getönten Aspekte der primären Einschätzung des Befriedigungshindernisses lassen hierzu diametrale Zusammenhänge erwarten: positive Korrelationen mit den Personmerkmalen Streßreagibilität, Ängstlichkeit, Vermeidungstendenz, Mißerfolgsfurcht, negative Resonanz, Depression, soziale Impotenz und erhöhten Aggressionswerten (FAF 1-4)

7.4. Kontextmerkmale und Ereignismerkmale

Für die Formulierung der Zusammenhangshypothesen der Kontextmerkmale "elterliche Bewältigungsformen" und der subjektiven Ereignismerkmale "primäre Einschätzung" konnten der Literatur kaum Hinweise entnommen werden, es mußte daher vielfach auf die Skalencharakteristiken zurückgegriffen werden. Zusammenhänge mit den Kausalattribuierungen werden folgend angenommen: Variable Attributionen (extern und intern) gehen eher mit motivpersistentem Bewältigungsverhalten der Eltern einher, stabile Attributionen mit der elterlichen Demittanz. Feindselige Gefühle werden bei Pbn mit motivdemittanten Eltern erwartet (SEARS 1961), ebenfalls Depression und Ängstlichkeit. Geht man von der Grundhypothese aus, daß das Bewältigungsverhalten der Eltern für ihre Kinder eine Modellwirkung besitzt, so sind feindselige Gefühle bei den Pbn mit Eltern hoher Aggressionswerte zu vermuten. Auch sollten die negativen Hindernisaspekte (Bedrohung, negative Konsequenz, mangelnde Vorhersagbarkeit) bei motivdemittanten Eltern für die primäre Einschätzung der Pbn zu finden sein, Hoffnung hingegen bei persistenten Eltern.

7.5. Ereignismerkmale und Bewältigungsformen

Zusammenhangshypothesen für jeden einzelnen Bewältigungsmechanismus getrennt können nicht formuliert werden, da
noch zuwenig empirische bzw. konstruklogische Hinweise vor-
liegen. Die Hypothesen werden daher global für die Motivpersistenz und die Motivdemittanz aufgeführt. Für die Motivdemittanz werden Zusammenhänge mit stabilen Attributionen,
mit den Emotionen Angst, Depression und Hemmung erwartet.
Insbesondere sollten nach der revidierten Angsttheorie von
FREUD (1926) positive Korrelationen mit Abwehrvorgängen gefunden werden. Auch Zusammenhänge mit der Bedrohung, negativen Konsequenz und mangelnder Vorhersagbarkeit sind zu vermuten. Mit der Motivpersistenz dürften hingegen die variablen Attributionen, feinselige Gefühle und die Hoffnung in
Zusammenhang stehen.

7.6. Personmerkmale und Bewältigungsformen

Eine Präferenz motivpersistenter Bewältigungsmechanismen
wird bei Personen mit deutlicher Ausprägung der Extraversion,
der Erfolgshoffnung (FEATHER 1963), der positiven Resonanz
(GT-1) und der reaktiven Aggression (FAF-2) in Zusammenhang
gebracht. Inwieweit die Befund von FEATHER, der die Persistenz
als Ausdauer und Beharrlichkeit in Leistungssituationen bestimmte, übertragbar sind soll dabei überprüft werden.
Für die Demittanz werden nach konstruklogischen Überlegungen
Zusammenhänge erwartet mit dem Neurotizismus, Ängstlichkeit,
Vermeidungstendenz, Regressibilität, Mißerfolgsfurcht, Gefügigkeit (GT-2), Depression (GT-4), Retention (GT-5), sozialer Impotenz (GT-6) und der Selbstaggression (FAF-4).
Die Ängstlichkeit als Auslöser einer Abwehrreaktion (FREUD
1926) und der Neurotizismus als Symptomenkomplex werden in
einem engen Zusammmnehang mit der Motivdemittanz vermutet.

7.7. Kontextmerkmale und Bewältigungsformen

Unter der Grundhypothese, daß das Bewältigungsverhalten der Eltern eine prägende Modellwirkung für ihre Kinder besitzt, sind bei Motivpersistenz der Eltern auch für deren Kinder eine Persistenz zu erwarten. Gleiches gilt für die Motivdemittanz, Regressibilität und reaktive Aggressivität. Eine Alternativhypothese hierzu formulierte RUPPERT (1959): Eltern, die mit Durchsetzungsfähigkeit fordernd ihrer Umwelt begegnen bewirken bei ihren Kindern die Etablierung einer Verzichtleistungshaltung und Mutlosigkeit. Eltern hingegen, die sich gewährend und verwöhnend zeigen ("Stil des Schwach-Menschlichen") begünstigen bei ihren Kindern die Entwicklung der Einstellung, alles, was man wolle, bekommen zu können. Die Ergebnisse der Untersuchung von WEINSTOCK (1967) brachten keine klare Entscheidung in dieser Frage. Er fand neben einer deutlichen Modellwirkung der Eltern in der Genese von Bewältigungsstilen ein komplexes Reaktionsmuster der Kinder auf die familiären Bedingungen.

Neben der subjektiven Einschätzung des elterlichen Bewältigungsverhaltens soll auch die Familienkonstellation der Pbn als wichtiges Kontextmerkmal mit den Bewältigungsformen auf Zusammenhänge geprüft werden. Ältere Geschwister lernen frühzeitig die Befriedigung ihrer Motive aufzuschieben bzw. sogar darauf zu verzichten. Jüngere Geschwister hingegen sind gewohnt, ihre Bedürfnisse befriedigt zu bekommen(TOMAN 1974). Wir erwarten daher bei älteren Geschwistern eine größere Bereitschaft zur Motivdemittanz. Jüngere Geschwister sollten mehr zur Motivpersistenz neigen.

C. EMPIRISCHE UNTERSUCHUNG

8. UNTERSUCHUNGSABLAUF

8.1. Voruntersuchungen

Zwei Ziele wurden in den Voruntersuchungen verfolgt:
1. Die Operationalisierungen der Bewältigungsstrategien in
den Selbstbeurteilungsverfahren (ssBSF, RF) und im Fremdbe-
urteilungsverfahren (FEB) sollten bezüglich inhaltlicher
Validität und Objektivität geprüft und gegebenenfalls verbessert werden. Hierfür wurden die Fragebögen fünf tiefen-
psychologisch-therapeutisch tätigen Psychologen vorgelegt.
In folgenden Diskussionen wurden die Formulierungen der
Items in gegebenen Fällen soweit verbessert, bis ein weit-
gehender Beurteilerkonsens erreicht wurde.

2. An einer Stichprobe von 15 Pbn wurde die Durchführbarkeit
der Testbatterie geprüft. Mißverstänlichkeiten in der Formulierung der Instruktionen bzw. einzelner Items konnten aus-
geräumt werden. Der Umfang der Testbatterie erwies sich noch
im Rahmen zeitlicher Zumutbarkeit.

Die Verarbeitung der Voruntersuchungsergebnisse ging über
die Protokollierung der Interviews und Häufigkeitsauszäh-
lungen nicht hinaus.

8.2. Hauptuntersuchung

Die Hauptuntersuchung wurde an 92 Pbn durchgeführt. Diese
Stichprobe setzte sich zusammen aus Psychologiestudenten,
Studenten anderer Fachbereiche, Personen aus dem Bekannten-
kreis des Verfassers und Patienten der Neurologischen Klinik
Nürnberg (nicht psychisch gestörte Patienten).
Für die Altersverteilung wurde ein Mittelwert von 25.75 Jahren
mit einer Streuung von 4.86 ermittelt. Insgesamt wurde ein
Altersbereich vom 20. bis 40. Lebensjahr umspannt. In der
sozialen Struktur überwiegen Studenten und Akademiker, hand-
werkliche Berufe sind nur in wenigen Fällen (16.3 %) vertreten.

In der Geschlechtsverteilung überwogen geringfügig weibliche Personen mit 53.3 % (n=49) über männliche Probanden
mit 46.7 % (n=43).

Die Daten wurden jeweils in zwei zeitlich getrennten Sitzun-
gen gewonnen, wobei der Fragebogenkomplex von den Pbn auch
zuhause bearbeitet werden konnte. Das Ausfüllen der Fragebögen nahm im Durchschnitt ca. 2 Stunden in Anspruch, vari-
ierte aber nach individueller Arbeitsgeschwindigkeit zwischen einer und maximal vier Stunden.

Die Fragebogen wurden in dieser Reihenfolge zur Bearbeitung
vorgelegt:

1. BELA (Streßbelastungsfragebogen)
2. GT-S (Giessen-Test zur Selbstbeurteilung)
3. FAF (Fragebogen zur Erfassung der Aggressionsfaktoren)
4. MPI (Maudsley Personality Inventory)
5. MAS (Manifest Anxiety Scale)
6. VTF (Vermeidungstendenz-Fragebogen)
7. RF (Regressionsfragebogen)
8. LM (Leistungsmotivationsfragebogen)
9. ssBSF (situativ-subjektiver Bewältigungsstratgie-Fragebogen)
10. FEB (Fragebogen zum elterlichen Bewältigungsverhalten)

In einer zweiten Sitzung wurde mit den Pbn eine etwa ein-
stündige strukturierte Exploration durchgeführt zur Erfassung der antezedenten Bewältigungsgeschichte (Struktur und
Ergebnisse siehe Kapitel 10.1 und 11.1).

9. STANDARDISIERTE VERFAHREN UND BESCHREIBENDE ERGEBNISSE

9.1. BELA (Streßbelastungsfragebogen)

Der BELA wurde von BOUCSEIN et al. (1978) zur Vorhersage
der Streßreagibilität konstruiert. Dabei wurde die Streßreagibilität, d.h. die individuelle Neigung auf Belastungssituationen "innerlich zu reagieren" als ein zeitlich stabi-
les Merkmal angesehen. Dem situationsspezifischen Aspekt des
Streßgeschehens wurde jedoch durch eine faktorielle Strukturierung und Subskalierung Rechnung getragen. Die 88 Items
des BELA verteilen sich auf 11 Subskalen, die einer Kategorisierung nach Belastungssituationen entspricht. Für die
vorliegende Untersuchung interessierte vor allem das Gesamt-
maß der Streßreagibilität. Der berechnete Mittelwert $\bar{x}=275.63$
(s=38.09) unterscheidet sich nur unwesentlich vom Durchschnittswert der Normierung ($\bar{x}=283.35$, n=800), die von
ALBRECHT (1979) durchgeführt wurde. Im Mittel reagierten
die Pbn unserer Stichprobe nur geringfügig weniger auf die
dargebotenen Belastungssituationen.

9.2. MPI (Maudsley Personality Inventory)

Zur Erfassung der Extraversion und der neurotischen Tendenz
wurde die Kurzform des MPI (EYSENCK 1959) gewählt. Der Gesamtform von 48 Items sind hierfür je Subskala 6 Items entnommen. Teststatistiken, wie sie von EYSENCK (1959) berichtet werden, ergaben bei einer Stichprobe von n=1600 eine
Halbierungszuverlässigkeit von 0.79 für Neurotizismus und
0.71 für Extraversion. Eine Faktorenanalyse ergab eine Zwei-
faktorenstruktur, die der Gesamtform des MPI ähnlich ist.
In unserer Stichprobe (n=92) konnte eine völlig unbedeutende
Korrelation von r=-0.04 zwischen beiden Subskalen berechnet
werden. Sie stimmt annähernd mit der von EYSENCK publizierten Korrelation von r=-0.05 überein und kann die Unabhängig-
keit beider Dimensionen bestätigen.
Der Mittelwert unserer Stichprobe liegt für die Extraversion
bei $\bar{x}=5.55$ (s=3.62) und für die neurotische Tendenz bei

$\bar{x}$=7.11 (s=3.67). Das arithmetische Mittel der Extraversions-
skala liegt in unserer Stichprobe unter dem der Normierungs-
stichprobe ($\bar{x}$=7.96, s=2.97) und ebenfalls noch knapp unter
dem Mittel einer Gruppe von 148 neurotischen Patienten
($\bar{x}$=5.68, s=2.95). Der Neurotizismuswert liegt mit $\bar{x}$=7.11
(s=3.67) zwischen dem Normwert von $\bar{x}$=6.15 (s=3.33) und dem
der Patientengruppe ($\bar{x}$=8.86, s=3.45).
Unsere Stichprobe zeigt sich im MPI als introvertiert mit
gering erhöhter neurotischer Tendenz.

9.3. MAS (Manifest Anxiety Scale)

Zur Erfassung der Angstbereitschaft wurde die von LÜCK &
TIMAEUS (1969) gekürzte Fassung der MAS (TAYLOR 1953, SPREEN
1960) gewählt. Die Skala war um 5 Items (mit geringer Trennschärfe und extremen Schwierigkeitsgraden) auf insgesamt 23
Items reduziert worden. Die innere Konsistenz war mit r_{tt}=.86
noch ausreichend hoch. LÜCK & TIMAEUS bestimmten in ihrer
Stichprobe (n=110) einen mittleren Angstscore von $\bar{x}$=8.49
(s=5.12). Die Probanden unserer Stichprobe zeigten sich nur
geringfügig ängstlicher ($\bar{x}$=9.64, s=5.36).

9.4. Leistungsmotivationsfragebogen

Die Kurzskala des von BRAUNE (1975) entwickelten Leistungs-
motivationsfragebogens diente zur Bestimmung der beiden Kategorien des erfolgsorientierten und des mißerfolgsorientier-
ten Leistungsverhaltens. Jede Subskala umfaßte 10 Items.
Die Konsistenz lag mit einem α-Wert von 0.90 noch befriedigend hoch (Gesamtskala α=0.94).
Unsere Stichprobe zeigte eine etwas stärkere Zuversicht auf
Erfolg ($\bar{x}$=35.77, s=8.79) als eine Tendenz zur Vermeidung
von Mißerfolg ($\bar{x}$=29.05, s=7.72). Jedes Item wird auf einer
6-stufigen Skala nach seinem Grad des Zutreffens bewertet.
Die Skalenbreite erstreckt sich somit für jede Subskala von
10 bis 60 Rohwertpunkten. Der Mittelwert für "Hoffnung auf
Erfolg" lag somit in unserer Stichprobe am Skalenmittelpunkt,

130

während das arithmetische Mittel für "Furcht vor Mißerfolg"
gering darunter blieb.

9.5. GT (Giessen-Test)

Der Giessen-Test wurde von BECKMANN & RICHTER (1975) konstruiert zur Erfassung der Binnenstruktur des Selbst- oder Fremd-
bildes. Gleichfalls gibt er Aufschluß über die psychosozialen Beziehungen. Der Test besitzt eine mittlere Reliabilität, um konstante Qualitäten mit genügender Zuverlässigkeit
zu messen, aber auch psychische Veränderungen widerzuspie-
geln. Faktorenanalytisch wurden 6 Standardskalen ermittelt,
die komplexe emotionale Grundbefindlichkeiten, fundamentale
Ich-Qualitäten und elementare Merkmale des sozialen Befin-
dens erfassen. Es handelt sich stets um bipolare Skalen.
Dem Vergleich der Normwerte mit den Ergebnissen unserer Stichprobe wurde die "Neustandardisierung" des GT (BECKMANN,
BRÄHLER & RICHTER 1977) zugrunde gelegt. Hierfür waren mehr
als doppelt soviele Personen (n=1601) befragt worden als
bei der Erhebung von 1969. Veränderungen des Selbstbildes
zeigten sich nur in den Skalen 3, 5 und 6. Die Skalen 3 und 5
wiesen Verschiebungen der Normwerte um ca. 2 T-Einheiten in
Richtung vermehrter Unterkontrolliertheit bzw. Durchlässigkeit. Bei Skala 6 vollzog sich die Richtungsänderung um ca. 3
T-Einheiten zur vermehrten sozialen Potenz hin.

GT-1: Soziale Resonanz

Diese Skala mißt die Wirkung des Pbn auf die Umgebung. Die
positive bzw. negative soziale Resonanz zeigt auf, wie gut
oder schlecht jemand bei seiner Umgebung "ankommt", ob er
in der sozialen Interaktion "narzißtisch gratifiziert oder
frustriert" wird. (S. 44)
Unsere Stichprobe wich nur geringfügig mit einem Mittelwert
von $\bar{x}=48.73$ (s=10.25) vom Norm-T-Wert ($\bar{x}=49.87$) in Richtung
negative Resonanz ab.

GT-2: Dominanz/Gefügigkeit

Den in dieser Skala enthaltenen komplementären Merkmalsbil-
dern Dominanz vs. Gefügigkeit werden psychosoziale Abwehrformen zugeordnet. Der Dominanz (Aggressivität, Impulsivität,

Eigensinn, Herrschaftsansprüche) entspricht die Abwehrtendenz "innerem Konfliktdruck eher in impulsiver Weise an
dominierten Partnern abzureagieren"(S.46). Gefügigkeit
(Aggressionsunfähigkeit, Geduld, Anpassungswilligkeit,Unterordnungstendenz) zeigt dafür die "Möglichkeit, Konflikten
dadurch auszuweichen, daß man sich phobisch klein macht und
an komplementäre Partner Hilf-Ich-Funktionen und Über-Ich-
Aspekte delegiert"(S.46).

Die vorliegende Stichprobe weicht deutlich mit einem Mittelwert von $\bar{x}$=40.75 (s=11.47) vom Normwert ($\bar{x}$=49.69) in Richtung vermehrter Dominanz ab. Während "Normale" sich als relativ gefügig und anpassungswillig darstellen, beschreiben
Patienten mit psychogenen Störungen ihr Selbstbild eher in
Richtung Dominanz ($\bar{x}$=42). Eine schon im MPI gefundene leichte Abweichung des Mittelwertes zur neurotischen Tendenz hin,
findet in dieser Interpretation ihre Entsprechung.

GT-3: Kontrolliertheit

In dieser Skala werden eher intrapsychische Bereiche erfaßt
als kommunikative. Es geht dabei vor allem um die "Beziehung zwischen dem Es und den Kontrollmechanismen der Ich-
Überich-Organisation"(S.47), somit um unterschiedliche Formen der Triebregulation mit den Polen "triebhafter Charakter" und "Zwangsstruktur".

Auch in dieser Skala zeigte unsere Stichprobe mit einem Mittelwert $\bar{x}$=44.91 (s=8.66) eine Linksabweichung gegenüber der
Norm ($\bar{x}$=48.20). Es fand sich somit eine geringe "Kontrollschwäche". Diese Abweichung kann im Zusammenhang mit der
Altersverteilung gesehen werden, da mit zunehmendem Alter
eine Rechtstendenz zur vermehrten Kontrolliertheit entsteht.

GT-4: Grundstimmung

Die Grundstimmungen Hypomanie vs. Depression besitzen zugleich Beziehung zur Hauptrichtung der Aggressionsentfaltung: positive bzw. negative Stimmungsfärbung gehen einher mit eher nach außen abgeführter bzw. gegen das eigene
Ich gewendete Aggression. Zusätzlich zeigt die rechte Skalenhälfte (depressive Verfassung) einen deutlichen Zusammenhang mit Selbstunsicherheit und "hilfesuchender Abhängigkeitshaltung"(S.49).

Der Norm-T-Wert liegt bei 50.84. Dieser Wert wird in der vor-

liegenden Stichprobe mit $\bar{x}=57.86$ (s=10.53) deutlich in Richtung depressiver Grundstimmung überschritten. Dies kann man
zum einen mit der leicht erhöhten neurotischen Tendenz erklären (s.S. 49, 69), zum anderen durch den hohen Anteil an
Studenten in der Stichprobe. Studenten zeigen eher eine Tendenz zur depressiven Grundstimmung und zu Abhängigkeitsge-
fühlen (S.76).

GT-5: Durchlässigkeit

In dieser Skala werden hauptsächlich psychosoziale Beziehungen angesprochen. "In ihr stellen sich fundamentale Qualitäten des Kontakterlebens und des Kontaktverhaltens dar"(S.50).
Es sind sehr frühe orale und anale Kategorien, nämlich Ur-
vertrauen vs. Urmißtrauen und Autonomie vs. Scham und Zweifel
angesprochen. Aus basalem Vertrauen entwickelt sich eine Of-
fenheit und Durchlässigkeit sowohl nach außen als auch nach
innen. Während die Angst vor einer feindlichen Umwelt Ver-
schlossenheit bewirkt, was zu einer Ausbildung von analer
Retentivität führen kann.
Der Mittelwert $\bar{x}=47.89$ (s=11.04) unserer Stichprobe liegt
nahe dem Normwert $\bar{x}=48.01$ und bedarf darüberhinaus keiner
weiteren Interpretation.

GT-6: Soziale Potenz

Die linke Seite dieser Skala (soziale Potenz) umreißt das
Bild einer "potenten Persönlichkeit auf der ödipal-genitalen
Entwicklungsstufe"(S.51). Kreativität, Selbstvertrauen und
eine aktiv konkurrierende Haltung charakterisieren die phal-
lisch-narzißtische Potenz. Hinzutreten Merkmale der reifen
Genitalität (Gestaltung einer dauerhaften heterosexuellen
Liebesbeziehung).
Unsere Stichprobe zeigte eine geringe Linksabweichung vom
Normwert ($\bar{x}=47.24$) mit einem Mittel von $\bar{x}=44.52$ (s=8.76).
Diese Linksverschiebung steht nicht im Widerspruch zu den
Abweichungen in GT-2 und GT-4, da selbst Neurotiker in ihren
Selbstbildern kaum Normabweichungen in GT-6 nach rechts auf-
weisen (s.S. 52).
Das Mittelwertprofil der Untersuchungsstichprobe zeigt Abbil-
dung 20.

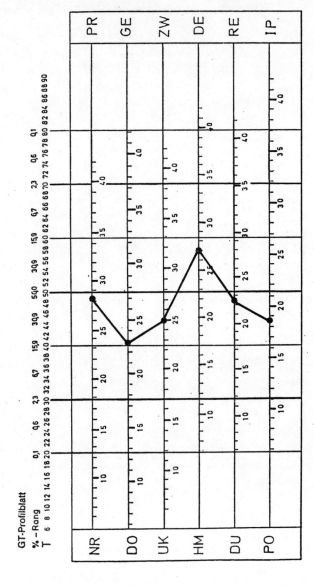

Abb. 20: Mittelwertprofil im Giessentest (n=92).

9.6. FAF (Fragebogen zur Erfassung der Aggressionsfaktoren)

Der FAF stellt ein Teilergebnis einer umfassenden Fragebogen-
konstruktion dar, die vor allem zur Entwicklung des FPI
(FAHRENBERG & SELG 1970) führte. Der FAF besteht aus 77 Items,
die durch alternative Selbstbeurteilung Aussagen über die
Aggressionsbereitschaft erlauben. Faktorenanalysen erbrachten eine 5-Faktoren-Lösung.

FAF-1: Spontane Aggression

Die Skala besteht aus 19 Items. Hohe Werte finden sich bei
Menschen, die relativ unbeherrscht sind, sich in Gruppen
stark fühlen und zu sadistischen Tendenzen gegenüber Menschen
und Tieren neigen. Niedrige Testwerte finden sich bei beherrschten, ruhig bis passiven Menschen. Studenten haben gegenüber Straftätern niedrigere Werte.
Unsere Stichprobe blieb mit einem mittleren T-Wert von 48.96
(s=9.11) knapp unter dem Durchschnitt.

FAF-2: Reaktive Aggression

In 13 Items werden reaktive Formen aggressiven Verhaltens
erfaßt. Hohe Testwerte sprechen für ein "entschiedenes Durch-
setzungsstreben bei konformistischer Grundhaltung"(S. 11).
Niedrige Werte verdeutlichen eher die Ablehnung aggressiver
Verhaltensweisen. Studenten haben wiederum niedrigere Werte.
Dies mag vielleicht auch erklären, daß die vorliegende Stichprobe mit ihrem mittleren T von 42.50 (s=10.72) deutlich unter der Norm blieb.

FAF-3: Erregbarkeit

Mit 13 Items wird allgemein die Affizierbarkeit bestimmt.
Hohe Werte deuten eher auf vermehrte Wut- und Zornerlebnisse,
auf einen Mangel an Affektsteuerung und eine niedrige Fru-
strationstoleranz hin.
Unsere Stichprobe liegt mit einem durchschnittlichen T-Wert
von 50.48 (s=7.97) im Normbereich.

FAF-4: Selbstaggression bzw. Depression

Selbstaggressionen, Selbstvorwürfe, Selbstmordabsichten, depressive Stimmungen, Ressentiments und Mißtrauen werden durch
11 Items erfaßt.
Auch in dieser Skala wurde mit einem mittleren T von 49.77
(s=10.42) ein Durchschnittswert erreicht.

FAF-5: Aggressionshemmung

Zehn Items beschreiben Aggressionshemmungen bzw. allgemeine
Gehemmtheiten. Hohe Werte deuten auf selbstquälerische "Ge-
wissensaktivitäten" hin, niedrige auf eher skrupellose Einstellungen im sozialen Bereich.

Der berechnete mittlere T-Wert liegt mit 41.93 (s=9.70)
deutlich unter der Norm. Diese Abweichung konnte wiederum
stichprobenspezifisch gedeutet werden, da bei Studenten allgemein niedrigere Werte gefunden werden.

ΣA: Summe der Aggressivitätsindikatoren FAF-1 bis FAF-3

Der Summenwert der Skalen 1-3 soll die nach außen gerichteten Aggressionsbereitschaften repräsentieren.

Unsere Stichprobe zeigte einen nur knapp unter der Norm liegenden mittleren T-Wert von 47.89 (s=8.89).

Offenheitswerte

Die 10 Offenheititems dienten lediglich zu der im Manual
(S. 12) angegebenen Kontrolle der Interpretierbarkeit und
wurden keinen weiteren Berechnungen zugeführt.

Zusammenfassend gibt Abbildung 21 das Stichprobenprofil
zum FAF wider.

Auswertungsbogen FAF

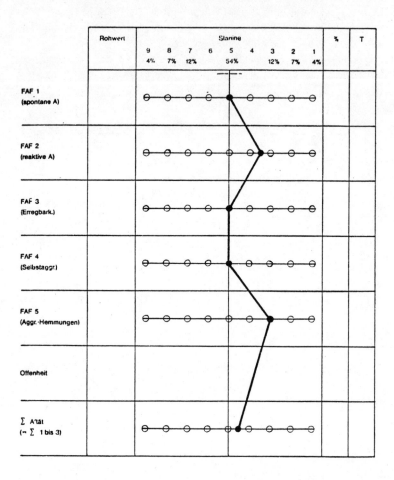

Abb. 21: Stichprobenprofil (n=92) des FAF.

1o. OPERATIONALISIERUNGEN UND BESCHREIBENDE ERGEBNISSE

1o.1. Strukturierte Exploration zur Erfassung antezedenten Bewältigungsverhaltens

War die Erfassung von Persönlichkeitsmerkmalen und die Wahl von Bewältigungsstrategien in einer zum Untersuchungszeitpunkt imaginierten Streßsituation durch Vorgabe standardisierter, objektiver Meßverfahren möglich, so erschien dies für den Bereich früher gemachter Bewältigungserfahrungen wenig sinnvoll. Für die Vielfalt individueller Lebenserfahrungen konnte - wenn überhaupt - nur ein offenes, auf die Besonderheiten jedes Einzelnen flexibel eingehendes Verfahren, nämlich eine Exploration, angewandt werden. Zugleich sollten die gewonnenen Daten vergleichbar sein. Eine Strukturierung der Exploration stellte somit einen Kompromiß dar, der die Vielfalt vergleichbar und somit auch interpretierbar machen sollte. Als grundlegendes Explorationsraster wurde der situative Charakter des Bewältigungsprozesses gewählt. Mehrere Bewältigungssituationen mit hoher allgemeiner Auftrittswahrscheinlichkeit wurden bestimmt. Diese Situationen lassen sich als Verlustsituationen charakterisieren. Vier verschiedene Aspekte wurden dabei thematisiert:
1. Der Verlust von nahestehenden Personen durch deren Tod.
2. Enttäuschung einer Liebesbeziehung (man wird von einer geliebten Person verlassen).
3. Verlust an Status, an persönlichem Prestige, Verlust von Ich-Idealen (z.B. das Nichtbestehen einer Prüfung).
4. Verlust an materiellen Werten (z.B. Verlieren eines größeren Geldbetrages).
Die Pbn wurden gefragt, ob sie solch eine Situation zuvor schon einmal erlebt hätten und wie sie sie damals zu bewältigen versuchten.
Allein die Vorgabe dieser Situationen stellte die Struktur der Gespräche dar, die individuellen Reaktionen wurden lediglich nach den allgemeinen tiefenpsychologischen Gesprächsregeln in Erfahrung gebracht und protokolliert. Die Zuordnung zu einzelnen Bewältigungsstrategien erfolgte nach deren

operationalen Definitionen (vgl. Kap. 10.5.1), was eine Einschränkung der Objektivität zwangsläufig mitsichbringt.
Eine eingehende Beschreibung und Interpretation der Explo-
rationsergebnisse erfolgt in Kapitel 11.1.

10.2. Vermeidungstendenz-Fragebogen (VTF)

Mit einem Fragebogen zur Erfassung der Vermeidungstendenz
sollte der zeitliche Aspekt des Bewältigungsprozesses operationalisiert werden. Wie groß ist die Tendenz einer Person Verhaltensweisen zu wählen, die ein promptes Handeln
verlangen. Wählt die Person etwa Verhaltensweisen, die ein
kurz- oder mittelfristiges Abwarten einschließen, oder gar
ein Handeln auf unbestimmte Zeit verschieben bzw. unwahr-
scheinlich erscheinen lassen.
Den Pbn wurden 10 Problemsituationen aus dem alltäglichen
Leben kurz geschildert. Bei jeder Geschichte wurden vier
verschiedene Reaktionsweisen zu Wahl gestellt. Sie wurden
in zeitlicher Abstufung formuliert. Zu jeder Situation sollte die am zutreffendsten erachtete Verhaltensweise markiert
werden.
Als Beispiel sei Item Nr. 3 angegeben (sämtliche Items sind
im Anhang zu finden):
Sie haben eine Prüfung abgelegt und sind sich nicht sicher,
bestanden zu haben. Sie erfahren, daß die Arbeiten schon
korrigiert und benotet sind:
- Ich rufe sofort den Prüfer an, um mein Ergebnis zu erfragen.

- Ich rufe in den nächsten Tagen an.

- Wenn ich in den nächsten Wochen nicht benachrichtigt werde,
  rufe ich an.

- Ich unternehme nichts und warte, bis mir mein Ergebnis zugestellt wird.

Bei einer Skalierung von 1 bis 4 ergab sich ein Summenwert,
der zwischen 10 und 40 variieren kann. Niedrige Werte zeigen
an, daß eine Person ein promptes Handeln bevorzugt. Höhere
Werte ergaben sich , wenn Personen ein aktives Handeln eher

ITEM	$\bar{x}$	s	r_{it}
1	1.96	0.93	0.47 ***
2	1.66	0.77	0.59 ***
3	2.41	1.11	0.49 ***
4	2.50	0.91	0.41 ***
5	1.36	0.64	0.53 ***
6	1.91	0.86	0.55 ***
7	2.14	0.82	0.46 ***
8	3.77	0.71	0.53 ***
9	1.30	0.66	0.52 ***
10	1.63	0.89	0.62 ***

Tab. 1: Teststatistische Kennwerte des VTF (n=92).

hinausschieben, abwarten, eine aktive Auseinandersertzung
mit dem Problem zu vermeiden suchen.
Das arithmetische Mittel lag bei 20.61 (s=3.88), dies entspricht einer durchschnittlichen Bevorzugung kurzfristigen
Abwartens. Die innere Konsistenz des Gesamtfragebogens lag
bei r_{tt}=0.57 und erwies sich als unbefriedigend. Diese geringe Homogenität könnte indizieren, daß der Zeitaspekt von
den Situationsaspekten überlagert wird und somit eine zuver-
lässige Schätzung der Vermeidungstendenz als reines Zeitmaß
erschwert. Dieser Störeffekt gewinnt natürlich auch durch
die geringe Itemzahl besonders an Gewicht. Bei einer Vervier-
fachung (40 Items) könnte man eine befriedigendere Konsistenz
von 0.84 bereits erwarten (SPEARMAN-BROWN). Die Teststatistischen Kennwerte sind Tabelle 1 zu entnehmen.

10.3. Regressionsfragebogen (RF)

In Ergänzungzum Bewältigungsstrategie-Fragebogen (s. Kap. 10.5),
sollte der Abwehrmechanismus Regression eingehender operationalisiert werden. FREUD (1900) betrachtete die Regression
als einenkomplexen Vorgang des Rückschreitens, der sich in
drei verschiedenen Richtungen vollziehen kann:
1. Die topische Regression, die das Rückschreiten innerhalb
der Instanzen des psychischen Apparates betrifft: Verhaltensweisen verlieren dabei ihre Überich- bzw. Ich-Bestimmtheit
und repräsentieren vermehrt Es-Qualitäten.
2. Die zeitliche Regression, das Rückgreifen auf ältere psychische Motivstufen: anale und orale Organisationen.
3. Die formale Regression, der Ersatz gewohnter Ausdrucks-
und Darstellungsweisen durch primitivere.
FREUD nahm für diese drei Richtungen der Regression an, daß
sie nicht immer getrennt und isoliert, sondern meist gemeinsam wirken, da das zeitlich ältere auch das formal und topisch primitivere angesehen werden kann.
Der Regressionsfragebogen besteht aus 20 Items, die mit einer 5-stufigen Häufigkeitsskala bewertet werden sollen. Als
Reizgrundlage wird folgende Schilderung geboten:

"Wenn ich Ärger gehabt habe, mich gestreßt fühle, manches
nicht so gelaufen ist, wie ich wollte und ich enttäuscht
bin, dann ..."
Die darauf folgenden 20 Items zeigen Verhaltensaspekte der
drei Regressionsrichtungen, die nach ihrer Auftrittshäufigkeit eingestuft werden sollen.
Die zeitliche Regression wird von den Hauptaspekten des Oralen
und des Analen repräsentiert. Beispiele hierfür sind:
Item Nr. 1: "... esse ich gerne viel und gut." (oral)
Item Nr. 5: "... beiße ich gerne an meinen Nägeln." (oral-
            aggressive Komponente)
Item Nr. 3: "...ordne ich gerne alle angefallenen Papiere."
            (anal)

Die _topische Regression_ wird durch Verhaltensweisen opera-
tionalisiert, die eine Es-Haftigkeit ausdrücken, z.B.:
Item Nr. 18: "...hänge ich meinen Tagträumen nach."
Item Nr. 4: "...suche ich Zärtlichkeit und Körperkontakt."

Die _formale Regression_ wird operationalisiert durch Wunsch
nach vereinfachten Handlungsabläufen, z.B.:
Item Nr. 2: "...führe ich gerne einfache körperliche Arbeit
         aus."
Item Nr. 11: "...suche ich unkomplizierte Unterhaltung und
         Zerstreuung."

Alle 20 Items mit ihrer inhaltlichen Zuordnung zu den Regressionsrichtungen befinden sich im Anhang.

Durch die 5-stufige Ratingskala ergibt sich für den Gesamt-
fragebogen eine Variationsbreite von 20 bis 100 Rohpunkten.
Das arithmetische Mittel unserer Stichprobe ergab einen Wert
von 53.32 (s=7.95). Die obere Skalenhälfte wurde zur Differenzierung kaum genutzt. Teststatistische Kennwerte der Items
gibt Tabelle 2 wider. Deutlich wird dabei, daß die Items zur
formalen Regression nur sehr geringe Trennschärfen besitzen.
Die Trennschärfen dreier Items (Nr. 2, 19, 20) sind nicht
signifikant von Null verschieden. Item Nr. 6 ist nur knapp
trennscharf. Nur Item Nr. 11 erreicht eine mittlere Trennschärfe von 0.42.
Die Heterogenität des Tests wird weiter vom unbefriedigend
niedrigen Koeffizienten innerer Konsistenz (r_{tt}=0.42) unterstrichen.
Die Operationalisierung der drei Regressionsrichtungen ließ
sich nicht zu einem homogenen Fragebogen zusammenfügen.
Dies sollte nicht gleichzeitig zu berechtigten Zweifeln an
der Validität führen, da heterogene Tests oft höher mit
praktischen Validitätskriterien korrelieren als homogene
(LIENERT 1969).
Eine kriteriumorientierte Validierung steht jedoch derzeit
noch aus.

ITEM		$\bar{x}$	s	r_{it}	
1	oral	2.59	1.19	0.29	**
2	formal	2.77	1.09	0.11	n.s.
3	anal	2.14	1.17	0.40	***
4	topisch	3.46	0.95	0.41	***
5	oral	1.68	1.16	0.35	***
6	formal	3.00	1.22	0.21	*
7	anal	2.45	1.09	0.55	***
8	topisch	3.36	0.96	0.23	*
9	oral	2.95	1.10	0.49	***
10	anal	2.54	1.06	0.36	***
11	formal	3.18	1.01	0.42	***
12	topisch	3.37	1.15	0.38	***
13	anal	1.75	1.15	0.29	**
14	oral	2.07	1.45	0.39	***
15	topisch	2.73	1.33	0.56	***
16	oral	2.16	1.23	0.43	***
17	anal	2.23	1.16	0.53	***
18	topisch	2.91	1.12	0.54	***
19	formal	3.50	0.93	0.19	n.s.
20	formal	2.37	1.17	0.07	n.s.

Tab. 2: Teststatistische Kennwerte der Items des RF (n=92).

1o.4. Fragebogen zum elterlichen Bewältigungsverhalten (FEB)

Um ein globales Bild der elterlichen Verhaltensweisen in Belastungssituationen zu gewinnen, wurde ein Fragebogen aus
41 Items zusammengestellt. Erfaßt werden sollten die Bewältigungsstrategien der Motivpersistenz und Motivdemittanz.
Hinzu kamen Fragen zu den Hauptrichtungen der Regression
und reaktiv-aggressiven Verhaltensweisen. Alle Items sollten als Fremdbeurteilungen von den Pbn auf einer 5-stufigen
Ratingskala nach ihren Auftrittshäufigkeiten beurteilt werden. Für alle Items galt die allgemeine Problemstellung:

"Wenn Ihre Eltern Probleme hatten, wenn sie gestreßt und
enttäuscht waren und sich über etwas geärgert hatten, wie
reagierten sie in solchen Situationen?"
(Der gesamte Fragebogen ist im Anhang aufgeführt.)

Die Bewältigungsstrategien wurden äquivalent zu ihren operationalen Definitionen (s. Kap. 10.5) des Bewältigungsstrategie-Fragebogens, jedoch hier situationsunspezifischer
formuliert. Diese Subskala besteht aus 12 Items. Fünf Items
operationalisieren die Strategien der Motivpersistenz. Die
Gesamtrohwerte konnten dabei zwischen 5 und 25 variieren.
Der Mittelwert lag sowohl für die Mütter mit 13.90 (s=2.53)
als auch für die Väter mit $\bar{x}$=13.64 (s=3.12) etwa in Skalenmitte. Mitterwerte und Streuungen der einzelnen Persistenz-
Items sind Tabelle 3 zu entnehmen. Kämpferischere Strategien
(imp-I und imp-A) erreichen bei den Vätern etwas höhere
Durchschnittswerte, während eher abwartende und hilfesuchen-
de Verhaltensweisen (exp und impl) bei den Müttern höher
liegen. Bei den 7 Items der Strategien der Motivdemittanz
konnten die Summenwerte zwischen 7 und 35 Punkten variieren.
Das arithmetische Mittel lag für die Mütter mit 17.15 (s=4.36)
annähernd am Skalenmittelpunkt. Der Mittelwert der Väter
($\bar{x}$=15.72, s=3.90) blieb nur knapp darunter. Tabelle 4 zeigt
Mittelwerte und Streuungen aller Demittanz-Items. Den niedrigsten Mittelwert erreichte die Reaktionsbildung (Item Nr.17).
Für die meisten Items zeigten sich nur geringe Unterschiede
zwischen Vätern und Müttern. Lediglich die Rationalisierung
und die Identifizierung erbrachten etwas deutlichere Unterschiede.

Nr	ITEM	Eltern	$\bar{x}$	s
6	IMPETIV-I	Vater	2.85	1.05
		Mutter	2.44	0.89
11	IMPETIV-A	Vater	3.51	1.03
		Mutter	3.12	0.96
20	EXSPEKTIV	Vater	2.79	1.03
		Mutter	3.02	0.83
22	IMPLORATIV	Vater	1.91	1.01
		Mutter	2.58	1.16
29	SOLUTIV	Vater	2.68	1.09
		Mutter	2.75	1.06

Tab. 3: Statistische Kennwerte der Motivpersistenz-Items (n=92).

Nr	ITEM	Eltern	$\bar{x}$	s
3	PROJEKTION	Vater	2.40	0.97
		Mutter	2.44	0.89
8	RATIONALISIERUNG	Vater	2.28	0.97
		Mutter	2.67	1.15
15	VERDRÄNGUNG	Vater	2.53	1.08
		Mutter	2.60	0.91
17	REAKTIONSBILDUNG	Vater	1.66	0.83
		Mutter	1.65	0.79
25	BAGATELLISIERUNG	Vater	2.28	0.91
		Mutter	2.42	1.02
32	INTELLEKTUALISG.	Vater	2.55	1.14
		Mutter	2.88	1.28
37	IDENTIFIZIERUNG	Vater	2.02	0.93
		Mutter	2.48	1.00

Tab. 4: Statistische Kennwerte der Motivdemittanz-Items (n=92).

Die 20 Items zur Erfassung der <u>Regressibilität</u> sind mit den
Items des Regressionsfragebogens (RF) gleichzusetzen
(s. Kap. 10.3). Umformulierungen wurden nur im Sinne der
Fremdbeurteilung vorgenommen. Der Mittelwert der Mütter
liegt mit 41.62 (s=8.91) nur gering über dem der Väter
($\bar{x}$=39.53, s=8.40). Insgesamt blieb der Mittelwert in der
Fremdbeurteilung der Eltern unter dem Durchschnittswert der
Selbstbeurteilung ($\bar{x}$=53.32), die Streuungen lagen etwas höher als in der Selbstbeurteilung.

Anhand von insgesamt 9 Items sollten <u>aggressive Reaktionen</u>
in allgemeinen Belastungssituationen operationalisiert werden. Innere Erregungszustände (Item Nr. 14), aggressive Gedanken und Wünsche (Item Nr. 12), aggressive Handlungen gegen Personen(Item Nr. 2, 5, 18, 23, 27) und Gegenstände
(Item Nr. 9, 39) wurden nach ihrer Auftrittshäufigkeit bewertet.
(Die genauen Formulierungen der Items sind dem Anhang zu
entnehmen.)

Die Rohwertsummen konnten zwischen 9 und 45 Punkten variieren. Das arithmetische Mittel der Väter lag mit 20.40
(s=6.96) knapp unter dem Skalenmittelpunkt. Die Fremdbeurteilung der Mütter ergab einen niedrigeren Mittelwert
von 17.81 (s=6.25). Dieser Unterschied steht mit den ge-
schlechtsspezifischen Ergebnissen der FAF-Eichstichprobe
in Einklang (HAMPEL & SELG 1975, S. 15).
Teststatistische Kennwerte der 9 Aggressionsitems sind Tabelle 5 zu entnehmen.
Zur Berechnung der Testhalbierungs-Reliabilität wurde der
Fragebogen um das Item Nr. 23 auf insgesamt 8 Items reduziert. Dieses Item wurde wegen der geringen Mittelwerte und
Streuungen aus den Berechnungen herausgenommen. Für die verbleibenden 8 Items konnte immerhin noch eine innere Konsistenz in der Fremdbeurteilung der Mütter von r_{tt}=0.89 und
für die Väter von r_{tt}=0.87 ermittelt werden. Diese befriedigenden Reliabilitätswerte deuten auf eine ausreichende
Homogenität der 8 Items hin.

ITEM		$\bar{x}$	s	r_{it}	
2	Vater	3.21	1.17	0.63	***
	Mutter	2.76	1.21	0.86	***
5	Vater	2.75	1.22	0.82	***
	Mutter	2.46	1.16	0.87	***
9	Vater	2.11	1.15	0.58	***
	Mutter	1.43	0.72	0.59	***
12	Vater	1.74	1.19	0.58	***
	Mutter	1.61	1.02	0.64	***
14	Vater	3.26	1.37	0.79	***
	Mutter	2.83	1.24	0.79	***
18	Vater	2.62	1.38	0.75	***
	Mutter	2.26	1.20	0.74	***
23	Vater	1.23	0.75	0.56	***
	Mutter	1.09	0.45	0.44	***
27	Vater	1.79	1.06	0.53	***
	Mutter	1.80	1.16	0.59	***
39	Vater	1.79	0.97	0.57	***
	Mutter	1.44	0.66	0.42	**

Tab. 5: Teststatistische Kennwerte der Aggressionsitems des FEB (n=92).

10.5. Bewältigungsstrategie-Fragebogen

10.5.1. Operationalisierung der Bewältigungsstrategien

Die Operationalisierung der im Kapitel 6 dargestellten Definitionen der Bewältigungsstrategien erfolgt anhand eines
Fragebogens. Zehn Streßsituationen aus dem alltäglichen Le-
bensbereich werden in einer knappen Schilderung dargeboten.
Dreizehn Bewältigungsstrategien sollen jeweils auf einer
5-stufigen Skala nach ihrer Auftrittswahrscheinlichkeit bewertet werden. Durch diese Abstufung ist einerseits ein
gradueller Vergleich unter den Strategien möglich, andererseits kann das gleichzeitige und evtl. unterschiedlich in-
tensive Auftreten mehrerer Strategien erfaßt werden.
Alle 10 Situationen und die zugehörigen Items sind im Anhang aufgeführt. Exemplarisch soll nun Situation Nr. 4 zur
Operationalisierung der Strategien genauer beschrieben werden. Die Situation wird wie folgt geschildert:

"Sie haben bei einer Reisegesellschaft eine Urlaubsreise
gebucht. Als Sie im Hotel ankommen, erhalten Sie entgegen
Ihrer Buchung kein Einzelzimmer. Mit der Begründung, daß
kein Einzelzimmer mehr frei sei, sollen Sie mit einer fremden Person ein Zweibettzimmer teilen."

Die Strategien werden eingestuft nach der Wahrscheinlichkeit
ihres Zutreffens in "garnicht - kaum - etwas - ziemlich - sehr".

Die 5 Strategien der Motivpersistenz werden wie folgt operationalisiert:
EXPEKTIV: "Ich warte ab, ob nicht in den nächsten Tagen doch
          noch ein Einzelzimmer frei wird." (Item Nr. 2)
Angesprochen wird dabei jene Reaktionsmöglichkeit, das Motiv
zwar nicht aufzugeben (in einem Einzelzimmer zu wohnen), aber
dennoch keine eigene aktive Situationsveränderung einzulei-
ten. Man wartet auf eine von Außen kommende Wende zum Er-
wünschten.

SOLUTIV: "Ich lasse mir in einem benachbarten Hotel
        ein Ersatzzimmer geben." (Item Nr. 8)
Hier wird eine Änderung der Situation aktiv unternommen.
Das Hindernis (der Einzelzimmermangel im gebuchten Hotel)
wird jedoch nicht angegangen. Die Motivbefriedigung wird
trotz Fortbestand des Hindernisses in einer neuen Lösung
(Einzelzimmer in einem benachbarten Hotel) gesucht.

IMPLORATIV: "Ich bitte die Reiseleitung sich im Hotel um
            mein Einzelzimmer zu kümmern." (Item Nr. 12)
Die Durchsetzung der Motivbefriedigung wird an eine ver-
meintlich einflußreichere Person delegiert. Sie soll helfen,
das Befriedigungshindernis direkt zu beseitigen.

IMPETIV-I: "Ich lasse mir gegen Aufpreis ein Zweibettzimmer
           zur alleinigen Benutzung geben." (Item Nr. 4)
Das Hindernis wird beseitigt indem man zur Motivbefriedigung
eine zusätzliche materielle Investition leistet.

IMPETIV-A: "Ich bestehe mit Nachdruck darauf, das von mir
           gebuchte Einzelzimmer zu bekommen." (Item Nr. 9)
Mit einem gewissen Maß an Aggression soll die Motivbefrie-
digung gleichsam erzwungen werden. Es werden dabei in der
Beseitigung des Hindernisses keine Kompromisse eingegangen.

Zur Operationalisierung der Strategien der Motivdemittanz
mußte aus der Vielfalt der in der Literatur beschriebenen
Mechanismen eine Auswahl getroffen werden. Wichtige Kriterien hierfür waren, daß sie einerseits möglichst die nach
FREUD klassischen Mechanismen repräsentierten, aber zugleich
auch für alle 10 Alltagssituationen eine vergleichbare Auftrittswahrscheinlichkeit besaßen. Mechanismen wie etwa "Wendung gegen die eigene Person", "Verkehrung ins Gegenteil",
"Isolierung" aber auch die "Sublimation" mußten aus diesen
Gründen vernachläßigt werden.
VERDRÄNGUNG: "Ich verzichte auf das Einzelzimmer." (Item Nr. 3)

Hier wird die schlichte Annullierung des Motivs vorgenommen,
ohne Kompromisse und ohne weitere Befriedigungsarrangements
zu treffen.

RATIONALISIERUNG: "Vielleicht lerne ich auf diese Weise
                  einen netten Menschen kennen." (Item Nr. 7)
Das Motiv "ein Einzelzimmer zu bewohnen" wird aufgegeben,
der Verlust wird nach dem Prinzip der "Süße-Zitronen-Reaktion" sogar zu einem Gewinn umbewertet. Dieser aestimative
Wandel erleichtert die Verzichtleistung.

INTELLEKTUALISIERUNG: "Ich überlege mir, wie es kommen konn-
                      te, daß trotz meiner Buchung kein Ein-
                      zelzimmer mehr frei ist." (Item Nr. 6)
Hier werden keine Anstrengungen unternommen, die Motivbefriedigung noch zu erreichen. Die Problematik wird in einer
sachlichen, affektfreien Art, rein intellektuell betrachtet.
In dieser Versachlichung, der Trennung von Inhalt und Affekt,
zeigt sich die Intellektualisierung.

BAGATELLISIERUNG: "Es ist für mich nicht mehr so wichtig ein
                  Einzelzimmer zu haben." (Item Nr. 5)
Dieser - ähnlich der Rationalisierung - aestimative Mechanismus, ermöglicht bzw. erleichtert die Verzichtleistung
durch eine Bedeutungsreduzierung: Die Befriedigung des Motivs wird nicht mehr als wichtig angesehen.

REGRESSION: "Dann lasse ich es mir eben anderweitig im Ur-
            laub gut gehen; ich kaufe mir z.B. ein paar
            schöne Andenken." (Item Nr. 1)
Das aufgegebene Motiv wird durch andere Motive des Kontinuums "Urlaubsfreude" ersetzt. Regressive Motive sind dabei etwa "gut essen gehen" (oral) oder "ausgiebig einkaufen
gehen" (anal). Aber auch formale und topische Regressionen
können hier eingereiht werden.

PROJEKTION: "Mein Zimmerkollege wird sicher auch enttäuscht
            gewesen sein, kein Einzelzimmer bekommen zu ha-
            ben." (Item Nr. 13)
Man hilft sich hier über die Enttäuschung hinweg, indem man
einer anderen Person diese Enttäuschung zuschreibt. Durch
diesen Substitutionsvorgang wird die eigene Verzichtleistung erleichtert.

IDENTIFIKATION: "Ich werde - wie mein neuer Zimmerkollege -
auch diesen Umstand ertragen können.
(Item Nr. 10)

Die Personensubstitution verläuft hier - im Gegensatz zur
Projektion - in umgekehrter Richtung. Die Identifizierung
mit dem Gegenüber ermöglicht die Bewältigung der Situation.

REAKTIONSBILDUNG: "Nächstes Jahr werde ich einen Camping-
Urlaub machen." (Item Nr. 11)

Das Motiv "Urlaub im Hotel" wird aufgegeben und durch das
am anderen Ende des Motivkontinuums "Urlaub" liegende Motiv
"Urlaub am Campingplatz" ersetzt. Die Reaktionsbildung vollzieht sich in dieser Motivsubstitution.

Die Gültigkeit der oben skizzierten Operationalisierungen
der Bewältigungsstrategien kann nur als annähernd befriedigend angesehen werden. Die inhaltlich-logische Validität
wie auch ihre externe Gültigkeit dürfen nicht kritiklos
angenommen oder überschätzt werden. Die Formulierung jeder
einzelnen Strategie stellt nur eine subjektive Auswahl der
möglichen realen Vielfalt dar. Es wurde darauf geachtet, daß
einerseits das Funktionsprinzip dereinzelnen Strategien (vgl.
Kap. 6) gewahrt blieb und andererseits die gewählte Formulierung eine entspechende Verhaltensweise zeigte, deren Auftrittswahrscheinlichkeit in der vorgegebenen Situation im
Skalenmittel liegen sollte.

10.5.2. Deskriptive Ergebnisse zur Erfassung der Bewältigungsstrategien

Die 13 beschriebenen Bewältigungsstrategien wurden jeweils
für 10 Streßsituationen des alltäglichen Lebens auf 5-stufigen
Skalen nach ihren Auftrittswahrscheinlichkeiten bewertet.
Das arithmetische Mittel des Summenwertes der 5 Strategien
der Motivpersistenz lag bei 140.54 (s=16.01). Es lag somit
nur knapp unter dem Skalenmittelpunkt von 150 bei einer
Skalenbreite von 50 bis 250. Für die 8 Strategien der Motivdemittanz lag der berechnete Summenmittelwert mit 189.84
(s=25.14) deutlich unter dem Skalenmittelpunkt von 240.

Die Skalenbreite erstreckte sich von 80 bis 400.

Der Summenwert jeder einzelnen Strategie - über alle 10 Situationen - konnte im Bereich zwischen 10 und 50 liegen. Die Verteilung der Summenmittelwerte der 13 Bewältigungsstrategien um den Skalenmittelpunkt von 30 zeigt Abbildung 22.

Die Strategien der Motivpersistenz erreichen allgemein einen höheren Durchschnittswert als die Startegien der Motivdemittanz. Über dem Skalenmittelpunkt liegt jedoch nur die solutive Bewältigungsstrategie; die übrigen Persistenzen befinden sich knapp darunter. Strategien der Motivdemittanz liegen niedriger im Mittel. Lediglich die Projektion trat häufiger auf als eine Persistenzstrategie (impetiv-I). Mit einem Mittelwert von 26.55 (s=5.90) gesellte sich die Projektion zur implorativen Strategie ($\bar{x}$=26.68, s=3.96). Beiden Bewältigungsmethoden ist gemeinsam die Verlagerung auf andere Personen. Eigene Motive werden einem anderen zugeschrieben (Projektion); eigene Motive sollen durch die Hilfsleistungen einer anderen Person zur Befriedigung beführt werden (implorativ).

Strategien mit einem hohen kognitiven Funktionsanteil (Bagatellisierung, Intellektualisierung, Rationalisierung) liegen auf der Gesamtskala dicht beieinander. Sie gehören den Funktionskategorien der Aestimation und Disjunktion an (vgl. Kap. 6.2.).

Substitutive Strategien zeigen hingegen eine deutlichere Streuung (Projektion, Reaktionsbildung, Identifizierung, Regression). Häufigster Abwehrmechanismus war die Projektion, seltenster die Regression. Diese Verteilung mag den Gesamtcharakter der Situation widerspiegeln. Die Alltäglichkeit der vorgegebenen Belastungen evozierte häufig die Kognition, daß andere ebenfalls sich mit solchen Schwierigkeiten auseinanderzusetzten haben (Projektion). Drastischere Mechanismen wie etwa die Annullierung des Motivs (Verdrängung) oder das Rückschreiten auf ein niedrigeres Niveau psychischer Organisation (Regression) werden wahrscheinlich erst in für den Gesamtorganismus bedrohlicheren Situationen aktiviert.

Auch die Häufigkeitsverteilung der Strategien der Motivpersistenz legen diesen Deutungsversuch nahe. Mit Abstand häufigste Strategie ist die solutive Bewältigung. Eine konstruktive,

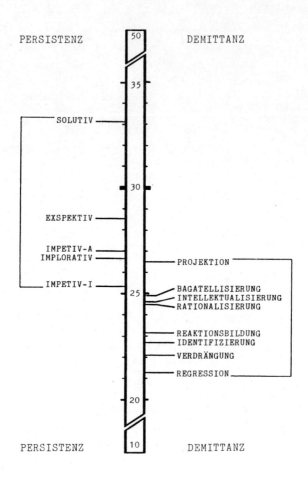

Abb. 22: Verteilung der Bewältigungsstrategien auf der
Summenskala des BSF (n=92).

das Hindernis umgehende Lösungsstrategie erscheint in diesen
Belastungssituationen allgemein als adäquate Reaktionsweise.
Auch die relativ häufige Wahl der expetiven Strategie unterstreicht den allgemein geringen Bedrohungscharakter, der durch
die niedrige Auftrittshäufigkeit der mit Investitionen verbundenen impetiven Strategie besondere Betonung findet.

Die statistischen Kennwerte der Bewältigungsstrategien sind
Tabelle 6 und 7 auch getrennt für jede Situation zu entnehmen.

Die bevorzugte Wahl von Persistenzstrategien gegenüber Mechanismen der Motivdemittanz zeigt sich auch in den Mittelwerten der einzelnen Testsituationen. Bei 8 von 10 Situationen erreichten Strategien der Motivpersistenz die höchsten
Mittelwerte. Sie lagen alle über dem Skalenmittelpunkt. Nur
in der Situation Nr. 7 und Nr. 10 lagen die Mittelwerte von
Strategien der Motivdemittanz am höchsten (Reaktionsbildung,
Intellektualisierung).

Die solutive Bewältigungsstrategie wurde in 4 Situationen
(Nr. 1,5,6,8) im Durchschnitt am häufigsten gewählt. Der
exspektiven Strategie wurde als einzigem Persistenzmechanismus in keiner der 10 Situationen die höchste Präferenz
zugewiesen.

Die niedrigsten Mittelwerte wurden in 9 von 10 Situationen
für Demittanzstrategien errechnet. Reaktionsbildung, Verdrängung und Identifikation waren in jeweils 3 Situationen mit
den geringsten durchschnittlichen Auftrittswahrscheinlichkeiten eingestuft worden. Nur in der Testsituation Nr. 10
erreichte ein Persistenzmechanismus den geringsten Mittelwert (implorativ). Unter den Persistenzmechanismen lag insgesamt die implorative Strategie auch am häufigsten an der
letzten Stelle der Präferenzen (Nr. 2,3,9,10), gefolgt von
der mit Investition verknüpften impetiven Strategie (Nr. 4,
6,8).

10.5.3. Rangvarianzanalyse zur situativen Evozierbarkeit der Bewältigungsstrategien

Im folgenden soll geprüft werden, ob die Bewältigungsstrategien in den einzelnen Testsituationen unterschiedlich stark
evozierbar sind. Zur Signifikanztestung dieser Fragestellung
wurden die "Multiplen Vergleiche abhängiger Stichproben"
nach WILCOXON & WILCOX (1964) herangezogen. Dieser Test ermöglicht multiple Vergleiche von Rangzahlen. Verglichen
werden k Behandlungen einer Stichprobe (SACHS 1974).

PERSISTENZ		1	2	3	4	5	6	7	8	9	10	Σ
EXSPEKTIV	$\bar{x}$ s	4.32 .88	1.91 .99	2.84 1.14	3.55 1.02	2.55 1.04	2.61 1.14	1.62 .80	3.09 1.08	3.05 1.08	2.84 1.09	28.52 4.62
SOLUTIV	$\bar{x}$ s	4.57 .63	2.66 1.16	3.07 1.25	2.87 1.24	4.07 1.04	3.87 .93	2.80 1.15	3.25 1.10	3.21 1.09	2.82 1.13	33.11 4.85
IMPLORATIV	$\bar{x}$ s	4.25 .69	1.71 .98	1.57 .78	3.93 1.01	2.41 1.29	3.77 1.13	2.55 1.23	2.91 1.12	2.07 .93	1.48 .69	26.68 3.96
IMPETIV – I	$\bar{x}$ s	3.61 1.14	2.48 1.16	2.75 1.30	2.37 1.09	2.78 .91	1.53 .78	2.42 1.32	1.98 1.07	3.78 1.00	1.57 .95	25.29 4.18
IMPETIV – A	$\bar{x}$ s	2.77 1.02	4.30 .99	3.09 1.22	3.28 1.27	2.07 .99	2.16 1.12	3.09 1.35	2.12 1.01	2.20 1.05	1.86 .94	26.95 5.40

Tab. 6: Statistische Kennwerte der Persistenzstrategien über 10 Testsituationen des BSF (n=92).

DEMITTANZ		1	2	3	4	5	6	7	8	9	10	Σ
VERDRÄNGUNG	x̄	1.61	2.62	1.62	2.07	2.07	2.43	2.93	2.78	1.59	2.43	22.14
	s	.78	1.27	.82	1.01	.91	1.01	1.11	.89	.80	.91	3.94
RATIONALISIERUNG	x̄	2.41	2.52	2.02	3.11	2.34	2.75	2.75	2.05	2.39	2.36	24.55
	s	1.09	1.54	.94	1.15	.96	.99	1.01	.86	.80	.88	4.52
INTELLEKTUALI-SIERUNG	x̄	2.52	1.84	1.55	3.03	3.59	1.71	2.11	2.18	2.55	3.50	24.59
	s	1.09	.89	.74	1.06	1.12	.87	.98	.90	1.19	1.23	5.78
BAGATELLISIERUNG	x̄	1.96	2.28	2.41	2.57	3.34	2.43	2.70	2.62	2.34	2.28	24.91
	s	1.01	1.09	.91	1.29	1.19	.95	1.20	1.02	.90	1.17	5.07
REGRESSION	x̄	2.20	2.45	1.78	3.34	1.95	1.57	1.25	2.34	1.96	2.39	21.25
	s	1.05	.99	.89	1.07	.88	.76	.67	1.07	1.01	1.22	4.84
PROJEKTION	x̄	2.95	2.89	2.32	3.57	2.36	2.93	3.02	1.95	2.32	2.20	26.55
	s	1.08	1.07	.97	1.06	.98	1.12	1.29	.90	.85	.88	5.90
IDENTIFIKATION	x̄	1.61	2.71	2.05	2.77	1.53	3.14	3.07	1.48	2.09	2.11	22.70
	s	1.03	1.07	1.02	.99	.69	1.10	1.26	.60	.99	.87	4.34
REAKTIONSBILDUNG	x̄	2.95	1.62	1.93	2.16	2.02	1.52	3.95	3.09	2.03	1.93	23.14
	s	1.15	.90	.91	1.11	1.00	.60	.92	.99	.83	.73	4.06

Tab. 7: Statistische Kennwerte der Demittanzstrategien über 1o Testsituationen des BSF (n=92).

Die kritischen Differenzen wurden nach Formel

$$D=W\sqrt{nk(k+1)/12}$$

berechnet. Für k=10 und n=92 konnten folgende kritische
Differenzen für unterschiedliche Signifikanzniveaux berechnet werden:

D=129.8   für   α=0.05 (*)

D=149.8   für   α=0.01 (**)

Bei den Strategien der <u>Motivpersistenz</u> ergaben sich folgende
Ergebnisse:
Für die <u>exspektive</u> Bewältigungsstrategie konnte in der 1. Testsituation der höchste Durchschnittswert ($\bar{x}$=4.32) ermittelt
werden; in Testsituation Nr. 4 der zweithöchste ($\bar{x}$=3.55).
Beide Situationen unterscheiden sich nicht signifikant, Situation Nr. 1 jedoch hoch signifikant gegenüber allen übrigen Situationen. Die geringsten Durchschnittswerte zeigten
die Testsituationen Nr. 7 ($\bar{x}$=1.62) und Nr. 2 ($\bar{x}$=1.91). Beide
Situationen unterscheiden sich wiederum untereinander nicht,
jedoch vor allem Nr. 7 gegenüber den restlichen Testsituationen. Situation 1 evoziert mit Abstand am häufigsten die exspektive Stategie, während sie in Nr. 7 die geringste Ausprägung zeigt. Beim Problem der Buchausleihe wie auch beim
Einzelzimmer kann angenommen werden, daß eine Problemlösung
sich auch als reine Zeitfrage ergibt: man könnte also durchaus noch abwarten. Ein Abwarten in Situation Nr. 7 wird bei
einem defekten Automaten weniger adäquat eingeschätzt.
Abbildung 23 und 24 zeigen das Histogramm der Mittelwerte
und die Signifikanzen der multiplen Vergleiche.

Die <u>solutive</u> Bewältigungsstrategie zeigte allgemein höhere
Durchschnittswerte. Die Situationen Nr. 1 ($\bar{x}$=4.57), Nr. 5
($\bar{x}$=4.07) und Nr. 6 ($\bar{x}$=3.87) erbrachten dabei die höchsten
Werte. Sie unterscheiden sich untereinander nicht, jedoch
jeweilsgegenüber den restlichen Situationen hoch signifikant
(Abb. 25 und 26). Nur Geschichte Nr. 6 unterschied sich von
Nr. 3, 8 und 9 nicht signifikant. Die drei Situationen (1,5,6)
mit den höchsten Durchschnittswerten verlieren somit gleich-
sinnig mit sinkendem Mittelwert an Abgrenzungsfähigkeit gegenüber den restlichen Testgeschichten. Die solutive Strategie

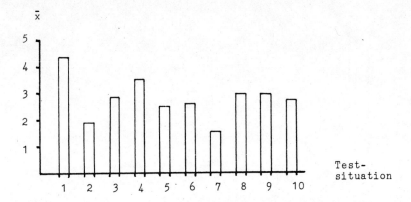

Abb. 23: Mittelwerthistogramm der exspektiven Strategie über die 10 Testsituationen des BSF

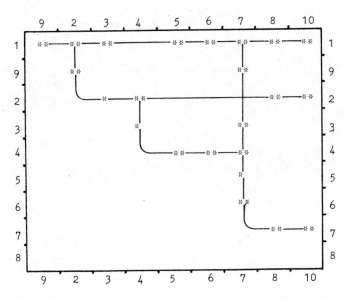

Abb. 24: Signifikanztafel der multiplen Vergleiche der situativen Evozierbarkeit der exspektiven Strategie im BSF.

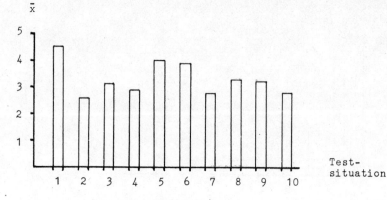

Abb. 25: Mittelwerthistogramm der solutiven Strategie
über die 10 Testsituationen des BSF.

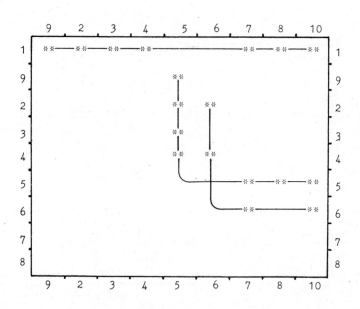

Abb. 26: Signifikanztafel der multiplen Vergleiche
der situativen Evozierbarkeit der solutiven
Strategie im BSF.

verspricht gerade in den Situationen Nr. 1, 5 und 6 die
größte Wirkung in Richtung Motivbefriedigung zu erzielen.

Die _implorative_ Strategie wurde vor allem in den Situationen Nr. 1 ($\bar{x}$=4.25), 4 ($\bar{x}$=3.93) und 6 ($\bar{x}$=3.77) gewählt. Sie
unterscheiden sich untereinander nicht, jedoch überwiegend
gegenüber den restlichen Situationen. Die 10. Testgeschichte
erwies sich als am signifikant niedrigsten ($\bar{x}$=1.48) in der
Evozierung implorativen Bewältigungsverhaltens (Abb. 27 u. 28).
Die Hilfestellung anderer erscheint in Geschichte Nr. 10 als
am wenigsten erfolgversprechend, da Zuneigungen kaum durch
Fürsprachen zu gewinnen sind. Hingegen erlauben die Situationen 1, 4 und 6 eine schnelle Problemlösung, indem man andere (Bekannte, Offizielle oder Tischnachbarn) um Unterstützung bittet.

Die _impetive_ Strategie mit _Investitionen_ wurde am häufigsten
in den Testsituationen Nr. 1 ($\bar{x}$=3.61) und Nr. 9 ($\bar{x}$=3.78) gewählt; sie unterscheiden sich nicht signifikant. Die Situationen Nr. 6 ($\bar{x}$=1.53) und 10 ($\bar{x}$=1.57) evozierten die niedrigsten Durchschnittswerte, während die übrigen Geschichten
mittlere Positionen einnehmen. Die Situationen mit den höchsten Mittelwerten (1 und 9) wie auch jene mit den niedrigsten (6 und 10) unterscheiden sich untereinander jeweils nicht,
gegenüber den restlichen Testgeschichten jedoch meist hoch
signifikant (Abb. 29 und 30). Eine Problemlösung indem man
sich ein Buch selbst kauft (Nr. 1) oder dem LKW-Fahrer beim
Räumen der Straße hilft (Nr. 9) erscheint adäquat: selbst
und mit eigenem Engagement die Motivbefriedigung zu ermöglichen. Eine eigene Investition wird in Nr. 6 wahrscheinlich
als für den Erfolg zu unangemessen und in Nr. 10 als zu wenig
erfolgversprechend angesehen.

Die _impetive_ Strategie mit _Aggression_ wurde in Situation Nr. 2
($\bar{x}$=4.30) am häufigsten gewählt. Auch die Situationen Nr. 3
($\bar{x}$=3.09), 4 ($\bar{x}$=3.28) und 7 ($\bar{x}$=3.07) konnten dieses Bewältigungsverhalten relativ stark evozieren. Situation Nr. 2 unterscheidet sich von allen übrigen signifikant, während 3,
4 und 7 sich untereinander nicht unterscheiden, den restlichen Testgeschichten gegenüber zeigen sie jedoch meist signifikante Differenzen (Abb. 31 und 32). Das allgemeine

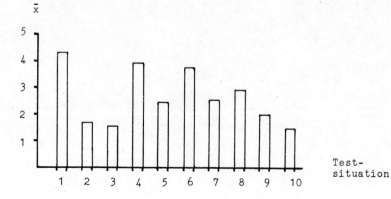

Abb. 27: Mittelwerthistogramm der implorativen Strategie
über die 10 Testsituationen des BSF.

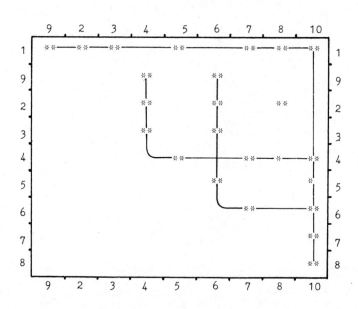

Abb. 28: Sigifikanztafel der multiplen Vergleiche
der situativen Evozierbarkeit der implorativen
Strategie im BSF.

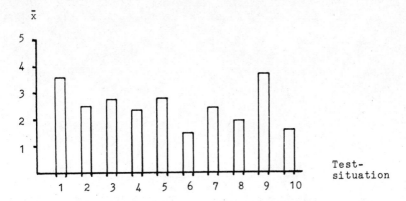

Abb. 29: Mittelwerthistogramm der impetiv-I Strategie
über die 10 Testsituationen des BSF.

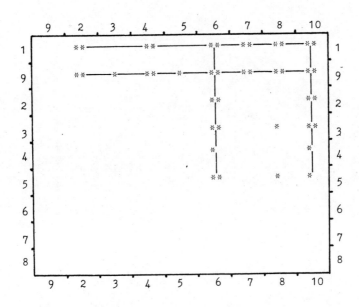

Abb. 30: Signifikanztafel der multiplen Vergleiche
der situativen Evozierbarkeit der impetiv-I
Strategie im BSF.

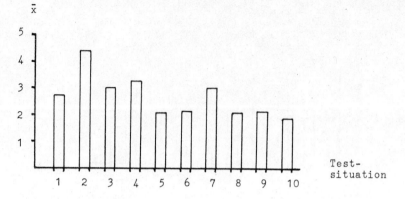

Abb. 31: Mittelwerthistogramm der impetiv-A Strategie
über die 10 Testsituationen des BSF.

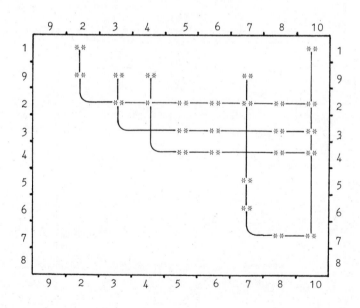

Abb. 32: Signifikanztafel der multiplen Vergleiche
der situativen Evozierbarkeit der impetiv-A
Strategie im BSF.

Umtauschrecht (Nr. 2), der Dauertelefonierer (Nr. 3), die
bezahlte Buchung des Einzelzimmers (Nr. 4) und der defekte
Automat (Nr. 7) evozieren am deutlichsten ein mit Aggression
vorgetragenes Behauptungsverhalten.

Folgende Ergebnisse wurden für die Strategien der Motivdemittanz ermittelt:

Die Verdrängung zeigte insgesamt eher unterdurchschnittliche
Werte. Die niedrigsten wurden bei den Testsituationen Nr. 1
($\bar{x}$=1.61), 3 ($\bar{x}$=1.62) und 9 ($\bar{x}$=1.59) ermittelt; diese unterscheiden sich nicht signifikant. Signifikanzen ergaben sich
gegenüber den Situationen Nr. 2,6,7,8,10. Die höchsten Mittelwerte erzielten die Testgeschichten Nr. 7 ($\bar{x}$=2.93) und
8 ($\bar{x}$=2.78). Die Skalenmitte wurde dabei jedoch in keinem
Fall überschritten. Die Verdrängung wurde in den 10 Situationen zwar unterschiedlich stark evoziert (Abb. 34), aber
insgesamt doch nur in geringem Maße angesprochen (Abb. 33),
dies mag an dem für die Gesamtperson allgemein niedrigen
Bedrohungscharakter der Geschichten liegen. Besonders die
Situationen Nr. 1,3 und 9 werden am wenigsten zur ersatz-
losen Streichung des Motivs zwingend angesehen. Auf die Au-
tomatenblumen (Nr. 7) kann wohl am leichtesten verzichtet
werden. Während der Verzicht auf die Theaterkarten schon
als eher unumgänglich angesehen wird.

Die Rationalisierung erreichte ihren höchsten Mittelwert in
der Testsituation Nr. 4 ($\bar{x}$=3.11). Die Durchschnittswerte der
übrigen Situationen zeigen nur eine geringe Schwankungsbrei-
te. Dies bestätigte sich auch in der Signifikanztestung:
Nur die Testgeschichte Nr. 4 konnte sich durch zahlreiche
signifikante Differenzen von den übrigen abheben (Abb. 35
und 36). Die "Süße-Zitronen-Reaktion" in Nr. 4 wird wohl
durch das allgemeine Harmoniebedürfnis und die Aufgeschlos-
senheit des erholungssuchenden Urlaubers mitgetragen.

Deutlichere Schwankungen fanden sich hingegen bei der Intellektualisierung. Hohen Mittelwerten in Nr. 4 ($\bar{x}$=3.03),
5 ($\bar{x}$=3.59) und 10 ($\bar{x}$=3.50) stehen niedrige in Nr. 3 ($\bar{x}$=1.55)
und 6 ($\bar{x}$=1.71) gegenüber. So unterscheiden sich auch Situationen mit hohen und niedrigen Durchschnittswerten hoch
signifikant; hohe und niedrige Werte jeweils untereinander

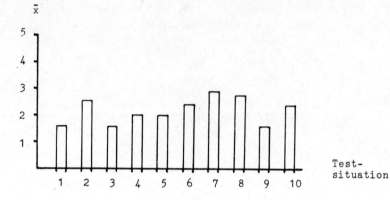

Abb. 33: Mittelwerthistogramm der Verdrängung
über die 10 Testsituationen des BSF.

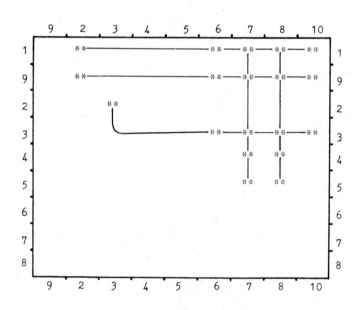

Abb. 34: Signifikanztafel der multiplen Vergleiche
der situativen Evozierbarkeit der Verdrängung
im BSF.

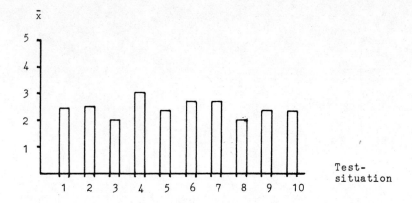

Abb. 35: Mittelwerthistogramm der Rationalisierung
über die 10 Testsituationen des BSF.

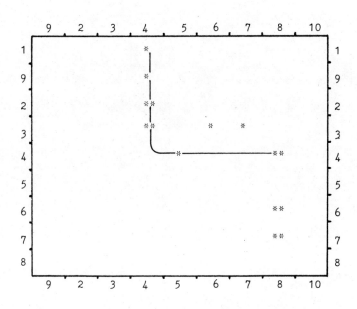

Abb. 36: Signifikanztafel der multiplen Vergleiche
der situativen Evozierbarkeit der
Rationalisierung im BSF.

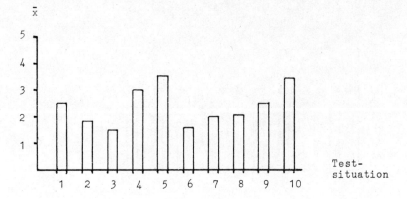

Abb. 37: Mittelwerthistogramm der Intellektualisierung
über die 10 Testsituationen des BSF.

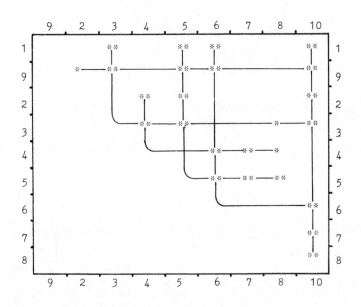

Abb. 38: Signifikanztafel der multiplen Vergleiche
der situativen Evozierbarkeit der
Intellektualisierung im BSF.

jedoch nicht signifikant (Abb. 37 und 38). Unterschiede
mit Situationen mittlerer Ausprägungsgrade (1,7,8,9) erwiesen sich als teilweise signifikant. Die Situationen 5
und 10 sprechen eine Problematik im engeren Bekanntenkreis
an. Diese Problemkonstellation scheint eine stärkere gedankliche Auseinandersetzung und die Suche nach Erklärungen zu
evozieren. Während sozial eher periphere Hindernisse (insbesondere Nr. 3 und 6) seltener Motiv-Affekt-Disjunktionen
erfordern.

Die Bagatellisierung erzielte neben kaum differierenden
Schwankungen mittlerer Ausprägungen die höchste Evozierbarkeit in Situation Nr. 5 ($\bar{x}$=3.34). Diese Testgeschichte unterschied sich auch als einzige von der Mehrzahl der übrigen signifikant (Abb. 39 und 40). Die Bagatellisierung dürfte ein Mechanismus sein, der eine allgemeine Reaktionsbereitschaft besitzt, aber in bestimmten Situationen in ge-
steigertem Maß evozierbar ist. Da ein erneutes Zusammentref-
fen mit einem guten Bekannten (Nr. 5) leicht zu einem anderen Zeitpunkt nachholbar erscheinen mag, wird die augenblickliche Frustration häufig als eher bedeutungslos interpretierbar sein.

Die Regression wurde in der Testsituation Nr. 4 ($\bar{x}$=3.34) am
stärksten angesprochen, während die Situation Nr. 7 ($\bar{x}$=1.25)
sie am geringsten zu evozieren vermochte. Die höchste Ausprägung in Situation Nr. 4 unterscheidet sich auch gegenüber
allen restlichen Situationen signifikant. Der Mittelwert in
Nr. 7 ist gegenüber den meisten übrigen Situationen (1,2,4,
5,8,9,10) der signifikant niedrigere (Abb. 41 und 42). Eine
Regression ließ sich in der Urlaubsgeschichte am leichtesten
evozieren, was durch eine situationsspezifische Regressions-
bereitschaft erklärbar wäre. In der Auseinandersetzung mit
einem defekten Automaten erschien die Regression allgemein
eher als ein peripherer Mechanismus, der nur in geringstem
Maße zur inneren Stabilisierung herangezogen wurde.

Der Mechanismus der Projektion erwies sich als allgemein
häufig evozierbares Bewältigungsverhalten (Abb. 43 und 44).
Die höchste Ausprägung wurde in Situation Nr. 4 ($\bar{x}$=3.57),
die niedrigsten in Nr. 8 ($\bar{x}$=1.95) und 10 ($\bar{x}$=2.20) gefunden.

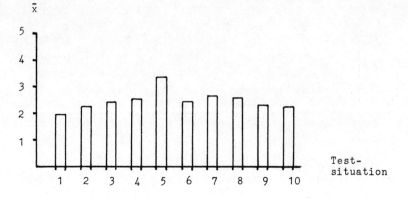

Abb. 39: Mittelwerthistogramm der Bagatellisierung
über die 10 Testsituationen des BSF.

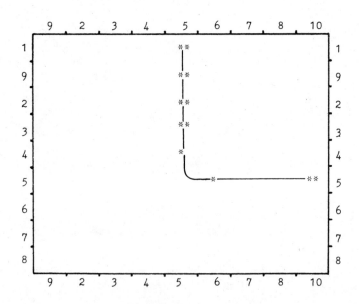

Abb. 40: Signifikanztafel der multiplen Vergleiche
der situativen Evozierbarkeit der
Bagatellisierung im BSF.

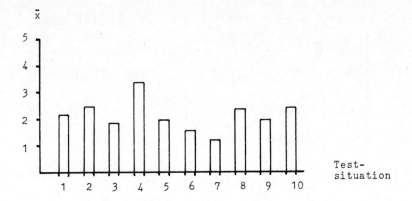

Abb. 41: Mittelwerthistogramm der Regression
über die 10 Testsituationen des BSF.

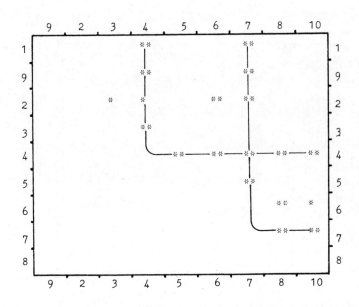

Abb. 42: Signifikanztafel der multiplen Vergleiche
der situativen Evozierbarkeit der
Regression im BSF.

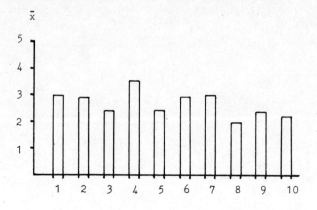

Abb. 43: Mittelwerthistogramm der Projektion
über die 10 Testsituationen des BSF.

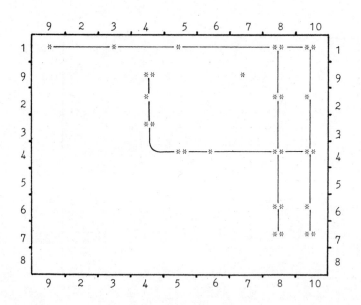

Abb. 44: Signifikanztafel der multiplen Vergleiche
der situativen Evozierbarkeit der
Projektion im BSF.

Diese drei Situationen konnten sich auch neben der Geschichte Nr. 1 ($\bar{x}$=2.95) mit den meisten Signifikanzen von den übrigen Situationen unterscheiden lassen. Die Geschichte Nr. 4 bietet wohl auch das geeignetste Objekt zur Projektion: eine Person in gleicher Problemlage und entsprechender Motivblockierung. Die Personen in Nr. 8 und 10 können eher als Kontrahenten angesehen werden, denn als "Mitleidende" (wie in Nr. 4). Eine Projektion der eigenen Motive wird daher in diesen Situationen weniger adäquat erachtet.

Die <u>Identifikation</u> erzielte in den Testsituationen Nr. 4 ($\bar{x}$=2.77), 6 ($\bar{x}$=3.14) und 7 ($\bar{x}$=3.07) die höchsten Präferenzen, in Nr. 1 ($\bar{x}$=1.61), 5 ($\bar{x}$=1.53) und 8 ($\bar{x}$=1.48) die niedrigsten. Diese Unterschiede erwiesen sich überwiegend als hoch signifikant (Abb. 45 und 46). Die Mittelwertverteilung zeigt deutliche Ähnlichkeit mit jener der Projektion. Die Richtung der Personensubstitution, das Hinaus- oder Hereinverlagern eigener bzw. fremder Motive scheint somit umkehrbar zu sein.

Neben gleichförmig niedrigen Durchschnittswerten ragen die hohen Mittelwerte der Testsituationen Nr. 1 ($\bar{x}$=2.95), 7 ($\bar{x}$=3.95) und 8 ($\bar{x}$=3.09) bei der <u>Reaktionsbildung</u> heraus. Diese deutlich gesteigerte Evozierbarkeit spiegelt sich auch in den durchgehend hohen Signifikanzen der Unterschiedsprüfung wider (Abb. 47 und 48). Die Neigung, das gegenteilige Motiv zu wählen, wurde in jenen Situationen evoziert, in welchen fast trotzartig der Enttäuschung über fremde unzuverlässige Menschen oder defekte Maschinen Luft gemacht wurde. Hier konnte dem Gegenüber Unfähigkeit bzw. Unfairness unterstellt werden. Vielleicht mag auch die Bedeutung des Motivs und dessen Unwichtigkeit in diesen Situationen eine gewisse Rolle gespielt haben.

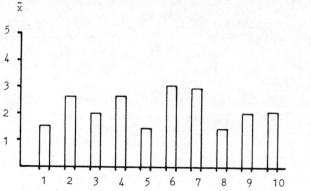

Abb. 45: Mittelwerthistogramm der Identifizierung
über die 10 Testsituationen des BSF.

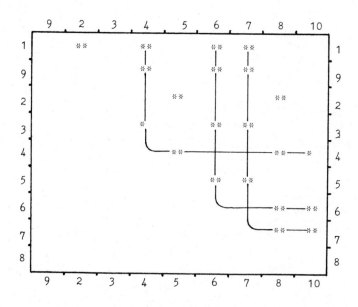

Abb. 46: Signifikanztafel der multiplen Vergleiche
der situativen Evozierbarkeit der
Identifizierung im BSF.

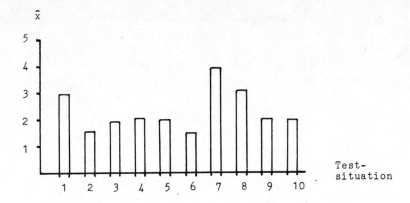

Abb. 47: Mittelwerthistogramm der Reaktionsbildung
über die 10 Testsituationen des BSF.

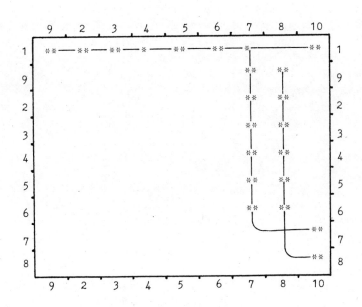

Abb. 48: Signifikanztafel der multiplen Vergleiche
der situativen Evozierbarkeit der
Reaktionsbildung im BSF.

10.6. Erweiterung des BSF zur subjektiven Situationsbewertung (ssBSF)

Welches Bewältigungsverhalten eine Belastungssituation zu evozieren vermag, kann auf ein Zusammenwirken von Charakteristika der Situation und der involvierten Person zurückgeführt werden. Als eine Funktionseinheit zusammengefaßt, bezeichnet LAZARUS (1966, 1969) sie als "primäre Einschätzung". Die primäre Einschätzung der Situation wird sowohl von Situationsmerkmalen wie auch von Personmerkmalen determiniert. Beide beeinflussen einander über Rückkopplungsprozesse. Die primäre Einschätzung stellt somit eine subjektive Integration beider Merkmalbereiche dar.

Im vorliegenden "Bewältigungsstrategie-Fragebogen" wurde versucht, drei Aspekte dieser subjektiven Situationsbewertung zu operationalisieren: Attribuierung, Emotion und Hindernisbewertung sollen Taxonomien der Stressoren auf der Basis einer individuellen Reaktionsbereitschaft ermitteln. Die Items zur Attribuierung und zur Hindernisbewertung wurden in den 10 Testsituationen jeweils nach den situativen Gegebenheiten formuliert, um eine Integration beider Aspekte zu ermöglichen. Die Emotion wurde in jeder Situation mit einem standardisierten Polaritätenprofil erfaßt, da hier die subjektive Reflexion im Mittelpunkt stand.

10.6.1. Attribuierung

10.6.1.1. Theoretische Grundlagen und Operationalisierungen

Das kognitive Konzept "Locus of Control" - von ROTTER (1954) eingeführt - wurde in Fragebogenform als I-E-Skala von ROTTER (1966) operationalisiert. Eine deutsche Normierung liegt von PIONTKOWSKI et al. (1981) vor. Die generalisierte Erwartung bezüglich des Kontroll-Ortes bildet nach ROTTER eine Dimension. Diese situationsspezifischen Kontrollerwartungen bewegen sich zwischen den Polen "extrem externaler" und "extrem internaler" Kausalattribuierung. Zahlreiche Untersuchungen

(LEVENSON 1974, COLLINS 1974) legen jedoch nahe, eine Mehr-
dimensionalität anzunehmen.
WEINER et al. (1972) integrierten den "Locus of Control"
und die von HEIDER (1958) beschriebene Dimension "Stabilität
vs. Variabilität" zu einem zweidimensionalen Konzept, das
die Erfolgs- und Mißerfolgsattribuierung erfassen soll:

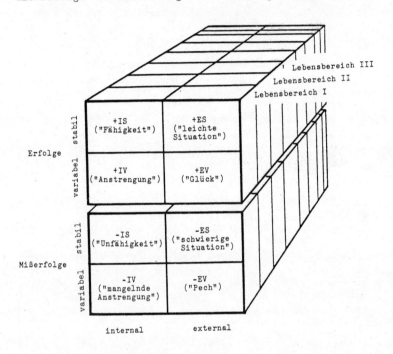

Abb. 49: Zweidimensionales Attribuierungsschema zur Abbildung
von Erfolgs- und Mißerfolgssituationen nach
DORRMANN & HINSCH (1981, S. 363)

Obwohl ROTTER die Kontrollierbarkeit künftiger Ereignisse
untersuchte und WEINER die Attribuierungstendenzen nach
Erfolg oder Mißerfolg in Leistungssituationen erfaßte, erscheint eine Integration beider Konzepte dennoch weitgehend
statthaft. Nach WEINER (1976) orientiert sich ein Individuum,
wenn es mit einer neuen Situation konfrontiert wird, an der
Ähnlichkeit bereits vergangener Situationen.

DORRMANN & HINSCH (1981) entwickelten auf den vorgestellten
Konzepten basierend einen "Differentiellen Fragebogen zur
Erfassung von Attribuierungsgewohnheiten in Erfolgs- und
Mißerfolgssituationen" (IE-SV-F). Sie operationalisierten
die 4 Faktoren der Attribuierung in Form von "Selbstver-
balisierungen" in relativ konkreten Schilderungen von Alltagssituationen, die den Kategorien "Erfolg" bzw. "Mißerfolg" angehören.

Für unseren Fragebogen wurden die 4 Faktoren in Anlehnung
an die Mißerfolgskategorie in gleicher Weise situationsspe-
zifisch formuliert. Inhaltlich werden die Faktoren von
DORRMANN & HINSCH (1981) folgend gekennzeichnet:

intern-stabil   (IS) : "Unfähigkeit"
intern-variabel (IV) : "mangelnde Anstrengung"
extern-stabil   (ES) : "schwierige Situation"
extern-variabel (EV) : "Pech"

Für das Operationalisierungsbeispiel der Testsituation Nr. 4
des BSF lauten die Itemformulierungen:

IS : "Ich bin zuwenig durchsetzungsfähig."
IV : "Ich hätte doch bei einer seriöseren Gesellschaft buchen
      sollen."
ES : "In den meisten Urlaubsländern gibt es keine richtige
      Organisation."
EV : "In der Hauptreisezeit können solche Pannen passieren."

Jede Aussage wurde auf einer 5-stufigen Skala nach ihrem Grad
des Zutreffens bewertet. Diese Beantwortungsform wird den
Argumenten von DORRMANN & HINSCH (1981) gerecht und gestattet
somit Aussagen über die Beziehung zwischen den Attribuierungstendenzen, zumal nach den Erfahrungen der kognitiven Therapie
z.T. unterschiedliche bzw. widersprechende Attributionen in
ein und derselben Situation angenommen werden können.

10.6.1.2. Beschreibende Ergebnisse

Die Skalenbreite für die 4 Attribuierungsformen erstreckte
sich zwischen 10 und 50; die Skalenmitte lag bei 30. Sie
wurde von den variablen Attribuierungsformen beider Kontrollorte im Durchschnittswert erreicht bzw. knapp überschritten. Das arithmetische Mittel der Rohwertsummen lag
für IV bei 31.96 (s=5.63) und für EV bei 30.82 (s=4.69).
Die stabilen Attributionen blieben im Durchschnitt unter
dem Skalenmittelpunkt: für IS $\bar{x}$=24.04 (s=6.69) und für ES
$\bar{x}$=27.82 (s=5.76).
Die intern-variable Attribution zeigte insgesamt die stärkste
Präferenz, während die intern-stabile die geringste erreichte. Ein Vergleich mit den Teststatistiken von DORRMANN &
HINSCH (1981) ergibt deutliche Ähnlichkeiten beider Verfahren: auch im IE-SV-F erzielte für die Mißerfolgssituationen
die intern-variable Attribution den höchsten Gesamtmittel-
wert ($\bar{x}$=41.3, s=6.4 bei 11 Items). Die intern-stabile wurde
nur noch knapp von der extern-variablen unterschritten.
Interessanterweise ergaben die Erfolgserlebnisse im IE-SV-F
genau umgekehrte Attribuierungspräferenzen.
Mißerfolgserlebnisse werden in unserem Verfahren wie auch
im IE-SV-F bevorzugt mit einer intern-variablen Attribution
bedacht; also durch mangelnde Anstrengung erklärt. Unver-
mögen (IS) wurde nur in geringem Maß zur Ursachenerklärung
herangezogen ($\bar{x}$=24.3, s=6.8 bei 10 Items des IE-SV-F und
$\bar{x}$=24.04, s=6.69 bei 10 Items unseres Verfahrens). Auch die
Streuungen der Gesamtrohwerte der 4 Attribuierungsformen
sind in beiden Verfahren vergleichbar.
Betrachtet man die Werte für alle 10 Testsituationen getrennt,
so ergibt sich - ähnlich dem IE-SV-F - eine situationsabhän-
gige Heterogenität des Gesamtverfahrens (Tab. 8). Von geringen Abweichungen abgesehen, fanden sich in unserem Verfahren
sowohl für die variable als auch stabile Komponente jeweils
gleichen Kontrollortes parallele Mittelwertschwankungen
(Abb. 50). Bei internalem Kontrollort lag die variable Komponente bei 9 von 10 Situationen (Ausnahme Nr. 10) über der
stabilen. Es ergaben sich weitgehend parallele Polygonzüge
über alle Testsituationen. Eine gewisse Parallelität zeigen

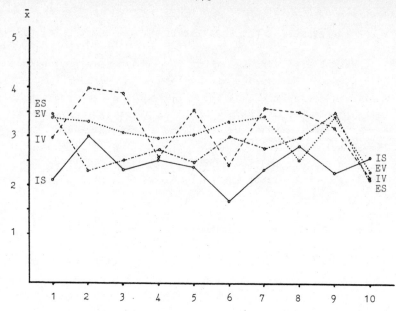

Abb. 50: Mittelwertverläufe der Attribuierungsformen über die
10 Testsituationen des BSF.

		1	2	3	4	5	6	7	8	9	10
IS	$\bar{x}$	2.14	3.00	2.30	2.52	2.38	1.70	2.36	2.79	2.25	2.63
	s	1.09	1.13	1.06	1.16	1.18	.91	1.02	1.04	1.16	1.04
IV	$\bar{x}$	2.96	4.02	3.89	2.57	3.59	2.36	3.64	3.52	3.20	2.21
	s	1.26	.90	.95	1.02	1.17	1.00	1.05	1.03	1.20	.95
ES	$\bar{x}$	3.45	2.29	2.52	2.70	2.45	3.04	2.75	2.95	3.54	2.16
	s	1.06	.99	1.13	1.22	.99	1.19	1.08	1.20	.91	.89
EV	$\bar{x}$	3.38	3.30	3.14	2.95	3.07	3.30	3.38	2.55	3.41	2.27
	s	1.10	.89	1.14	1.07	.93	1.14	1.00	1.09	.87	.82

Tab. 8: Statistische Kennwerte der Attribuierungsformen in den
Testsituationen des BSF.

auch die Verläufe der Attribuierungen externen Kontrollortes.
Gegenläufigkeiten sind hier nur in den Situationen Nr. 2 und
8 zu verzeichnen.
Bei insgesamt 5 Situationen (Nr. 2,3,4,5,7) dominieren variable
Attributionen beider Kontrollorte. Dies mag durch die Alltäglichkeit der angesprochenen Probleme erklärbar sein, die
nicht auf festverankerte Unzulässigkeiten interner oder externer Natur zurückzuführen sind. In vier dieser Situationen
(2,3,5,7) wird mangelnde eigene Anstrengung bevorzugt für
den Mißerfolg verantwortlich gemacht. In Situation Nr. 4
("Einzelzimmer") wird die externe Kontrolle eher nahegelegt.
Der externale Aspekt beiderlei Stabilitätsvariablen wird in
den Situationen Nr. 1,6 und 9 am stärksten betont. Hier
scheint ein Eigenverschulden am geringsten wahrscheinlich.
Während das abgelehnte Rendezvous in Nr. 10 eher eigener Unfähigkeit (IS) zugeschrieben wird.

10.6.2. <u>Emotion</u>

10.6.2.1. <u>Theoretische Grundlagen und Operationalisierungen</u>

ULLRICH & ULLRICH (1975) konstruierten ein Emotionalitäts-
inventar (EMI) zur Erfassung und experimentellen Kontrolle
von emotionalen Reaktionen. Inhaltlich definierte Reaktions-
klassen (psychomotorische, vegetative und psychische Angst,
Hemmung, Erschöpfung, Aggressivität und Depressivität) wurden in Form polarer Eigenschaftslisten operationalisiert, da
diese Itemform als ein besonders veränderungsempfindliches
Instrument angesehen wurde. Das Inventar wurde Stichproben
unter verschiedenen Streßbedingungen dargeboten. Nachfolgende faktorenanalytische Berechnungen ergaben weitgehende
Übereinstimmungen der Faktorenstruktur mit der inhaltlichen
Klassifikation.
Für unser Verfahren wurden - aus ökonomischen Gründen -
4 Emotionsbereiche selegiert: psychische Angst, feindliche
Gefühle, Hemmung und Depression. Ebenfalls mußten die ur-
sprünglich 10 Items jedes Bereichs auf 5 reduziert werden.
Die Auswahl richtete sich nach der Ladungshöhe und der

Kreuzen Sie bitte bei jedem Eigenschaftswortpaar an, wie Sie sich in der geschilderten Situation fühlen würden:		
+ 1) zögernd	2 1 0 1 2	spontan
+ 2) friedlich	2 1 0 1 2	aggressiv
+ 3) umsorgt	2 1 0 1 2	verlassen
+ 4) heiter	2 1 0 1 2	deprimiert
+ 5) schüchtern	2 1 0 1 2	selbstbewußt
+ 6) pessimistisch	2 1 0 1 2	optimistisch
+ 7) bedroht	2 1 0 1 2	geborgen
+ 8) gelassen	2 1 0 1 2	wütend
+ 9) kompromißbereit	2 1 0 1 2	kämpferisch
+10) hilflos	2 1 0 1 2	souverän
+11) draufgängerisch	2 1 0 1 2	zurückhaltend
+12) hoffnungsvoll	2 1 0 1 2	resignierend
+13) betrübt	2 1 0 1 2	beschwingt
+14) feindlich	2 1 0 1 2	versöhnlich
+15) vorsichtig	2 1 0 1 2	risikobereit
+16) nachgiebig	2 1 0 1 2	trotzig
+17) ausgeliefert	2 1 0 1 2	geschützt
+18) entscheidungsfreudig	2 1 0 1 2	abwägend
+19) geliebt	2 1 0 1 2	abgewiesen
+20) freudig	2 1 0 1 2	weinerlich

Abb. 51: Polare Eigenschaftsliste zur Erfassung der emotionalen Reaktionen: psychische Angst (3,7,10,17,19), feindliche Gefühle (2,8,9,14,16), Hemmung (1,5,11,15,18) und Depression (4,6,12,13,20).

inhaltlichen Brauchbarkeit zur Testung von Alltagsbelastungen (Abb. 51). Die 4 Emotionsklassen sollten im Rahmen der primären Einschätzung der Belastungssituationen ein Pendant liefern zu den relativ stabilen Persönlichkeitsvariablen manifeste Angst (MAS), Aggressionssumme (FAF), Aggressionshemmung (FAF-5)/Retention (GT-5) und Depression (GT-4). Emotionsklassen als relativ stabile Reaktionsdisposition bzw. als situativ-variable subjektive Erlebniswerte sollten Aufschlüsse zur Zusammenhangsstruktur von konkurrenten Bedingungen und primärer Einschätzung im Bewältigungsprozeß geben.

10.6.2.2. Beschreibende Ergebnisse

Der Summenwert jedes Emotionsbereichs konnte Skalenwerte
von 50 bis 250 annehmen. Der Skalenmittelpunkt liegt bei
150. Die Emotionsklassen psychische Angst ($\bar{x}$=166.50, s=19.81),
feindliche Gefühle ($\bar{x}$=161.90, s=25.12) und Depression
($\bar{x}$=165.41, s=24.62) erreichten Durchschnittswerte, die knapp
über dem Mittelpunkt lagen. Die Hemmung ($\bar{x}$=139.98, s=27.90)
blieb dagegen mit etwa gleichem Abstand darunter, zeigte
aber die größere Streuung.
Die Alltäglichkeit bzw. die relative Geringfügigkeit der
Belastungen mag auch hier zur Erklärung der niedrigen Hem-
mungswerte herangezogen werden. Im Gegenzug konnten Emotionen dafür stärker evoziert werden.
Für die einzelnen Testsituationen ergaben sich im Durchschnitt unterschiedlich starke Gefühlsreaktionen (Tab. 9).
Situation Nr. 6 konnte im Gegensatz zu Nr. 1, 5 und 8 nur
gering ausgeprägte Emotionswerte erzielen. Dies mag auch
die Frustrationsstärke der angesprochenen Belastungen widerspiegeln. Einen deutlich parallelen Verlauf der Polygonzüge
(Abb. 52) ergab sich für die psychische Angst und die Depression. Auch die Faktorenanalysen von ULLRICH & ULLRICH
(1975) zeigten starke Gemeinsamkeiten beider Emotionsklassen.
Die feindlichen Gefühle liefen zwar - mit Ausnahme in Nr. 10 -
auch parallel zur Angst und Depression, standen jedoch meist
- teils oberhalb / teils unterhalb - in deutlichem Abstand.
Die Hemmung nahm zum Großteil einen erwartungsgemäß entgegengesetzten Kurvenverlauf, d.h. starke Gefühlsreaktionen
insbesondere feindliche Gefühle wurden von niedrigen Hem-
mungswerten und umgekehrt begleitet.
Die Emotionswerte zeigen somit sowohl eine systematisch als
auch eine situativ bedingte Variabilität.

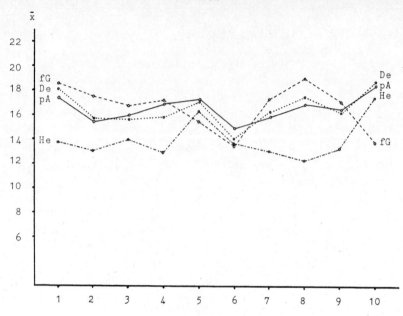

Abb. 52: Mittelwertverläufe der Emotionen über die 10 Testsituationen des BSF.

		1	2	3	4	5	6	7	8	9	10
pA	$\bar{x}$	17.48	15.50	16.07	16.91	17.39	15.13	16.00	17.07	16.68	18.46
	s	3.62	2.29	2.45	2.96	3.03	2.40	2.82	3.01	2.66	3.47
fG	$\bar{x}$	18.43	17.41	16.75	17.23	14.59	13.61	17.30	19.09	17.21	13.79
	s	4.10	3.57	3.88	4.90	3.48	3.62	4.12	4.21	3.35	3.35
He	$\bar{x}$	13.75	13.13	13.95	12.96	16.39	13.82	13.00	12.30	13.29	17.45
	s	4.37	3.73	3.77	4.72	3.18	4.21	3.73	3.69	3.28	3.91
De	$\bar{x}$	18.07	15.77	15.64	15.77	17.32	14.09	16.36	17.48	16.23	18.68
	s	4.25	2.90	3.11	3.85	3.49	2.82	3.66	3.46	3.28	4.13

Tab. 9: Statistische Kennwerte der Emotionen in den Testsituationen
des BSF.

10.6.3. Hindernisbewertung

10.6.3.1. Theoretische Grundlagen und Operationalisierungen

In seinem methodenkritischen Aufsatz zur psychologischen
Copingforschung beschreibt PRYSTAV (1981) verschiedene theoretische Defizite. Ein Punkt dieser Forderungen soll im Rahmen des Bewältigungsstrategie-Fragebogens operationalisiert
werden. Als ein Funktionsaspekt der primären Einschätzung
werden Taxonomien von Stressoren als übergeordnete Klassi-
fikationsmerkmale berücksichtigt. Die subjektive Situationsbewertung erfaßt die Aspekte der Hoffnung, der Bedrohung,
der Vorhersagbarkeit und der (negativen) Konsequenz als
Interaktionsresultate aus Situationsspezifität und individuellen Einschätzungsdispositionen.
Als Operationalisierungsbeispiel sei wiederum die Testsituation Nr. 4 des BSF erwähnt:

Der Grad der in dieser Situation verbleibenden Hoffnung auf
Motivbefriedigung wird anhand folgender Aussage auf einer
5-stufigen Skala geschätzt:
"Ich werde schon noch ein Einzelzimmer bekommen."

Wie stark die Motivbefriedigung durch das vorliegende Hindernis bedroht erscheint, soll folgende Aussage einstufen
lassen:
"Es wird schwierig sein, ein Einzelzimmer noch zu bekommen."

Die subjektive Einschätzung der Wahrscheinlichkeit einer Beseitigung des Befriedigungshindernisses soll damit graduell
bestimmt werden.

Der Grad der Vorhersagbarkeit, d.h. inwieweit eine genaue
Vorstellung von der zukünftigen Beschaffenheit der Situation
(Befriedigung oder Verzicht) subjektiv möglich erscheint,
wird folgend graduell eingestuft:
"Ich weiß nicht wie es mit dem Einzelzimmer werden wird."

Wie sehr die negative Konsequenz der Verzichtleistung anti-
zipiert wird, soll graduell mit folgender Aussage erfaßt
werden:
"Ich werde mich im Urlaub nicht erholen können."

Die 4 skizzierten Streßtaxonomien zeigen inhaltlich-logisch
deutlich Verwandtheit untereinander und dürften Überlappungs-
zonen aufweisen. Sie erscheinen wie ein aus verschiedenen
Blickwinkeln aufgenommenes Objekt. Eine deutlich ausgeprägte
Hoffnung sollte z.B. erwartungsgemäß mit niedrigen Ausprägungen der Bedrohung, Vorhersagbarkeit und negativer Konsequenz einhergehen und umgekehrt.
Diese Situationsaspekte sollen jedoch trotz der theoreti-
schen Einschränkungen das Bild der subjektiven (primären)
Einschätzung der Belastungssituation ergänzen helfen.
Erwartungsgemäße inhaltlich-logische Zusammenhänge von Hoffnung bzw. negativer Konsequenz und den Aspekten der Leistungsmotivation sollen untersucht werden.

10.6.3.2. Beschreibende Ergebnisse

Die Skala der Gesamtscores erstreckt sich zwischen 10 und 50.
Der Skalenmittelpunkt von 30 wurde von den Durchschnittswerten für Hoffnung ($\bar{x}$=31.11, s=5.68) und Vorhersagbarkeit
($\bar{x}$=32.52, s=5.34) knapp überschritten. In etwa gleichem Abstand blieben die Mittelwerte für die Bedrohung ($\bar{x}$=28.89,
s=5.26) und die negative Konsequenz ($\bar{x}$=28.00, s=5.19) darunter. Dies könnte dadurch erklärt werden, daß Hoffnung
und Vorhersagbarkeit einerseits mehr den Ungewißheitsas-
pekt während Bedrohung und Konsequenz andererseits mehr den
Verzichtaspekt erfassen.
Für alle 10 Testsituationen ergeben sich für die 4 Hindernis-
bewertungskategorien deutliche Schwankungen (Tab. 10).
Ausgeprägte Parallelverläufe in den Polygonzügen lassen sich
nicht feststellen (Abb. 53).
Für die Einzelinterpretation erscheinen jedoch folgende Befunde interessant. Der höchste Durchschnittswert für die
Hoffnung ergab sich in Situation Nr. 2, der niedrigste in
Nr. 8 und 10. Das allgemeine Umtauschrecht (Nr. 2) dürfte
die betonte Hoffnung (und geringe Bedrohung) zu rechtfertigen scheinen. Während die Aussicht auf Motivbefriedigung
in Nr. 8 und 10 weniger erfolgversprechend sein dürfte.
Gleichzeitig erreichen in Nr. 8 und 10 die Bedrohung und

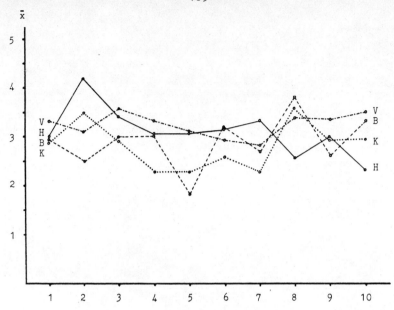

Abb. 53: Mittelwertverläufe der subjektiven Hindernisbewertung
über die 10 Testsituationen des BSF.

		1	2	3	4	5	6	7	8	9	10
H	$\bar{x}$	3.05	4.21	3.43	3.14	3.11	3.16	3.29	2.55	2.98	2.34
	s	1.10	.93	.89	1.07	1.04	.99	1.14	.91	.90	.96
B	$\bar{x}$	2.89	2.52	2.96	3.02	1.82	3.18	2.68	3.77	2.64	3.32
	s	.99	.91	.97	.98	.94	1.05	1.05	.85	1.12	1.11
V	$\bar{x}$	3.29	3.11	3.57	3.27	3.13	2.88	2.82	3.43	3.38	3.50
	s	1.00	1.30	.97	1.00	1.06	1.19	1.32	.99	.75	1.08
K	$\bar{x}$	2.80	3.46	2.82	2.30	2.30	2.61	2.30	3.64	2.86	2.88
	s	.95	1.22	.92	.91	.87	1.07	1.11	.94	.98	1.21

Tab. 10: Statistische Kennwerte der subjektiven Hindernisbewertung
in den Testsituationen des BSF.

negative Konsequenz höchste Werte. Auch der Mangel an Vorhersagbarkeit wird betont. Den niedrigsten Bedrohungswert
verzeichnete Situation Nr. 5 mit einem ebenfalls niedrigen
Grad an negativer Konsequenz, da ein erneutes Treffen eines
guten Bekannten durchaus als möglich anzunehmen ist und
keine dauerhafte Verzichtleistung bedeuten muß. Auch in den
Geschichten Nr. 4 und 7 wird eine Verzichtleistung nicht als
"große Tragödie" angesehen. Die anderen Hindernisbewertungen liegen hier im Mittelbereich.

Diese Ergebnisse legen die Annahme nahe, daß neben einer
situationsspezifischen Determinanz auch eine konstruktim-
manente Variabilität und Dependenz zur Erklärung herangezogen werden kann.

11.   ZUSAMMENHANGSBESCHREIBUNG

11.1.   Antezedente und testaktuale Bewältigungsformen

11.1.1. Beschreibende Ergebnisse

Die Strategien antezedenter Bewältigungen wurden durch eine
strukturierte Exploration (s. Kap. 10.1) erfaßt. Testaktuale
Bewältigungsformen wurden im Rahmen des Bewältigungsstrategie-
Fragebogens (BSF) bestimmt. Zur Vergleichbarkeit beider Daten-
sätze wurde eine Median-Gruppeneinteilung herangezogen. Ausgangspunkt hierfür waren die Mediane des Persistenz- bzw.
Demittanzsummenwertes des BSF. Anhand beider Mediane
($M_{Persistenz}=141.5$ und $M_{Demittanz}=193.0$) erfolgte eine Einteilung in 4 Gruppen:

I   : Personen mit einem Gesamtpersistenzwert über dem Median
      und gleichzeitig einem Gesamtdemittanzwert unter dessen
      Median (P↑ D↓).

II : Personen mit einem über dem Median liegenden Demittanz-
      gesamtwert und gleichzeitig unter dem Median liegenden
      Persistenzwert (P↓ D↑).

III: Personen, deren Persistenz- und Demittanzgesamtscore
      gleichzeitig über dem Median liegen (P↑ D↑).

IV : Personen mit unter dem Median liegenden Persistenz-
      und Demittanzgesamtwerten (P↓ D↓).

Diese 4 Gruppen charakterisieren Pbn nach ihren Bewältigungspräferenzen als Personen, welche vorherrschend die Befriedigung ihrer Motive durchsetzen (Gruppe I), die eher blockierte
Motive aufzugeben bereit sind (Gruppe II), die auf Belastungen mit beiden Bewältigungsformen stark reagieren (Gruppe III)
und jene, die auf Belastungen mit beiden Systemen nur geringgradig reagieren (Gruppe IV). Durch dies Einteilung konnten
annähernd gleich starke Gruppenbesetzungen gefunden werden.
Von der Gesamtstichprobe N=92 entfielen auf die Gruppen:
I: $n_1=23$, II: $n_2=23$, III: $n_3=24$ und IV: $n_4=22$.

Die Geschlechtsverteilung der Gesamtstichprobe m=43 und
w=49 teilte sich auf in:

I   : m=12   w=11
II : m=10   w=13
III: m=12   w=12
IV : m= 9   w=13

Die Testung auf Homogenität ergab ein $X^2 = 0.79$ ($X^2_{df=3, \alpha=0.05}=7.81$)
Es konnte somit kein signifikanter Unterschied in der Geschlechtsverteilung über die 4 Gruppen gefunden werden. Es
muß daher die Annahme einer Gleichverteilung und Unabhän-
gigkeit der Merkmale beibehalten werden. Abweichungen sind
als zufällig zu erachten.

In den Explorationen wurden zu den 4 Belastungssituationen
(vgl. Kap. 10.1) insgesamt 666 Bewältigungsstrategien erinnert, die anhand der operationalen Definitionen identifiziert werden konnten. 211 (32 %) entfielen auf die Motivpersistenz und 455 (68 %) auf die Motivdemittanz. Strategien
der Persistenz wurden am häufigsten in den Situationen des
Liebesverlustes erinnert (15 %), bei Objektverlusten nur in
8 %, Prestigeverlusten (6 %) und am seltensten beim Trauerprozeß (3 %). Im Trauerprozeß handelt es sich nicht im engeren Sinne um Motivpersistenz, sondern in allen Fällen um
ein allgemein imploratives Verhalten.

Strategien der Motivdemittanz wurden am häufigsten bei Pre-
stige- und Liebesverlusten genannt (jeweils 22 %), beim
Trauerverhalten in 13 % und bei materiellen Objektverlusten
(11 %). Schlüsselt man diese Gesamtzahlen nach den beschriebenen Gruppeneinteilung auf, so ergibt sich folgendes Bild:

In Gruppe I, welche im BSF überdurchschnittlich hohe Per-
sistenzwerte und unterdurchschnittliche Demittanzscores erzielte, waren bei 171 erinnerten Bewältigungsstrategien ein
Drittel der Motivpersistenz und zwei Drittel der Demittanz
zuzurechnen (Tab. 11). Persistenzstrategien wurden bei Liebesverlust am häufigsten genannt (14.6 %). Die solutive
Strategie (11.1 %) war neben der implorative (10.5 %) die
"beliebteste" Form der Motivpersistenz. Die mit Aggression
verbundene impetive Strategie wurde nur in 2.3 % genannt.

189

	TRAUER	LIEBES-VERLUST	MISS-ERFOLG	OBJEKT-VERLUST	Σ
PERSISTENZ Σ	5 3 %	25 14.6%	12 7 %	15 8.7%	57 33.3%
EXSPEKTIV		4		4	8 4.7%
SOLUTIV		9	7	3	19 11.1%
IMPLORATIV	5	3	3	7	18 10.5%
IMPETIV-I		7		1	8 4.7%
IMPETIV-A		2	2		4 2.3%
DEMITTANZ Σ	31 18 %	34 20 %	31 18 %	18 10.7%	114 66.7%
VERDRÄNGUNG	1	2	2	5	10 5.8%
RATIONALISIER.	8	7	5	3	23 13.4%
INTELLEKTUAL.	5	11	10	6	32 18.7%
BAGATELLISIER.		2	6	3	11 6.4%
REGRESSION	2	5	3	1	11 6.4%
PROJEKTION	5	2	2		9 5.3%
IDENTIFIKATION	10	3	3		16 9.3%
REAKTIONSBILD.		2			2 1.2%
Σ	36 21.1%	59 34.5%	43 25.1%	33 19.3%	171 100 %

Tab. 11: Verteilung der retrospektiv gewonnenen
Bewältigungsstrategien der Gruppe I
(P↑ D↓).

Motivdemittanzen wurden vor allem zu Situationen der Trauer,
des Liebesverlustes und des Mißerfolges (insgesamt 56 %)
erinnert. Die Intellektualisierung (18.7 %) und die Rationalisierung (13.4 %) nehmen dabei die ersten Ränge ein.
Im Trauerprozeß werden insbesondere die Rationalisierung und
die Identifikation erwähnt, was mit den Ergebnissen der
Trauerforschung in Einklang steht (OTT-ENGELMANN 1981).

In der Gruppe II (Überwiegen der Motivdemittanz im BSF)ent-
fielen von 138 genannten Strategien 21.6 % auf die Persistenz und 73.9 % auf die Demittanz (Tab. 12). In dieser
Gruppe spiegeln sich die Zahlenverhältnisse des BSF deutlich wider, sind jedoch mit der allgemeinen Einschränkung
der insgesamt höheren Demittanzwerte der Exploration zu betrachten. Die Persistenz wurde noch deutlicher als in Gruppe I vor allem bei Situationen des Liebesverlustes beobachtet (11.6 %). Häufigster Persistenzmechanismus war mit
10.2 % wiederum die solutive Strategie. Demittanzmechanis-
men wurden ebenfalls besonders bei Liebesverlusten (27.5 %)
und bei Mißerfolgen (23.9 %) erinnert. Der häufigste Mechanismus dabei war die Bagatellisierung (15.9 %). Bei der
Trauer ist wiederum die Identifikation hervorzuheben.
Wie in Gruppe I sind auch in Gruppe II die Reaktionsbildung
im Rahmen der Demittanz (1.2 %) und die mit Aggression verbundene impetive Persistenzstrategie (1.2 %) die seltensten
Bewältigungsformen.

Insgesamt 181 Bewältigungsstrategien wurden in Gruppe III
genannt. In dieser Gruppe, deren Persistenz- und Demittanzscores im BSF überdurchschnittlich hoch waren, wurden auch
rein quntitativ die meisten Bewältigungsstrategien beobachtet. Etwa ein Drittel können der Persistenz, etwa zwei
Drittel der Demittanz zugeschrieben werden (Tab. 13). Die
meisten Persistenzstrategien werden im Bereich Liebesverlust erinnert. Die impetive Strategie mit Aggression wurde
in keinem Fall erwähnt. Die Häufigkeiten der übrigen Persistenzstrategien entsprechen etwa einer Gleichverteilung,
wobei die solutive Strategie mit geringem Abstand wiederum
am häufigsten genannt wurde.

	TRAUER	LIEBES-VERLUST	MISS-ERFOLG	OBJEKT-VERLUST	Σ
PERSISTENZ Σ	2 1.4%	16 11.6%	8 5.8%	10 7.2%	36 26.1%
EXSPEKTIV		3		5	8 5.8%
SOLUTIV		5	6	3	14 10.2%
IMPLORATIV	2	4	1		7 5.2%
IMPETIV-I		2	1	2	5 3.6%
IMPETIV-A		2			2 1.2%
DEMITTANZ Σ	15 10.9%	38 27.5%	33 23.9%	16 11.6%	102 73.9%
VERDRÄNGUNG	2	2	3	3	10 7.2%
RATIONALISIER.	1	6	2	2	11 8.0%
INTELLEKTUAL.	2	10	3	2	17 12.4%
BAGATELLISIER.		5	10	7	22 15.9%
REGRESSION	1	6	2		9 6.5%
PROJEKTION	4	3	6	2	15 10.9%
IDENTIFIKATION	5	6	5		16 11.7%
REAKTIONSBILD.			2		2 1.2%
Σ	17 12.3%	54 39.1%	41 29.7%	26 18.8%	138 100 %

Tab. 12: Verteilung der retrospektiv gewonnenen
Bewältigungsstrategien der Gruppe II
(P↓ D↑).

	TRAUER	LIEBES-VERLUST	MISS-ERFOLG	OBJEKT-VERLUST	Σ
PERSISTENZ Σ	3 1.7%	33 18.2%	13 7.2%	11 6.1%	60 33.1%
EXSPEKTIV		8	3	4	15 8.3%
SOLUTIV		8	5	4	17 9.4%
IMPLORATIV	3	7	4	1	15 8.3%
IMPETIV-I		10	1	2	13 7.2%
IMPETIV-A					
DEMITTANZ Σ	19 10.5%	36 19.9%	46 25.4%	20 11.1%	121 66.9%
VERDRÄNGUNG	2	2	6	5	15 8.3%
RATIONALISIER.	3	5	8	3	19 10.5%
INTELLEKTUAL.	2	13	9	3	27 14.9%
BAGATELLISIER.	1	3	10	7	21 11.6%
REGRESSION	3	7	2		12 6.6%
PROJEKTION	3	1	3	1	8 4.4%
IDENTIFIKATION	5	4	6	1	16 8.8%
REAKTIONSBILD.		1	2		3 1.7%
Σ	22 12.2%	69 38.1%	59 32.6%	20 17.1%	181 100 %

Tab. 13: Verteilung der retrospektiv gewonnenen
Bewältigungsstrategien der Gruppe III
(P↑ D↑).

Strategien der Demittanz wurden am häufigsten in Mißerfolgssituationen verzeichnet (25.4 %). Die Intellektualisierung
spielt mit 14.9 % insgesamt eine besondere Rolle. Die Reaktionsbildung war wiederum der am seltensten genannte Abwehrmechanismus (1.7 %). Im Trauerprozeß gewann die Identifikation erneut an Bedeutung.

In der Gruppe IV (niedrige Bewältigungswerte für Persistenz-
und Demittanzstrategien im BSF) wurden 176 Strategien genannt. Wiederum etwa ein Drittel entfielen auf die Motivpersistenz und etwa zwei Drittel auf die Demittanz (Tab. 14).
Der Liebesverlust spielte sowohl bei der Persistenz als auch
bei der Demittanz die bedeutendste Rolle (14.2 % bzw. 22.2 %).
Annähernd häufig wurden auch in Mißerfolgsituationen Demittanzstrategien erinnert. Die solutive Strategie (10.8 %) war
bei Liebesverlust bedeutsam, während die implorative Strategie (9.6 %) besonders bei der Trauer erwähnt wurde. Die
mit Aggression verbundene impetive Strategie (0.6 %) war mit
der Reaktionsbildung (2.3 %) wiederum am seltensten zu beobachten. Die Intellektualisierung (22.2 %) war mit Abstand
häufigster Abwehrmechanismus. Im Trauerrpozeß zeigte sich
auch in Gruppe IV die Bedeutsamkeit der Identifikation.

11.1.2. Interpretation und Zusammenfassung

Bei der strukturierten Exploration wurden von 92 Pbn zu 4
verschiedenen Problemsituationen insgesamt 666 Bewältigungsstrategien retrospektiv genannt. Davon entfielen 68 % auf
den Bereich der Motivdemittanz und 32 % auf die Motivpersistenz. Eine Inferenzstatistik wie auch Zusammenhangsberechnungen mit den Ergebnissen des BSF erschienen nicht gerechtfertigt, da es sich bei den Explorationsdaten um teils
unabhängige und teils abhängige Zahlenwerte handelte.
Eine Gruppeneinteilung der Pbn nach Bewältigungspräferenzen
im BSF wurde einem deskriptiven Vergleich zugrunde gelegt.
Für die 4 Problembereiche zeigte sich allgemein ein Schwer-
punkt bei der Bewältigung von Liebesverlusten und Mißerfolgs-
erlebnissen. In diesen beiden Bereichen wurden 65 % der
Bewältigungsstrategien registriert.

	TRAUER	LIEBES-VERLUST	MISS-ERFOLG	OBJEKT-VERLUST	Σ
PERSISTENZ Σ	8 4.5%	25 14.2%	10 5.7%	15 8.5%	58 32.9%
EXSPEKTIV		5	1	8	14 7.9%
SOLUTIV		10	7	2	19 10.8%
IMPLORATIV	8	6	1	2	17 9.6%
IMPETIV-I		3	1	3	7 4.0%
IMPETIV-A		1			1 0.6%
DEMITTANZ Σ	23 13.1%	39 22.2%	38 21.6%	18 10.2%	118 67.1%
VERDRÄNGUNG	2	5	4	3	14 7.9%
RATIONALISIER.	3	8	5		16 9.1%
INTELLEKTUAL.	4	14	13	8	39 22.2%
BAGATELLISIER.		2	5	4	11 6.3%
REGRESSION	3	3	2		8 4.5%
PROJEKTION	3	2	6	2	13 7.4%
IDENTIFIKATION	8	3	2		13 7.4%
REAKTIONSBILD.		2	1	1	4 2.3%
Σ	31 17.6%	64 36.4%	48 27.3%	33 18.7%	176 100 %

Tab. 14: Verteilung der retrospektiv gewonnenen
Bewältigungsstrategien der Gruppe IV
(P↓ D↓).

Nur 16 % der Strategien wurden zur Trauer erinnert. Diese
Verteilung mag sich vom Lebensalter der Stichprobe ableiten lassen. Die Spanne vom 20. bis 40. Lebensjahr bringt
allgemein das - oft problematische - Bestreben nach der
Etablierung einer stabilen Partnerschaft und nach einer
materiellen und respektablen Sicherung der Lebensfinanzen
mit sich. Erst spätere Lebensabschnitte fordern eine häu-
figere Auseinandersetzung mit Tod und Trauer. Diese Verteilung ließ sich in allen vier Pbn-Gruppen finden.

Insgesamt gehören etwa zwei Drittel der genannten Strategien
(68 %) der Motivdemittanz an, 32 % der Persistenz. Gegenüber den Gesamtwerten des BSF zeigte sich in der Exploration
eine deutliche Verlagerung zur Motivdemittanz. Dies könnte
einerseits in einer Diskrepanz zwischen Imagination und
Retrospektion begründet sein. Eine nur vorgestellte Belastung erfordert weniger Verzichtleistung, suggeriert vielleicht - vom Ich-Ideal geleitet - größere Durchsetzungsmög-
lichkeit und Erfolgsaussichten der Motivpersistenz. Selbst
eine der Retrospektion oft zugeschriebene Tendenz zur Har-
monisierung konnte diesen Effekt nicht ausgleichen. Eine
weitere Erklärungsmöglichkeit dürfte der immanente Bedrohungscharakter der Problemsituationen bieten. In den Pro-
blembereichen der Retrospektive könnte das Gesamtmotivations-
system der Person weit größeren Belastungen ausgesetzt gewesen sein als in den imaginierten Testbelastungen und somit viel stärker zu Verzichtleistungen gezwungen gewesen sein.
Die Gruppeneinteilung nach Bewältigungspräferenzen im BSF
konnte durch die Explorationsdaten nicht bestätigt werden.
Die Gruppen I, III und IV zeigen lediglich eine Schwankungs-
breite von 66.7 % bis 67.1 % in der Motivdemittanz und entsprechend in der Motivpersistenz von 32.9 % bis 33.3 %. Nur
Gruppe II zeigte eine Tendenz in der erwarteten Richtung
(Demittanz 73.9 % / Persistenz 26.1 %).
Für die Strategien der Persistenz bestätigte sich in allen
Gruppen die vorrangige Bedeutung der solutiven Strategie,
die sowohl im BSF wie auch in der Exploration der häufigste
Persistenzmechanismus war. Der am seltensten genannte Per-
sistenzmechanismus war in den Retrospektionsdaten die mit

Aggression verbundene impetive Strategie, während die mit
Investition verknüpfte impetive Strategie im BSF den niedrigsten Stellenwert einnahm. Diese Vertauschung der Rang-
plätze mag zum Ausdruck bringen, daß in der Phantasie leichter und stärker Aggression zur Problemlösung herangezogen
werden kann als in erinnerten realen Lebenssituationen.
Umgekehrt erfordert das Leben weit mehr eigene Aufwendungen
und Investitionen zur Bewältigung von Problemen als sie in
einem Fragebogen vorgestellt werden können. Verfälschungs-
effekte der Retrospektionsmethode dürfen allerdings bei
diesen Überlegungen nie außeracht gelassen werden.
Bei der Motivdemittanz wurden in den Explorationsdaten am
häufigsten die Intellektualisierung, Rationalisierung und
Bagatellisierung gefunden. Diese drei Mechanismen mit deutlich kognitiver Komponente mit den Funktionsprinzipien der
Disjunktion und der Reaestimation hatten auch in der Häufig-
keitverteilung des BSF führende Positionen. Im BSF lag nur
die Projektion noch vor ihnen. Die Reaktionsbildung vertau-
schte einen mittleren Rangplatz im BSF mit der deutlich
letzten Position innerhalb der Retrospektionsdaten. Diese
Verschiebungen könnten wiederum vor allem durch den unterschiedlichen Bedrohungscharakter der Problemsituationen erklärt werden: In Lebenssituationen wird seltener ein abge-
wehrtes Motiv durch ein oppositionelles Motiv substituiert
als es in der paper-pencil-situation möglich ist. Die Bevorzugung von Abwehrmechanismen mit stark kognitiver Komponente in beiden Datensätzen könnte auf die Stichproben-
zusammensetzung (Studenten) zurückgeführt werden.
Unterschiedlichkeiten und Gemeinsamkeiten zwischen antezedenten und testsituativen, aktuellen Bewältigungsformen
können durch eine Grobklassifizierung der Strategiepräferen-
zen nicht befriedigend dargestellt werden. Vergleiche der
Einzelmechanismen werden insbesondere durch methodische
Einflüsse (Testsituation und Rerospektion) in ihrer Aus-
sagekraft begrenzt.

11.2. Kontextmerkmale und Personmerkmale

Die Zusammenhangsberechnungen für die Variablen des subjektiven Elternbildes und des Bewältigungsprozesses der Pbn
wurden geschlechtsspezifisch durchgeführt, um die Interaktionen zwischen Vater/Sohn, Vater/Tochter und Mutter/Sohn, Mut-
ter/Tochter erfassen zu können. Die Korrelationskoeffizien-
ten wurden zweiseitig auf Signifikanz gegen $\rho=0$ geprüft.
Die kritischen Koeffizienten für die Gruppe der weiblichen
Pbn (n=49) lagen bei 0.27 ($\alpha=0.005$ *), 0.35 ($\alpha=0.01$ **) und
0.44 ($\alpha=0.001$ ***). In der Gruppe männlicher Pbn (n=43)
waren die kritischen Koeffizienten 0.30 ($\alpha=0.05$ *), 0.39
($\alpha=0.01$ **) und 0.49 ($\alpha=0.001$ ***). Diese Koeffizienten
wurden der Tabelle 113 (SACHS 1974) entnommen bzw. durch
Interpolation gewonnen. Alle berechneten Korrelationskoef-
fizienten sind SPEARMANsche Rangkoeffizienten und wurden
nach Formel 5.13 (SACHS 1974) bestimmt.
Für die motivpersistenten und motivdemittanten Bewältigungsstrategien der Eltern ergaben sich folgende statistisch gesicherte Zusammenhänge mit Personmerkmalen der Pbn (Tab. 15).
Die Streßreagibilität (BELA) der männlichen Pbn steht in positivem Zusammenhang mit der Persistenz beider Elternteile.
Im Gegensatz zu den Töchtern reagieren Söhne stärker innerlich auf Belastungen, wenn sie ihre Eltern durchsetzungsfähig erlebt haben. Ein Zusammenhang mit Neurotizismus und
Ängstlichkeit konnte nur für Söhne mit persistenten Müttern
gefunden werden. Die durchsetzungsfähige Mutter wirkt sich
somit eher negativ auf ihren Sohn aus. In gleicher Weise
wirkt sich ein Mangel an Durchsetzungsfähigkeit des Vaters
auf seinen Sohn aus. Auch die Töchter motivdemittanter Väter neigen zur Ängstlichkeit. Die Regressibilität steht für
Kinder beiderlei Geschlechts in deutlichem Zusammenhang mit
der Demittanz des Vaters. Frauen neigen zur Regressibilität,
wenn ihre Väter persistent oder ihre Mütter demittant erlebt wurden; Männer, wenn ihre Mütter motivpersistent eingeschätzt werden. Die Persistenz der Eltern zeigt somit ge-
gengeschlechtliche Zusammenhänge mit der Regressibilität
der Kinder. In der Leistungsmotivation fanden wir erwartungsgemäß, daß persistente Eltern erfolgsmotivierte Töchter haben.

	P-Vater	P-Mutter	D-Vater	D-Mutter	
B E L A	.30 *	.41 **	.04	.09	m
	.06	.01	.07	-.03	w
EXTRAVERSION	.07	-.01	.21	.09	m
	.18	.27	.04	.14	w
NEUROTIZISMUS	.18	.36 *	.34 *	-.19	m
	-.04	-.24	.23	.02	w
M A S	.11	.37 *	.36 *	.20	m
	.01	-.05	.37 **	.08	w
V T F	.03	-.20	-.05	-.22	m
	-.16	-.20	.02	.01	w
R F	.24	.48 **	.55 ***	.15	m
	.41 **	.23	.47 ***	.40 **	w
ERFOLGSHOFFNG.	-.30 *	-.44 **	-.33 *	-.41 **	m
	.30 *	.29 *	.07	.14	w
MISSERFOLGSF.	.17	.30 *	.42 **	.31 *	m
	.04	-.08	-.10	-.09	w
G T - 1	-.22	-.37 *	-.43 **	-.50 ***	m
	.05	.28 *	-.12	.17	w
G T - 2	-.07	-.26	-.46 **	.01	m
	.06	-.04	.12	.01	w
G T - 3	-.39 *	-.10	-.30 *	-.13	m
	.06	.05	-.02	-.19	w
G T - 4	.20	.41 **	.26	.23	m
	-.02	-.17	.15	.03	w
G T - 5	-.02	.16	-.01	.21	m
	.20	-.08	.23	.05	w
G T - 6	.16	.16	-.11	.16	m
	-.04	-.12	.13	-.09	w
F A F - 1	.31 *	.48 **	-.01	.01	m
	.12	.03	.28 *	.17	w
F A F - 2	-.05	-.11	.27	-.31 *	m
	.17	.15	.15	.02	w
F A F - 3	.16	.46 **	.50 ***	.36 *	m
	.15	.08	.32 *	.41 **	w
F A F - 4	.19	.45 **	.04	-.02	m
	-.06	-.08	.33 *	.07	w
F A F - 5	-.15	-.03	.27	.28	m
	.08	.20	-.07	-.14	w
F A F - Σ A	.22	.47 **	.32 *	.04	m
	.13	.08	.32 *	.29 *	w

Tab. 15: Zusammenhänge zwischen der Motivpersistenz,
-demittanz der Eltern und den Personmerkmalen
der Pbn.

Die Persistenz der Eltern steht jedoch im negativen Zusammenhang mit der Erfolgshoffnung der Söhne. Aber auch die Demittanz der Eltern zeigt negative Verknüpfungen mit der Erfolgshoffnung der Söhne. Die Mißerfolgsfurcht der Söhne war positiv mit der Demittanz der Eltern korreliert, was unseren hypothetischen Erwartungen entsprach. Auch motivpersistente Mütter hatten eher mißerfolgsmotivierte Söhne. Im Giessen-Test zeigte sich, daß männliche Pbn zur negativen Resonanz neigten, wenn sie ihre Eltern als motivdemittant oder ihre Mutter als persistent erlebt hatten. Frauen gaben dagegen positive Resonanz an, wenn ihre Mütter motivpersistent geschildert wurden. Männer beschrieben sich als dominant, wenn sie ihre Väter als demittant einstuften. Eine Unterkontrolliertheit stand bei den männlichen Pbn in Zusammenhang mit der Persistenz und der Demittanz ihres Vaters. Die Depressivität der Söhne korrelierte deutlich mit der Motivpersistenz der Mütter.
Spontane Aggression fand sich im FAF für die männlichen Pbn im Zusammenhang mit der Persistenz der Eltern, während Frauen eher zur spontanen Aggression neigten, wenn ihre Väter motivdemittant erlebt wurden. Die reaktive Aggressivität war für die Söhne mit der Demittanz der Mütter negativ korreliert. Die Erregbarkeit stand für die männlichen Pbn im Zusammenhang mit der Motivpersistenz der Mutter und der Demittanz beider Elternteile, während für die weiblichen Pbn nur mit der Demittanz der Eltern Zusammenhänge zu finden waren. Die Persistenz der Mutter korrelierte positiv mit der Selbstaggression der Söhne; für die Töchter wurde ein Zusammenhang mit der Demittanz der Väter bestimmt. Die Summe der Aggressionsvariablen (FAF1-3) zeigte einstimmig für Kinder beiderlei Geschlechts einen Zusammenhang mit der Motivdemittanz des Vaters. Die Motivpersistenz der Mutter korrelierte mit der Aggressionssumme der Söhne, die Demittanz der Mutter mit der ΣA der Töchter.

Zusammenfassend kann festgehalten werden, daß die Motivpersistenz des Vaters mit der Streßreagibilität, der Unterkontrolliertheit und der spontanen Aggression des Sohnes positiv, mit dessen Erfolgshoffnung jedoch negativ korreliert.

Zusammenhänge zwischen der väterlichen Persistenz und Personmerkmalen der Tochter bestehen nur mit der Regressibilität und
der Erfolgshoffnung. Die Persistenz der Mutter zeigt ebenfalls
einen Zusammenhang mit der Streßreagibilität des Sohnes, außerdem mit dem Neurotizismus, der Ängstlichkeit, Regressibilität,
Mißerfolgsfurcht, negativen Resonanz, Depression, spontanen
Aggression, Erregbarkeit und Selbstaggression. Eine motivpersistente, durchsetzungsfähige und fordernde Mutter läßt beim
Sohn ein ziemlich negatives Selbstbild entstehen. Mit dem
Selbstbild der Tochter besteht nur eine positive Beziehung zur
Erfolgshoffnung. Die Motivpersistenz der Mutter hat nach diesen Ergebnissen auf die Personmerkmale der Tochter kaum Ein-
fluß, im Fall der Leistungsmotivation sogar einen positiven.
Die Motivpersistenz des Vaters hat auf Kinder beiderlei Ge-
schlechts kaum negative Wirkung. Die Motivdemittanz des Vaters
hat auf das Selbstbild des Sohnes negative Auswirkungen: Zu-
sammenhänge mit Neurotizismus, Ängstlichkeit, Regressibilität,
Mißerfolgsfurcht, negative Resonanz, Unterkontrolliertheit und
Erregbarkeit. Auch für die Tochter zeigen sich Zusammenhänge
mit der Ängstlichkeit, Regressibilität, spontanen Aggression,
Erregbarkeit und Selbstaggression.
Die Demittanz der Mutter läßt weniger Zusammenhänge mit Personmerkmalen der Kinder erkennen: Mißerfolgsfurcht, negative
Resonanz, Erregbarkeit und ein Mangel an reaktiver Aggression
im Selbstbild des Sohnes sowie Regressibilität und Erregbarkeit
bei der Tochter.
Eine motivpersistente Mutter und ein motivdemittanter Vater
korrelieren deutlich mit negativen Personmerkmalen des Sohnes.
Die Motivdemittanz des Vaters zeigt bei der Tochter ebenfalls
deutlich negative Aspekte. Die Persistenz des Vaters und die
Demittanz der Mutter stehen weniger im Zusammenhang mit den
Schattenseiten der Selbstbilder ihrer Kinder. Diese Elternkonstellation entspricht auch dem traditionellen Elternbild:
starker, durchsetzungsfähiger Vater und schwache, anpassungs-
bereite Mutter. Die Umkehr dieser Konstellation scheint negative
Auswirkungen auf die Persönlichkeitsentwicklung ihrer Kinder in
sich zu bergen. Diese Zusammenhänge stehen auch in Einklang mit
den Befunden von WOLFF (1951) "über das paradoxe Elternbild als
Ursache der Charakterverbiegung" und der"elterlichen Rollenum-
kehrung" nach PARSONS (1968) und LIDZ (1971).

Zur Überprüfung, ob in der vorliegenden Stichprobe eine
bestimmte Konstellation dieser Elternbilder überrepräsen-
tiert ist, wurde der Vorzeichentest nach DIXON & MOOD (1946)
gerechnet. Dieser dient als "Schnelltest zur Prüfung des
Unterschiedes der zentralen Tendenz zweier verbundener
Stichproben" (SACHS 1974, S. 247). Bei den Elternpaaren
hatten die Mütter signifikant häufiger (α=0.05) höhere
Ausprägungen der Motivdemittanz als die Väter. Bezüglich
der Motivpersistenz konnte kein signifikanter Unterschied
zwischen den Elternteilen gesichert werden. Ein geringes
überwiegen der Persistenz der Väter mußte als noch zufällig
angesehen werden.

Die Regressibilität der Eltern zeigte Zusammenhänge mit der
Erregbarkeit ihrer Kinder gleichermaßen für Söhne wie auch
für Töchter (Tab. 16). Die erwarteten Korrelationen zwischen
elterlicher Regressibilität und der ihrer Kinder konnte für
Söhne und Töchter nur mit dem Vater bestätigt werden. Die
Regressibilität der Mutter zeigte insgesamt weniger Zusammenhänge mit Personmerkmalen der Kinder. Insbesondere korreliert sie mit der negativen Resonanz, der Depression und
der Aggressionshemmung der Söhne. Gemeinsam mit der Regressibilität des Vaters zeigte sie einen negativen Zusammenhang mit der Erfolgshoffnung der Söhne. Mißerfolgsfurcht,
negative Resonanz, Dominanz und Unterkontrolliertheit der
Söhne gingen mit der Regressibilität der Väter einher. Bei
den Töchtern zeigten sich ebenfalls Zusammenhänge mit negativen Personmerkmalen: Neurotizismus, Ängstlichkeit, spontane Aggression und Selbstaggression.
Zusammenfassend läßt die Regressibilität der Eltern Zusammenhänge erwartungsgemäß eher mit negativen Aspekten des
Selbstbildes ihrer Kinder erkennen. Dies betrifft insbesondere die Bereiche der Leistungsmotivation und der sozialen Selbstachtung.

Für die reaktive Aggressivität der Eltern konnnten erwartungsgemäß vor allem hohe Korrelationen mit den Aggressionsfaktoren der Pbn gefunden werden (Tab. 16). Die Aggressivität
des Vaters korreliert jedoch nur mit den Faktoren der Tochter: spontane und reaktive Aggression, Erregbarkeit und

	R-Vater	R-Mutter	A-Vater	A-Mutter	
B E L A	-.04	.27	.18	.03	m
	.10	-.08	.13	-.02	w
EXTRAVERSION	.21	.05	-.08	-.04	m
	.10	.07	.32 *	.21	w
NEUROTIZISMUS	.12	-.17	-.22	.36 *	m
	.27 *	.17	.40 **	.49 ***	w
M A S	.21	.25	.03	.42 **	m
	.36 **	.17	.23	.16	w
V T F	.01	-.20	-.16	.32 *	m
	.01	.10	.01	.28 *	w
R F	.44 **	.18	-.35 *	.62 ***	m
	.30 *	.26	.39 **	.27 *	w
ERFOLGSHOFFNG.	-.36 *	-.31 *	.06	-.24	m
	.02	.03	-.06	-.19	w
MISSERFOLGSF.	.37 *	.21	-.20	.16	m
	-.01	-.03	-.07	-.05	w
G T - 1	-.44 **	-.55 ***	.06	-.28	m
	-.03	.08	.01	-.12	w
G T - 2	-.35 *	.13	.49 ***	.12	m
	.02	-.07	-.30 *	-.31 *	w
G T - 3	-.42 **	-.15	.22	-.11	m
	-.12	-.24	-.26	-.18	w
G T - 4	.14	.35 *	-.02	.53 ***	m
	.11	.12	-.01	.10	w
G T - 5	-.03	.20	.12	.01	m
	.16	.10	.18	.01	w
G T - 6	-.02	.25	.06	.29	m
	.05	-.06	-.07	.02	w
F A F - 1	.16	.10	-.02	.17	m
	.38 **	.21	.46 ***	.39 **	w
F A F - 2	.14	-.23	-.25	.01	m
	.17	-.03	.46 ***	.05	w
F A F - 3	.59 ***	.41 **	-.14	.52 ***	m
	.38 **	.37 **	.50 ***	.18	w
F A F - 4	.14	-.01	.01	.33 *	m
	.33 *	.17	.31 *	.48 ***	w
F A F - 5	.06	.39 *	.17	.28	m
	-.12	-.23	-.26	-.18	w
F A F - Σ A	.28	.12	-.21	.20	m
	.40 **	.23	.58 ***	.26	w

Tab. 16: Zusammenhänge zwischen der Regressibilität,
reaktiven Aggressivität der Eltern und den
Personmerkmalen der Pbn.

Selbstaggression. Die Aggressivität der Mutter zeigte Zusammenhänge mit der spontanen Aggression und der Selbstaggression der Tochter und der Erregbarkeit und Selbstaggression des Sohnes. Der Vater scheint in der Aggressionsentwicklung des Sohnes keine Modellwirkung zu besitzen, jedoch sind hohe Zusammenhänge mit der Tochter zu erkennen. Die Aggressivität der Mutter steht in Beziehung sowohl mit der Aggressivität der Söhne als auch der Töchter. Ihre Aggressivität dürfte auch nicht unwesentlich bei der Entwicklung der Selbstaggression ihrer Kinder beteiligt sein. Die reaktive Aggressivität beider Elternteile korreliert mit der Dominanz der Töchter; bei den Söhnen besteht jedoch ein deutlicher Zusammenhang zwischen Gefügigkeit und der Aggressivität des Vaters. Die Aggressivität der Mutter geht mit der Depressivität und Ängstlichkeit der Söhne einher. Für Kinder beiderlei Geschlechts korreliert sie mit der Vermeidungstendenz und dem Neurotizismus, welcher nur für die Töchter mit der Aggressivität der Väter einhergeht. Die Regressibilität korreliert für Söhne und Töchter mit der Aggressivität der Mutter. Die Aggressivität des Vaters steht jedoch mit der Regressibilität der Söhne in negativem und mit jener der Töchter in positivem Zusammenhang. Zusammenfassend zeigen sich neben Zusammenhängen zwischen der Aggressivität des Vaters und negativen Aspekten des Selbstbildes der Töchter (Neurotizismus und Selbstaggression) auch Zusammenhänge mit der Extraversion und der Dominanz. Söhne aggressiver Väter neigen dagegen eher zur Gefügigkeit. Sie müssen mehr dem direkten und auch überlegenen Rivalen (Vater) ausweichen und sich unterordnen. Entsprechend konnte auch kein Hinweis im FAF für eine Modellwirkung aggressiven Verhaltens des Vaters für den Sohn gefunden werden. Die Aggressivität des Vaters behindert zwar die Aggressionsentfaltung des Sohnes; die Aggressivität der Mutter aber steht stärker im Zusammenhang mit negativen Selbstaspekten (Neurotizismus, Ängstlichkeit, Vermeidung, Depression und Selbstaggression).

11.3. Kontextmerkmale und Ereignismerkmale

Zusammenhänge zwischen der Motivpersistenz bzw. -demittanz
der Eltern und den subjektiven Ereignismerkmalen der Pbn
im BSF zeigt Tabelle 17. Beide Kategorien von Bewältigungsstrategien des Vaters zeigen keinerlei Zusammenhänge mit
der Kausalattribuierung der Söhne, sie korrelieren jedoch
deutlich mit jenen der Töchter. Die Motivpersistenz des Vaters läßt höhere Zusammenhänge mit variablen Attributionen
der Töchter erkennen. Stabile Attributionen der Töchter gehen hingegen deutlicher mit der Demittanz des Vaters einher.
Kausalattributionen der männlichen Pbn zeigen nur Zusammenhänge mit dem Bewältigungsverhalten der Mütter. Diese Zusammenhänge konnten jedoch nur für den internen Kontrollort gesichert werden. Männer, die ihre Mütter eher persistent
schildern, neigen mehr zur intern-stabilen Attribuierung.
Intern-variable Attributionen bei Männern korrelieren negativ mit der Motivdemittanz der Mütter. Bei Frauen korreliert die Demittanz der Mütter mit beiden externalen Attributionen gleichermaßen, jedoch nicht mit internalen. Die
Persistenz der Mütter steht deutlicher im Zusammenhang mit
variablen Kausalattributionen beiderlei Kontrollortes der
Töchter. Bei den Emotionen ergaben sich Zusammenhänge für
die Persistenz des Vaters mit den feindseligen Gefühlen der
Söhne und psychischer Angst der Töchter. Die Persistenz der
Mutter ging sowohl bei Söhnen und Töchtern mit feindseligen
Gefühlen einher, jedoch bei den Söhnen auch mit der Depressivität. Auch die Demittanz des Vaters korrelierte mit der
depressiven Verstimmung des Sohnes. Die Demittanz der Mutter
zeigte keine statistisch gesicherten Zusammenhänge mit der
Emotion der subjektiven Ereignismerkmale. Für die mütterliche Demittanz konnten auch keine bedeutsamen Korrelationen
mit den Varablen der Hindernisbewertung gefunden werden. Die
negativen Aspekte der Hindernisbewertung zeigten hohe Zusammenhänge mit der Persistenz der Eltern, aber auch der
Demittanz des Vaters, wobei sich für Vater/Tochter und Mut-
ter/Sohn meist höhere Koeffizienten bestimmen ließen. Die
positive Variable "Hoffnung" korrelierte nur bei den Töchtern
mit der Persistenz der Eltern.

	P-Vater	P-Mutter	D-Vater	D-Mutter	
I-S	.25	.39 **	.06	.11	m
	.37 **	.30 *	.46 ***	.26	w
I-V	.06	.24	-.05	-.30 *	m
	.48 ***	.46 ***	.40 **	.18	w
E-S	-.08	-.22	-.15	-.15	m
	.45 **	.36 *	.55 ***	.38 **	w
E-V	.27	.25	.06	-.13	m
	.48 ***	.54 ***	.45 **	.42 **	w
pA	.10	.29	.12	.20	m
	.34 *	.26	.27	.25	w
fG	.38 *	.43 **	.26	.21	m
	.27	.33 *	.21	.15	w
De	.23	.37 *	.31 *	.20	m
	.23	.21	.13	.03	w
He	.06	.20	.12	.22	m
	.00	-.07	.04	-.08	w
B	.51 ***	.59 ***	.43 ***	.24	m
	.60 ***	.49 ***	.48 ***	.25	w
K	.55 ***	.63 ***	.37 *	.07	m
	.53 ***	.42 **	.52 ***	.26	w
V	.51 ***	.69 ***	.22	.20	m
	.77 ***	.56 ***	.46 ***	.27	w
H	.10	-.07	.10	-.03	m
	.28 *	.42 **	.25	.26	w

Tab. 17: Zusammenhänge zwischen der Motivpersistenz, -demittanz
der Eltern und den subjektiven Ereignismerkmalen.

<u>Zusammenfassend</u> zeigte sich, daß das erfaßte Bewältigungs-
verhalten des Vaters mit dem des Sohnes keine bedeutsamen
Zusammenhänge besitzt. Vielmehr fanden sich Korrelationen
zwischen Vater und Tochter. Das Bewältigungsverhalten der
Mütter zeigte einzelne Korrelationen mit den Attributionen
der Söhne, jedoch häufiger mit jenen der Töchter. Variable
Attributionen der Töchter besaßen erwartungsgemäß höhere
Zusammenhangsmaße mit der Persistenz der Eltern, stabile mit
der Demittanz des Vaters. Frauen attribuieren in Belastungssituationen stärker anstrengungsrelevant, wenn ihre Eltern
durchsetzungsfähiger erlebt wurden. Männer sehen die Ursache
eines kritischen Ereignisses eher in der eigenen Unfähigkeit,
wenn sie ihre Mutter durchsetzungsfähig schildern. Sie reagieren dann auch eher mit feindseligen Gefühlen und Depression. Aber auch ein als schwach geschilderter Vater geht bei
Männern mit einer Neigung zu depressiven Verstimmungen in
Belastungen einher. Bei Männern wirkt sich somit ein demittanter Vater und eine persistente Mutter auf die emotionale Streßreaktion eher negativ aus, während ein stark geschilderter Vater mit Ängstlichkeit bei seinen Töchtern einhergeht. Eine mangelnde Durchsetzungsfähigkeit der Mutter
zeigte keine Zusammenhänge mit der Emotion und der subjektiven Hindernisbewertung. Die Persistenz beider Elternteile
steht bei ihren Töchtern in Beziehung zur Hoffnung auf Motivbefriedigung. Hier zeigt sich eine Modellwirkung, die
sich für die Söhne jedoch nicht bestätigen ließ.

Die <u>Regressibilität</u> des Vaters zeigt hohe Zusammenhänge mit
stabiler, insbesondere extern-stabiler Attribuierung der
Töchter (Tab. 18). Dieser Zusammenhang konnte auch für die
Regressibilität der Mutter gefunden werden. Mit den emotionalen Ereignismerkmalen korrelierte die Regressibilität der
Eltern nicht signifikant. Bei der Hindernisbewertung zeigte
sich, daß die Regressibilität des Vaters in bedeutendem Zusammenhang mit der Ausprägung der Befriedigungsbedrohung und
mangelnden Vorhersagbarkeit bei der primären Einschätzung
der Tochter steht. Gleiches gilt für die Söhne und die Regressibilität der Mütter.

	R-Vater	R-Mutter	A-Vater	A-Mutter	
I-S	-.01 .39 **	.14 .21	.09 .29 *	.24 .25	m w
I-V	-.13 .30 *	-.23 .08	.04 .28 *	.32 .01	m w
E-S	-.20 .53 ***	-.20 .31 *	-.26 .36 **	-.01 .15	m w
E-V	-.11 .41	-.20 .30	-.32 * .03	.22 .13	m w
pA	.13 .26	.30 .10	.30 .20	.54 *** -.07	m w
fG	.30 .21	.15 .16	-.14 .26	.02 .44 **	m w
De	.30 .12	.29 .04	-.03 .24	.45 ** .10	m w
He	.18 .04	.24 -.03	.08 .01	.35 * .09	m w
B	.30 .38 **	.33 * .16	-.18 .30 *	.53 *** .19	m w
K	.30 .44	.14 .22	-.02 .26	.52 .22	m w
V	.21 .38 **	.35 * .21	-.01 .26	.75 *** .27 *	m w
H	.03 .17	-.13 .14	-.35 * .16	-.32 * .05	m w

Tab. 18: Zusammenhänge zwischen der Regressibilität, reaktiven Aggressivität der Eltern und den subjektiven
Ereignismerkmalen.

<u>Zusammenfassend</u> gilt, daß die Regressibilität der Eltern
mit der Ursachenerklärung ihrer Töchter einhergeht, welche
Belastungen äußeren, unbeeinflußbaren Größen zuschreibt.
Diese Attribuierung könnte für die Eltern selbst bezeich-
nend sein und die Ätiologie ihrer Regressibilität selbst
widerspiegeln: ein Rückzug aus Resignation über die Unbeeinflußbarkeit der äußeren Unzulänglichkeiten. Bei der
subjektiven Hindernisbewertung zeigten sich wiederum gegen-
geschlechtliche Zusammenhänge zwischen Eltern und Kindern.
Bemerkenswerterweise fanden sich die Korrelationen bei negativen Hindernisaspekten.

Die <u>Aggressivität</u> der Mutter zeigte keine Zusammenhänge mit
den Attribuierungsformen der Pbn (Tab. 18). Die Aggressivität des Vaters korrelierte am deutlichsten mit der extern-
stabilen Attribuierung der Töchter; mit extern-variablen
Attribuierungen der Söhne ergab sich ein negativer Zusammenhang. Signifikante Korrelationen mit der Emotion konnten nur bei der Aggressivität der Mütter errechnet werden.
Sie geht mit Angst, Depression und Hemmung der Söhne und
mit feindseligen Gefühlen der Töchter einher. Auch bei der
subjektiven Hindernisbewertung korrelierte sie deutlich mit
der Bedrohung und mangelnder Vorhersagbarkeit bei den Söhnen. Die Aggressivität beider Elternteile steht in einem
negativen Zusammenhang mit der Ausprägung der Hoffnung bei
ihren Söhnen. Die Aggressivität des Vaters korreliert ferner
nur noch mit dem Maß der Bedrohung, welches von den Töchtern
erlebt wird.
<u>Zusammenfassend</u> läßt sich ableiten, daß zwischen der Aggres-
sivität des Vaters und der Kausalattribuierung und zwischen
der Aggressivität der Mutter und der Emotion der Pbn Zusammenhänge bestehen. Die Aggressivität der Mutter hat nur für
die Töchter eine Modellwirkung, bei den Söhnen geht sie stattdessen mit Angst, Depression und Hemmung einher. Männer, die
ihre Mütter als aggressiv schildern, betonen auch stark die
negativen Aspekte der Hindernisbewertung und haben keine
Hoffnung auf Bewältungserfolg. Die Aggressivität der Mütter
steht besonders mit negativen Aspekten der subjektiven Ereignismerkmale bei ihren Söhnen in Verbindung.

11.4. Kontextmerkmale und Bewältigungsformen

Es konnten hohe Korrelationen zwischen den Summenwerten der
motivpersistenten Bewältigungsstrategien der Pbn und deren
Eltern gefunden werden (Tab. 19). Insbesondere zeigt die
Persistenz der Mutter hohe Zusammenhänge mit der Persistenz
der Kinder beiderlei Geschlechts. Die Persistenz des Vaters
korreliert stärker mit jener der Tochter. Die Demittanz des
Vaters weist geringgradig bedeutsame Zusammenhänge mit der
Persistenz der Kinder auf, während die Demittanz der Mutter
mit der Persistenz ihrer Kinder nicht korreliert. Die exspektive Strategie der Töchter korreliert nur mit der Persistenz des Vaters. Auch die übrigen Persistenzstrategien
zeigen höhere Zusammenhänge zwischen den Töchtern und dem
Persistenzgesamtwert des Vaters. Zwischen Vater und Sohn
zeigen sich dabei nur Zusammenhänge bei der solutiven und
der mit Aggression verbundenen impetiven Strategie.
Die Korrelationen zwischen der mütterlichen Persistenz und
den Persistenzstrategien der Pbn sind zwar für die Töchter
meist statistisch bedeutsamer, doch sind hier mehr Zusammenhänge zwischenMutter und Sohn zu finden als zwischen
Vater und Sohn. Neben den Korrelationen mit der solutiven
und impetiv-A-Strategie gehenauch die implorative und die
impetiv-I-Strategie mit der mütterlichen Persistenz einher.
Es zeigt sich für Kinder beiderlei Geschlechts ein - mit
Ausnahme der exspektiven Strategie - geschlossenes Zusammenhangsbild mit der mütterlichen Persistenz. Die Demittanz
der Mutter weist nur geringe Korrelationen mit den Persistenzstrategien der Töchter auf. Die Demittanz des Vaters hat Zusammenhänge mit der solutiven und den impetiven Strategien
der Töchter, und der implorativen und impetiv-A-Strategie
der Söhne.
Die Summe der Demittanzstrategien korreliert nur für die
weiblichen Pbn mit der Demittanz der Eltern. Nur mit der
Persistenz des Vaters ergaben sich Zusammenhänge für die
männlichen Pbn. Bei ihnen korrelierten die Verdrängung und
die Projektion positiv und die Rationalisierung und Bagatellisierung negativ mit der Persistenz des Vaters, während
alle Abwehrmechanismen der weiblichen Pbn mit der Persistenz

	P-Vater	P-Mutter	D-Vater	D-Mutter	
PERSISTENZ Σ	.34 *	.57 ***	.32 *	-.05	m
	.53 ***	.58 ***	.27 *	.19	w
EXSPEKTIV	.24	.20	.08	-.16	m
	.39 **	.15	.17	.08	w
SOLUTIV	.47 **	.68 ***	.23	.04	m
	.54 ***	.61 ***	.34 *	.31 *	w
IMPLORATIV	.15	.33 *	.41 **	-.06	m
	.55 ***	.62 ***	.22	.28 *	w
IMPETIV-I	.09	.33 *	.30	-.15	m
	.46 ***	.47 ***	.44 ***	.31 *	w
IMPETIV-A	.35 *	.46 **	.35 *	-.05	m
	.49 ***	.62 ***	.31 *	.36 **	w
DEMITTANZ Σ	.31 *	-.03	.24	.01	m
	.47 ***	.37 **	.54 ***	.43 **	w
VERDRÄNGUNG	.32 *	.02	-.17	.03	m
	.48 ***	.31 *	.27	.27	w
RATIONALISIER.	-.30 *	-.12	.07	-.12	m
	.54 ***	.37 **	.38 **	.44 **	w
INTELLEKTUAL.	.28	.53 ***	.39 **	-.08	m
	.37 **	.36 **	.54 ***	.35 **	w
BAGATELLISIER.	-.32 *	-.56 ***	-.17	-.11	m
	.38 **	.18	.23	.28 *	w
REGRESSION	.26	.11	.58 ***	.16	m
	.34 *	.21	.43 **	.37 **	w
PROJEKTION	.46 **	.17	.03	.08	m
	.51 ***	.54 ***	.66 ***	.50 ***	w
IDENTIFIKATION	.23	.04	-.22	.08	m
	.51 ***	.35 **	.63 ***	.47 ***	w
REAKTIONSBILD.	.16	.06	.26	.15	m
	.49 ***	.28 *	.40 **	.29 *	w

Tab. 19: Korrelationen zwischen der Motivpersistenz/-demittanz der Eltern und den Bewältigungsstrategien der Pbn.

des Vaters in positivem Zusammenhang stehen. Die Persistenz
der Mutter korrelierte positiv mit der Intellektualisierung
und negativ mit der Bagatellisierung der Söhne. Für die
Töchter wurden Korrelationen mit der Verdrängung, Rationalisierung, Intellektualisierung, Projektion, Identifikation
und Reaktionsbildung gefunden. Die Demittanz der Mutter
steht nur mit den Abwehrmechanismen ihrer Töchter in positiven Zusammenhängen. Die Demittanz des Vaters zeigt zwar vor
allem hohe Zusammenhangswerte mit den Abwehrmechanismen der
Tochter, korreliert aber auch bedeutsam mit der Intellektualisierung und Regression des Sohnes.

Zusammenfassend ergibt sich, daß die Persistenz des Vaters
in bedeutsamerem Zusammenhang mit den Bewältigungsformen
der Töchter als mit jenen der Söhne steht. Diese Relation
läßt sich sowohl für die Persistenz- als auch für die De-
mittanzgesamtwerte finden. Ein motivdemittanter Vater hat
auch häufiger demittante Töchter, seltener auch persistente
Töchter und hat eher persistente Söhne als demittante Söhne.
Eine Modellwirkung des Bewältigungsverhaltens des Vaters
ist nur für seine Töchter nachweisbar. Der Sohn eines weniger durchsetzungsfähigen Vaters kann sich selbst als stärker persistent schildern. Diese Differenz könnte auf eine
Übersteigerung des Wunschbildes zurückgeführt werden, aber
auch auf die größeren Freiräume, die ein nachgiebiger Vater seinem Sohn einräumt. Der Mangel an Identifikations-
möglichkeit mit einem starken Vater spiegelt sich auch in
der Bevorzugung der implorativen Strategie wider: Er sucht
die Unterstützung anderer.

Eine persistente Mutter dürfte stärkere Modellwirkung auf
Kinder beiderlei Geschlechts in der Entwicklung motivpersistenten Bewältigungsverhaltens besitzen. Nur bei ihren Töchtern kann ihr forderndes und durchsetzungsfähiges Befriedi-
gungsstreben zur Verzichthaltung führen. Die Motivdemittanz
der Mutter kann häufig eine Modellfunktion für ihre Töchter
erfüllen. Sie zeigt jedoch keine Zusammenhänge mit den Bewältigungsformen des Sohnes. Eine nachgiebige, verzichtende
Mutter scheint die Entwicklung der Befriedigungskompetenzen
des Sohnes nicht zu beeinflussen.

Motivpersistente Eltern haben häufig Kinder, die eine solutive (problemlösende) Strategie bevorzugen, aber auch mit
Aggression sich durchzusetzen versuchen. Ihre Töchter neigen
sehr dazu, andere um Hilfe und Unterstützung zu bitten. Sie
suchen bei anderen vielleicht auch im späteren Leben noch
die starken Eltern. Ihre Söhne gestatten sich nicht Problemsituationen zu bagatellisieren bzw. zu rationalisieren, vielmehr neigen sie - insbesondere bei einer persistenten Mutter -
zur Intellektualisierung. Aber für Söhne und Töchter gilt
gleichermaßen eine Bevorzugung der Intellektualisierung und
Projektion.

Motivdemittante Eltern begünstigen nur bei ihren Töchtern
die Entwicklung einer Verzichthaltung. Die Söhne zeigen mit
der Demittanz der Mütter keine Zusammenhänge. Der Sohn eines
demittanten Vaters entwickelt sogar häufig persistente Bewältigungsformen. Die Demittanz des Vaters steht in deutlichem Zusammenhang mit der Intellektualisierung und Regression
der Kinder. Bedeutsame Zusammenhänge der Intellektualisierung für Kinder beiderlei Geschlechts sind mit einer durchsetzungsfähigen Mutter und einem nachgiebigen Vater zu finden, wobei die Korrelationen zwischen Mutter/Sohn und
Vater/Tochter höhere Werte zeigen.

Die Regressibilität des Vaters (Tab. 20) stand vor allem
im Zusammenhang mit der Demittanz der Kinder. Die Regressibilität der Mutter korrelierte nur mit dem Gesamtwert der
Motivdemittanz ihrer Töchter. Bei der Persistenz korrelierte
die solutive Strategie der männlichen Pbn mit der Regressibilität des Vaters und impetiv-I-Strategie der weiblichen Pbn
mit der Regressibilität beider Elternteile. Erwartungsgemäß
konnten die höchsten Zusammenhänge zwischen der Regressibilität der Eltern und der Regression ihrer Kinder festgestellt
werden. Insbesondere zeigt die Regressibilität des Vaters
deutliche Modellwirkung. Die überwiegende Zahl an bedeutsamen Zusammenhängen zwischen der Regressibilität der Eltern
und demittanten Bewältigungsformen wurden für die weiblichen
Pbn gefunden.

Zusammenfassend steht die Regressibilität der Eltern deutlich
im Zusammenhang mit motivdemittanten Bewältigungsstrategien
der Kinder. Dieser Aspekt elterlicher Verzichtleistung prägt

	R-Vater	R-Mutter	A-Vater	A-Mutter	
PERSISTENZ Σ	.27 .26	-.21 .18	-.05 .17	.31 * .14	m w
EXSPEKTIV	.12 .11	-.15 .04	.06 .25	.38 * .13	m w
SOLUTIV	.31 * .24	.14 .21	.01 .09	.47 ** .21	m w
IMPLORATIV	.26 .18	-.27 .10	-.12 .13	.01 -.11	m w
IMPETIV-I	.27 .36 **	-.22 .28 *	-.02 .26	.16 .23	m w
IMPETIV-A	.26 .25	-.13 .22	-.20 .17	-.06 .13	m w
DEMITTANZ Σ	.38 * .39 **	-.03 .29 *	-.13 .30 *	.24 .15	m w
VERDRÄNGUNG	.08 .21	.18 .18	.02 .24	.47 ** .08	m w
RATIONALISIER.	-.08 .33 *	-.17 .33 *	.07 .28 *	.01 .07	m w
INTELLEKTUAL.	.30 .45 ***	-.14 .27 *	-.07 .38 **	.31 * .16	m w
BAGATELLISIER.	-.03 .24	-.19 .19	.01 .24	-.17 .18	m w
REGRESSION	.61 *** .35 **	.09 .30 *	-.12 .20	.01 .16	m w
PROJEKTION	.08 .58 ***	.14 .41 **	-.32 * .36 **	.09 .15	m w
IDENTIFIKATION	-.17 .60 ***	.o3 .39 **	-.16 .33 *	.09 .09	m w
REAKTIONSBILD.	.33 * .33 *	.15 .19	-.07 .34 *	.09 .23	m w

Tab. 20: Korrelationen zwischen der Regressibilität/Aggressi-
vität der Eltern und den Bewältigungsstrategien der
Pbn.

auch das Problemlösungsverhalten der Kinder. Insbesondere
weibliche Pbn scheinen diese Verzichthaltung zu übernehmen,
wobei die Regressibilität des Vaters stärkere Modellwirkung
besitzen dürfte.

Für die reactive Aggressivität der Eltern (Tab. 20) wurde
ein Zusammenhang mit der Aggressivität der Mutter und der
Gesamtpersistenz des Sohnes bzw. der Aggressivität des Vaters
und der Demittanz der Tochter gefunden. Die Aggressivität
der Mutter besitzt nur Zusammenhänge mit Bewältigungsstrategien der Söhne: exspektive und solutive Persistenzstrategie
einerseits und Verdrängung und Intellektualisierung andererseits. Die Aggressivität des Vaters korreliert lediglich negativ
mit der Projektion des Sohnes, aber positiv mit der Rationalisierung, Intellektualisierung, Projektion, Identifikation
und Reaktionsbildung der Tochter.

Zusammenfassend zeigt sich, daß die reaktive Aggressivität
des Vaters auf die Etablierung von Abwehrmechanismen im Bewältigungsrepertoire der Tochter einwirkt, aber auf das Bewältigungsverhalten des Sohnes kaum Einfluß hat. Umgekehrt
besitzt die Aggressivität der Mutter nur Zusammnehänge mit
den Bewältigungsformen des Sohnes. Diese Einwirkung erweist
sich als ziemlich zwiespältig, da die Aggressivität der
Mutter einerseits mit Motivpersistenz aber auch andererseits
mit Motivdemittanz einhergeht.

Der empirischen Überprüfung der Kontexthypothese, daß verschiedene Positionen innerhalb der Familienkonstellation
Zusammenhänge mit präferierten Bewältigungsformen aufweisen,
wurde wiederum die Gruppeneinteilung nach Persistenz- und
Demittanzmedianen zugrunde gelegt (vgl. 11.1). Die Verteilung der 4 Grundpositionen in der Geschwisterfolge über die
4 Copinggruppen gibt Tabelle 21 wider.

Einzelkinder gehören häufig den Gruppen III und IV an. Sie
zeigen entweder überdurchschnittliche oder unterdurchschnittliche Werte sowohl in der Motivpersistenz als auch in der
Motivdemittanz. Sie setzen sich entweder mit allen Mitteln
ein oder lassen den Dingen ihren Lauf ohne viel äußerer oder
innerer Beteiligung.

	I P↑ D↓	II P↓ D↑	III P↑ D↑	IV P↓ D↓	Σ
EINZELKIND	2 2.2%	1 1.1%	6 6.5%	6 6.5%	15 16.3%
ÄLTERER	5 5.4%	8 8.7%	5 5.4%	9 9.8%	27 29.3%
MITTLERER	5 5.4%	8 8.7%	5 5.4%	6 6.5%	24 26.1%
JÜNGERER	11 12.0%	6 6.5%	8 8.7%	1 1.1%	26 28.3%
Σ	23 25.0%	23 25.0%	24 26.1%	22 23.9%	92 100.0%

Tab. 21: Verteilung der Bewältigungspräferenzen innerhalb
der Familienkonstellation.

Ältere Geschwister sind häufig in den Gruppen II und IV vertreten: Sie neigen eher zur Verzichtleistung oder aber zu
einer Tendenz auf Belastungen weniger stark zu reagieren.
Jüngere Geschwister gehören vor allem der Gruppe I an: Sie
versuchen ihre Bedürfnisbefriedigung trotz Hindernissen
durchzustzen. Ihre größere Vitalität den älteren Geschwistern, Einzelkindern und Mittleren gegenüber unterstreicht
die geringe Zugehörigkeit zur Gruppe IV und die Stärke der
Gruppe III.
Mittlere Geschwister sind in Gruppe II ähnlich stark vertreten wie ältere Geschwister: Sie zeigen häufig die Tendenz
zur Verzichtleistung.
Die Gruppe I (vorherrschende Persistenz) wird vor allem durch
jüngere Geschwister repräsentiert, Gruppe II (vorherrschende
Demittanz) durch ältere und mittlere, Gruppe III (Persistenz
und Demittanz) durch jüngere und Gruppe IV (geringe Bewälti-
gungsanstrengungen) durch ältere Geschwister.

Diese Verteilung erwies sich jedoch als statistisch nicht
vom Zufall abweichend. Auch eine gezielte Überprüfung der
Zugehörigkeit älterer und jüngerer Geschwister zu den Gruppen I und II erbrachte ein nicht signifikantes χ^2 von 1.97.
Aufgrund der relativ geringen Zellenbesetzungen sollten
jedoch die Ergebnisse als trendmäßige Übereinstimmung mit
den Hypothesen zur Bewältigungspräferenz der Geschwister-
positionen (TOMAN 1974) gewertet werden.

11.5. Personmerkmale und Ereignismerkmale

Den Korrelationsberechnungen zwischen Personmerkmalen-Ereig-
nismerkmalen-Bewältigungsformen wurde die Gesamtstichprobe
(n=92) zugrunde gelegt. Die Signifikanztestung der SPEARMAN
Rangkoeefizienten erfolgte zweiseitig auf $\rho\ne0$. Die kritischen Werte sind: r=0.21 (α=0.05 *), r=0.27 (α=0.01 **) und
r=0.34 (α=0.001 ***). Sie wurden Tabelle 113 (SACHS 1974)
entnommen.

Beim attributionalen Aspekt der subjektiven Ereignismerkmale
(Tab. 22) zeigten sich bedeutsame Zusammenhänge zwischen
stabilen Attributionen und den Personmerkmalen Neurotizismus, Ängstlichkeit und Gefügigkeit. Auch der erwartete Zusammenhang zwischen variablen Attributionen und der Extraversion bzw. der Erfolgshoffnung konnten bestätigt werden.
Die Korrelationen zwischen der intern-stabilen Attribution
und der Vermeidungstendenz, der Depression und der sozialen
Impotenz entsprachen ebenfalls den Erwartungen. Die Aggres-
sivitätsfaktoren zeigten insgesamt dichte Zusammenhänge mit
den Attributionsformen. Die stärksten Zusammenhänge wurden
zwischen den stabilen Attributionen und der spontanen Aggression, der Erregung (Wut, Zorn) und der Selbstaggression gefunden. Kausale Unbeeinflußbarkeit zeigt somit eine deutlich destruktive Reaktionskomponente, die insbesondere in
der Ausprägung der Selbstaggression den Bogen zur Depression,
Ängstlichkeit und Neurotizismus zu schließen vermag. Das
Pendant zu diesem Zusammenhangsgefüge stellen die Korrelationen zwischen den variablen Attributionen und der Erfolgshoffnung sowie der Aggressionshemmung dar.

	I-S	I-V	E-S	E-V
B E L A	-.01	.04	.06	.07
EXTRAVERSION	-.04	.03	-.02	.41 ***
NEUROTIZISMUS	.36 ***	.11	.38 ***	.14
M A S	.55 ***	.46 ***	.45 ***	.26 **
V T F	.22 *	-.01	.07	.05
R F	.25 *	.16	.20	.39 ***
ERFOLGSHOFFN.	.03	.24 *	.15	.26 *
MISSERFOLGSF.	.13	-.01	-.02	.08
G T - 1	-.19	-.02	-.11	.13
G T - 2	.50 ***	.19	.23 *	.11
G T - 3	.26 *	.21 *	.17	.11
G T - 4	.27 **	.01	.17	.03
G T - 5	.07	.16	.09	-.16
G T - 6	.29 **	.24 *	.21 *	.02
F A F - 1	.41 ***	.21 *	.56 ***	.25 *
F A F - 2	.22 *	.36 ***	.32 **	.17
F A F - 3	.47 ***	.22 *	.51 ***	.43 ***
F A F - 4	.51 ***	.30 **	.50 ***	.25 *
F A F - 5	.14	.31 **	.06	.28 **
F A F - Σ A	.41 ***	.26 *	.58 ***	.35 ***

Tab. 22: Korrelationen zwischen den Personmerkmalen und
den Kausalattributionen (n=92).

Von den Zusammenhangshypothesen zum _emotionalen_ Aspekt der
primären Einschätzung (Tab. 23) konnten folgende für die
psychische Angst bestätigt werden: Ängstlichkeit (MAS),
soziale Impotenz und die Erregbarkeit korrelierten positiv
mit der situativen Angst, während sich mit der Extraversion
und der Erfolgshoffnung negative Korrelationen ergaben. Die
erwarteten Zusammenhänge mit dem Neurotizismus und der Mißerfolgsfurcht konnten nicht bestätigt werden. Die feindseligen Gefühle korrelierten mit der Streßreagibilität, dem
Neurotizismus, der Dominanz (GT-2) und den Faktoren der spontanen und reaktiven Aggression. Die Erfolgshoffnung steht
mit allen untersuchten Emotionen in negativem Zusammenhang,
insbesondere mit der Depression, was auch hypothestisch vermutet wurde. Weitere Zusammenhänge mit der Depression konnten bestätigt werden für Introversion, Neurotizismus, Ängstlichkeit, Mißerfolgsfurcht, negativer Resonanz (GT-1), Depressivität (GT-4), Retention (GT-5) und soziale Impotenz
(GT-6). Der vermutete Zusammenhang mit der Selbstaggression
konnte nicht belegt werden. Die Selbstaggression korrelierte
vielmehr mit der Hemmung, die besonders ausgeprägte Zusammenhänge mit den 6 GT-Skalen aufweist. Aber auch die formu-
lierten Zusammenhangsannahmen mit Introversion, Neurotizismus, Ängstlichkeit, Vermeidung und Mißerfolgsfurcht fanden
Bestätigung. Der emotionale Aspekt "Hemmung" zeigte das
konsistenteste Zusammenhangsbild zwischen Personmerkmalen
und subjektiven Ereignismerkmalen.
Die Aspekte der subjektiven _Hindernisbewertung_ (Tab. 24)
lassen sich in eine negative (Bedrohung, negative Konsequenz,
mangelnde Vorhersagbarkeit) und eine positive Komponente
(Hoffnung) zerlegen. Die Hoffnung korrelierte erwartungsgemäß mit der Extraversion, Erfolgshoffnung und der positiven
Resonanz (GT-1). Außerdem läßt sich ein planvolles und do-
siertes Einsetzen von aggressiven Verhaltensweisen vermuten,
welches durch die etwa gleich hohen Korrelationen mit der
reaktiven Aggression und der Aggressionshemmung angedeutet
wird. Die negativen Komponenten der Hindernisbewertung zeigen unterschiedlich deutlich die erwarteten Zusammenhänge
mit der Streßreagibilität, Neurotizismus, Ängstlichkeit,
Vermeidungstendenz, Regressibilität, Mißerfolgsfurcht und
den Giessen-Skalen 2-6. Besonders die Aspekte "Bedrohung"

	pA	fG	De	He
B E L A	.00	.30 **	.09	-.07
EXTRAVERSION	-.39 ***	-.06	-.39 ***	-.60 ***
NEUROTIZISMUS	.10	.21 *	.24 *	.30 **
M A S	.36 ***	-.11	.39 ***	.30 **
V T F	.00	.07	.03	.39 ***
R F	.18	.08	.22 *	-.20
ERFOLGSHOFFN.	-.23 *	-.27 **	-.34 ***	-.22 *
MISSERFOLGSF.	.18	.10	.31 **	.25 *
G T - 1	-.17	-.02	-.28 **	-.49 ***
G T - 2	.17	-.32 **	.19	.49 ***
G T - 3	.12	-.19	.13	.27 **
G T - 4	.18	-.10	.28 **	.36 ***
G T - 5	.19	.07	.22 *	.33 **
G T - 6	.23 *	.01	.22 *	.54 ***
F A F - 1	.10	.32 **	.10	.03
F A F - 2	.06	.24 *	.08	-.13
F A F - 3	.33 **	.00	.19	.06
F A F - 4	.13	.09	.17	.28 **
F A F - 5	.03	-.13	.00	.03
F A F - Σ A	.12	.22 *	.11	-.09

Tab. 23: Korrelationen zwischen den Personmerkmalen und
der Emotion (n=92).

	B	K	V	H
B E L A	.23 *	.20	.02	.13
EXTRAVERSION	-.04	-.10	.04	.43 ***
NEUROTIZISMUS	.27 **	.35 ***	.16	.08
M A S	.42 ***	.43 ***	.21 *	.19
V T F	.17	.23 *	.00	-.01
R F	.25 *	.33 **	.40 ***	.18
ERFOLGSHOFFN.	.03	-.02	.10	.36 ***
MISSERFOLGSF.	.22 *	.21 *	.14	-.07
G T - 1	-.13	-.19	-.15	.24 *
G T - 2	.26 *	.27 **	.16	.03
G T - 3	.22 *	.21 *	.22 *	.13
G T - 4	.20	.25 *	.17	.05
G T - 5	.18	.25 *	.18	-.05
G T - 6	.35 ***	.35 ***	.03	.07
F A F - 1	.27 **	.30 **	.16	.13
F A F - 2	.31 **	.32 **	.18	.33 **
F A F - 3	.33 **	.29 **	.17	.19
F A F - 4	.33 **	.38 ***	.23 *	.10
F A F - 5	.26 *	.17	.11	.36 ***
F A F - Σ A	.34 ***	.34 ***	.17	.22 *

Tab. 24: Korrelationen zwischen den Personmerkmalen und
der subjektiven Hindernisbewertung (n=92).

und "Konsequenz" zeigen bedeutsame Zusammenhänge mit den
Aggressionsfaktoren, in deutlichem Maß auch mit der Selbstaggression. Der Umgang mit Aggression scheint bei einer negativen Problembewertung weniger differenziert und konstruk-
tiv zu sein. Der Mangel an Vorhersagbarkeit erwies sich als
weniger bedeutsame Komponente im Zusammenspiel von Personmerkmalen und primärer Problemeinschätzung. Dies mag vielleicht in ihrer Zwischenstellung begründet sein, da der Aus-
gang des Bewältigungsprozesses weder positiv noch negativ
determiniert erscheint. Diese Ungewißheit mag die Korrelationen mit der Ängstlichkeit, Regressibilität, Zwanghaftigkeit und der Selbstaggression verständlich machen. Die
hohe Korrelation mit der Regressibilität könnte auf zwi-
schenzeitliche Entspannungsversuche Hinweis geben.

11.6. Ereignismerkmale und Bewältigungsformen

Für die Attribution (Tab. 25) konnten die erwarteten Zusammenhänge zwischen den variablen Formen und dem Persistenzsummenwert bestätigt werden. Die extern-variable Attribution
korreliert bedeutsam mit der impetiv-A-Strategie. Dieser Zusammenhang bringt die mit Nachdruck mögliche Manipulierbar-
keit der äußeren Umstände zum Ausdruck. Andererseits wird
bei intern-stabiler Attribution eine Situationsänderung
nicht aus eigenen Kräften versucht, sondern lediglich passiv-
exspektiv abgewartet. Die stabilen Attributionen zeigen allgemein mit den Strategien der Motivdemittanz hohe Zusammenhänge. Dies zeigt sich vor allem bei der Rationalisierung,
Regression, Identifizierung und Reaktionsbildung. Wobei die
intern-stabile mehr mit der Verdrängung, Bagatellisierung,
Regression und Reaktionsbildung in Zusammenhang steht und
die extern-stabile mit der Rationalisierung und der Identifikation. Während die Intellektualisierung und die Projektion
mit der intern-variablen Attribution höchste Korrelationen
aufweist. Bemerkenswert erscheint auch, daß die Bagatellisierung nur mit der intern-stabilen (eigene Unfähigkeit)
korreliert. Insgesamt zeigt sich, daß die Strategien der
Motivdemittanz größere Affinität zu den Attribuierungsformen
besitzen als die der Motivpersistenz.

	I-S	I-V	E-S	E-V
PERSISTENZ Σ	.13	.33 **	.19	.28 **
EXSPEKTIV	.25 *	.19	.17	.04
SOLUTIV	.10	.19	.12	.17
IMPLORATIV	-.03	.14	.01	.17
IMPETIV-I	.10	.24 *	.22 *	.15
IMPETIV-A	.02	.19	.08	.36 ***
DEMITTANZ Σ	.43 ***	.40 ***	.46 ***	.34 ***
VERDRÄNGUNG	.33 **	.24 *	.24 *	.24 *
RATIONALISIER.	.36 ***	.31 **	.39 ***	.29 **
INTELLEKTUAL.	.32 **	.44 ***	.29 **	.10
BAGATELLISIER.	.22 *	.08	.13	.19
REGRESSION	.31 **	.11	.28 **	.21 *
PROJEKTION	.27 **	.40 ***	.35 ***	.34 ***
IDENTIFIKATION	.30 **	.25 *	.48 ***	.26 *
REAKTIONSBILD.	.34 ***	.20	.30 **	.18

Tab. 25: Korrelationen zwischen den Bewältigungsformen
und den Kausalattributionen (n=92).

Die Summenwerte der Motivpersistenz zeigen mittelhohe Zusammenhänge mit den Emotionen Angst, feindliche Gefühle und
Depression, jedoch - erwartungsgemäß - nicht mit der Hemmung (Tab. 26). Die Hemmung korrelierte sogar negativ mit
der implorativen und der impetiv-A-Strategie. Diese erfordern eine beträchtliche soziale Aktivierung. Das passive
Abwarten (exspektiv) stand dementsprechend in deutlichem Zusammenhang mit der Hemmung und der depressiven Verstimmung.
Feindselige Gefühle korrelierten entgegen der konstruktlogischen Erwartung stärker mit der impetiv-I- als mit der impetiv-A-Strategie. Insgesamt zeigten sich zahlreichere Zusammenhänge zwischen der Angst und den Persistenzstrategien
als jenen der Demittanz, was den Erwartungen widerspricht.
Unter den Abwehrmechanismen erwies sich die Intellektualisierung als wichtigstes Mittel in der Konfrontation mit
Situationsangst. Auch die depressive Verstimmung steht in
hohem Zusammenhang mit der Intellektualisierung. Depression
und Hemmung gehen besonders mit der Verdrängung und der
Reaktionsbildung einher. Die Bagatellisierung kann vielleicht
als eine Form der Aggressionsabwehr gesehen werden. Insgesamt
konnten für die feindseligen Gefühle keine positiven Zusammenhänge mit den Abwehrmechanismen gefunden werden, was unseren Erwartungen entspricht.
Die Korrelationen zwischen den subjektiven Hindernisbewertungen (Tab. 27) und den Bewältigungsformen können die Hypothesen nicht eindeutig bestätigen. Die Hoffnung - als positive
Bewertungsform - korreliert zwar am deutlichsten mit der Persistenz, zeigt jedoch auch mit der Demittanz einen bedeutsamen Zusammenhang. Bei den Persistenzstrategien geht sie
vor allem mit der impetiv-A-Strategie einher, was die imaginierte Möglichkeit der eigenen Durchsetzbarkeit unterstrei-
chen mag. Unter den Demittanzstrategien korreliert die Bagatellisierung nur mit der Hoffnung, was aus dem zugrunde liegenden Abwehrprinzip ableitbar ist. Die negativen Hindernisaspekte (Bedrohung, Konsequenz, Vorhersagbarkeit) stehen
mit den Strategien der Motivpersistenz und -demittanz gleichermaßen in Zusammenhang. Sie dürften eine allgemeine Alarm-
funktion innehaben, ohne bereits eine dichotome Weichenstel-
lung in Richtung einer der beiden Grundbewältigungsformen
zu veranlassen.

	pA	fG	De	He
PERSISTENZ Σ	.30 **	.32 **	.31 **	.03
EXSPEKTIV	.15	.01	.28 **	.47 ***
SOLUTIV	.24 *	.28 **	.26 *	.19
IMPLORATIV	.25 *	.21 *	.16	-.26 *
IMPETIV-I	.25 *	.42 ***	.26 *	.14
IMPETIV-A	.23 *	.33 **	.17	-.21 *
DEMITTANZ Σ	.21 *	-.05	.20	.25 *
VERDRÄNGUNG	.20	-.08	.29 **	.37 ***
RATIONALISIER.	.26 *	-.01	.23 *	.23 *
INTELLEKTUAL.	.42 ***	.01	.34 ***	.28 **
BAGATELLISIER.	-.06	-.29**	.02	.08
REGRESSION	.03	.13	.07	.13
PROJEKTION	.20	.04	.13	.08
IDENTIFIKATION	.16	-.07	.06	.18
REAKTIONSBILD.	.16	.13	.25 *	.36 ***

Tab. 26: Korrelationen zwischen den Bewältigungsformen und den Emotionen (n=92).

	B	K	V	H
PERSISTENZ Σ	.36 ***	.31 **	.35 ***	.37 ***
EXSPEKTIV	.31 **	.28 **	.21 *	.19
SOLUTIV	.31 **	.17	.25 *	.23 *
IMPLORATIV	.11	.07	.15	.18
IMPETIV-I	.28 **	.33 **	.23 *	.23 *
IMPETIV-A	.22 *	.24 *	.23 *	.34 ***
DEMITTANZ Σ	.34 ***	.34 ***	.29 **	.31 **
VERDRÄNGUNG	.31 **	.31 **	.27 **	.30 **
RATIONALISIER.	.27 **	.20	.30 **	.24 *
INTELLEKTUAL.	.29 **	.22 *	.19	.01
BAGATELLISIER.	.05	.01	.09	.32 **
REGRESSION	.11	.23 *	.14	.19
PROJEKTION	.30 **	.29 **	.20	.23 *
IDENTIFIKATION	.26 *	.24 *	.17	.21 *
REAKTIONSBILD.	.34 ***	.34 ***	.27 **	.22 *

Tab. 27: Korrelationen zwischen den Bewältigungsformen
und der subjektiven Hindernisbewertung (n=92).

11.7. Personmerkmale und Bewältigungsformen

Bei den Zusammenhangsannahmen zu den Personmerkmalen und
den Bewältigungsformen (Tab. 28 und 29) konnten für die
Motivpersistenz die Korrelationen mit der Extraversion und
der reaktiven Aggression (FAF-2) statistisch gesichert werden. Die erwarteten Zusammenhänge mit der Erfolgshoffnung
und der positiven Resonanz (GT-1) blieben unter der Signi-
fikanzgrenze. Die Streßreagibilität stand mit keiner der
untersuchten Persistenzstrategien in einem statistisch bedeutsamen Zusammenhang. Die Extraversion korrelierte deutlich mit der implorativen und der impetiv-A-Strategie, was
mit dem der Umwelt zugewandten Temperament dieser Persönlichkeitsdimension entspricht. Der Neurotizismus hingegen
steht in einem negativen Zusammenhang mit der implorativen
Bewältigungstrategie, aber in einem positiven mit der passiven Abwartehaltung (exspektiv). Auch die Ängstlichkeit
korreliert positiv mit der Exspektion, vermag aber andererseits auch ein aktives, mit eigener Investition verbundes
Hindernisbeseitigungsverhalten (impetiv-I) zu beeinflussen.
Ängstlichkeit scheint somit noch eher eine aktive Bewältigung mitzutragen als der Neurotizismus. Unter den Giessen-
Skalen zeigt die Depression (GT-4) keinen bedeutsamen Zusammenhang mit den Persistenzstrategien. Positive Resonanz
(GT-1), Durchlässigkeit (GT-5) und soziale Potenz (GT-6)
korrelieren deutlich mit der implorativen Strategie. Einen
anderen Menschen um Hilfe zu bitten scheint ein gewisses
Maß an Selbstvertrauen in sozialen Situationen einzuschlie-
ßen. Aber auch eine Neigung zur Regression und eine geringe
Vermeidungstendenz gehören zur implorativen Strategie. Überraschenderweise zeigten die Komponenten der Leistungsmotivation mit den Strategien der Persistenz keine überzufälli-
gen Zusammenhänge. Bei den Aggressionsfaktoren ging die reaktive Aggression mit beiden Formen der impetiven Strategie
einher. Die mit eigener Investition verbundene Form ließ
auch deutliche Zusammenhänge mit der spontanen Aggression
und der Selbstaggression erkennen. Letztere korreliert auch
positiv mit der exspektiven aber negativ mit der implorativen Strategie, was konstruktlogisch zu erwarten ist.

	BELA	EXTRAV.	NEUROT.	MAS	GT-1	GT-2	GT-3	GT-4	GT-5	GT-6
PERSISTENZ Σ	-.06	.25 *	.06	.14	.15	-.07	.05	.02	-.04	-.09
EXSPEKTIV	.06	.02	.36 ***	.27 **	-.23 *	.31 **	.24 *	.19	.17	.25 *
SOLUTIV	-.13	.15	.04	.16	.01	.03	.05	.17	-.03	-.03
IMPLORATIV	-.06	.30 **	-.22 *	-.10	.40 ***	-.13	-.11	-.19	-.32 **	-.34 ***
IMPETIV-I	.05	.05	.20	.27 **	.03	-.04	.12	.14	.18	.13
IMPETIV-A	-.06	.32 **	-.03	.02	.29 **	-.22 *	-.09	-.09	-.11	-.17
DEMITTANZ Σ	.04	.17	.28 **	.38 ***	-.05	.28 **	.11	.10	.07	.19
VERDRÄNGUNG	.08	.10	.39 ***	.40 ***	-.14	.27 **	.17	.21 *	.28 **	.33 **
RATIONALISIER.	.02	.16	.27 **	.31 **	.03	.20	.07	.09	.09	.12
INTELLEKTUAL.	-.15	-.01	.08	.32 **	-.02	.07	.03	.06	.10	.14
BAGATELLISIER.	-.08	.32 **	.27 **	.28 **	.03	.24 *	.07	.18	.08	.11
REGRESSION	.06	.10	.31 **	.17	-.06	.25 *	-.01	.14	-.07	.14
PROJEKTION	.03	.30 **	.13	.34 ***	.14	.17	.10	-.03	-.03	.12
IDENTIFIKATION	.11	.15	.20	.36 ***	.06	.20	.17	.02	.16	.27 **
REAKTIONSBILD.	.24 *	.09	.36 ***	.32 **	-.21 *	.26 *	.15	.25 *	.11	.28 **

Tab. 28: Korrelationen zwischen den Bewältigungsformen und den Personmerkmalen (n=92).

	VTP	RF	ERFH	MISSF	FAF-1	FAF-2	FAF-3	FAF-4	FAF-5	FAF-ΣA
PERSISTENZ Σ	-.08	.15	.18	-.09	.17	.33 ***	.12	.04	.10	.20
EXSPEKTIV	.22 *	.04	.19	.12	.22 *	.14	.27 **	.27 **	.00	.20
SOLUTIV	-.14	.16	.08	-.13	.05	-.01	.10	.03	.08	.03
IMPLORATIV	-.32 **	.35 ***	.12	.04	.01	.19	.06	-.30 **	-.08	.05
IMPETIV-I	.08	.12	.11	-.08	.33 **	.36 ***	.13	.34 ***	.17	.30 **
IMPETIV-A	-.10	.22 *	.12	-.11	.15	.36 ***	.23 *	.03	.12	.28 **
DEMITTANZ Σ	.23 *	.28 **	.25 *	-.02	.40 ***	.32 **	.44 ***	.40 ***	.17	.46 ***
VERDRÄNGUNG	.33 **	.14	.04	.27 **	.26 *	.22 *	.34 ***	.32 **	.23 *	.31 **
RATIONALISIER.	.22 *	.25 *	.23 *	.03	.36 ***	.22 *	.47 ***	.30 **	.15	.42 ***
INTELLEKTUAL.	-.03	.30 **	.04	-.15	.12	.19	.30 **	.37 ***	.09	.21 *
BAGATELLISIER.	.21 *	.20	.24 *	-.07	.25 *	.14	.38 ***	.24 *	.18	.31 **
REGRESSION	.33 **	.20	.10	-.05	.39 ***	.19	.30 **	.38 ***	-.01	.34 ***
PROJEKTION	.07	.27 **	.36 ***	-.15	.32 **	.40 ***	.35 ***	.25 *	.25 *	.40 ***
IDENTIFIKATION	.12	.20	.35 ***	-.06	.44 ***	.32 **	.38 ***	.41 ***	.23 *	.44 ***
REAKTIONSBILD.	.33 **	.20	.16	.05	.46 ***	.30 **	.30 **	.43 ***	.14	.43 ***

Tab. 29: Korrelationen zwischen den Bewältigungsformen und den Personmerkmalen (n=92).

Für die Motivdemittanz konnten die erwarteten Zusammenhänge mit Neurotizismus, Ängstlichkeit, Gefügigkeit (GT-2)
(Tab. 28), Vermeidungstendenz, Regressibilität und Selbstaggression (FAF-4) (Tab. 29) bestätigt werden. Neurotizismus und Ängstlichkeit korrelierten besonders hoch mit der
Verdrängung und der Reaktionsbildung. Neben den Aggressionsvariablen standen sie mit den meisten Abwehrmechanismen in
positivem Zusammenhang. Die Persönlichkeitszüge Ängstlichkeit, Neurotizismus, spontane Aggression, Erregbarkeit (Ärger, Zorn) und die Selbstaggression besitzen die stärksten
Affinitäten zum Großteil der Abwehrmechanismen. Insbesondere
der Grad an Erregbarkeit geht mit dem Einsatz von Demittanzstrategien einher. Dieser könnte gleichzeitig mit der Ängstlichkeit eine Disposition zum Ausprägungsgrad des Alarm-
Abwehr-Signalsystem (FREUD 1900) darstellen. Diese Vermutung wird durch die entsprechend geringen Zusammenhänge
mit den Persistenzstrategien gestützt, wobei die Korrelationen zwischen Angst/Ärger und der exspectiven Strategie kein
aktives Eingreifen beinhalten. Die Mißerfolgsfurcht korrelierte nur mit der Verdrängung bedeutsam. Die Erfolgshoffnung korrelierte wider Erwarten mit der Demittanzsumme.
Dieser Zusammenhang wurde neben den Korrelationen mit der
Rationalisierung und Bagatellisierung vor allem durch die
Projektion und Identifikation getragen. Diese Strategien
gehören einerseits der aestimativen und andererseits der
substitutiven Funktionsgruppe an (vgl. Kap. 6.2.). Erfolgsmotivierte scheinen Mißerfolge bevorzugt durch Neubewertun-
gen und Ersatzbildungen demittant zu verarbeiten. Mißerfolgsmotivierte hingegen neigen eher dazu blockierte Motive
zu verdrängen, sie also ersatzlos zu streichen (annullieren).
Unter den Aggressionsfaktoren besitzt die Aggressionshemmung
lediglich zur Verdrängung und zur Projektion/Identifikation
Beziehungen. Die übrigen Aggressionsfaktoren besitzen be-
deutsamere Zusammenhänge mit den Abwehrmechanismen. Dies
mag verdeutlichen, daß aggressive Impulse mit der Verzichtleistung in enger Verknüpfung stehen.

11.8.   Zusammenfassende Darstellung der Zusammenhangsgefüge

11.8.1. Kontextmerkmale - Personmerkmale - Bewältigungsformen

Der zusammenfassenden Betrachtung der Zusammenhangsbeschrei-
bungen wurden für die Kontextmerkmale die Gesamtkorrelatio-
nen (n=92) zugrundegelegt, um geschlechtsunabhängige Beziehungen deutlich machen zu können.
Der Gesamtpersistenzwert der Pbn steht in bedeutsamem Zusammenhang mit der Persistenz des Vaters und der Mutter.
Dies könnte als Modelleffekt des elterlichen Bewältigungsverhaltens für die Entwicklung der Copingformen ihrer Kinder
gedeutet werden, insbesondere bei der Ausbildung motivpersistenter Strategien. Ein geringer, aber noch statistisch
bedeutsamer Zusammenhang konnte auch für die väterliche Demittanz gefunden werden. Dies könnte als Hinweis dafür angesehen werden, daß ein weniger durchsetzungsfähiger Vater
die Entwicklung einer motivpersistenten Haltung seiner Kinder nicht behindert. Die Motivdemittanz der Mutter korreliert mit der Persistenz der Kinder nicht überzufällig. Eine
weniger durchsetzungsfähige, zum Verzicht neigende Mutter
beeinflußt weder positiv noch negativ die Etablierung motivpersistenter Bewältigungsstrategien ihrer Kinder. Unter den
Personmerkmalen korrelieren die Extraversion und die reaktive Aggression (FAF-2) mit dem Persistenzsummenwert, was
eine vitale, nach außen gerichtete, durchsetzungswillige
Grundtendenz veranschaulicht.
Folgende Schemata verdeutlichen die Zusammenhangsstruktur
zwischen Kontextmerkmalen-Personmerkmalen-Bewältigungsformen:
Die exspektive Strategie (Abb. 54) besitzt als einzige Per-
sistenzform einen deutlichen Zusammenhang mit dem Neurotizismus, welcher wiederum hoch mit der Aggressivität der Mutter korreliert. Insgesamt zeigt die exspektive Strategie
viele Beziehungen zu eher negativ zu bewertenden Persönlichkeitszügen (Ängstlichkeit, Vermeidungstendenz, negative
Resonanz, Gefügigkeit, Zwanghaftigkeit, soziale Impotenz,
Selbstaggression). Im Elternbild tauchen auch ein fordernder,
durchsetzungsfähiger Vater und eine aggressive Mutter auf.

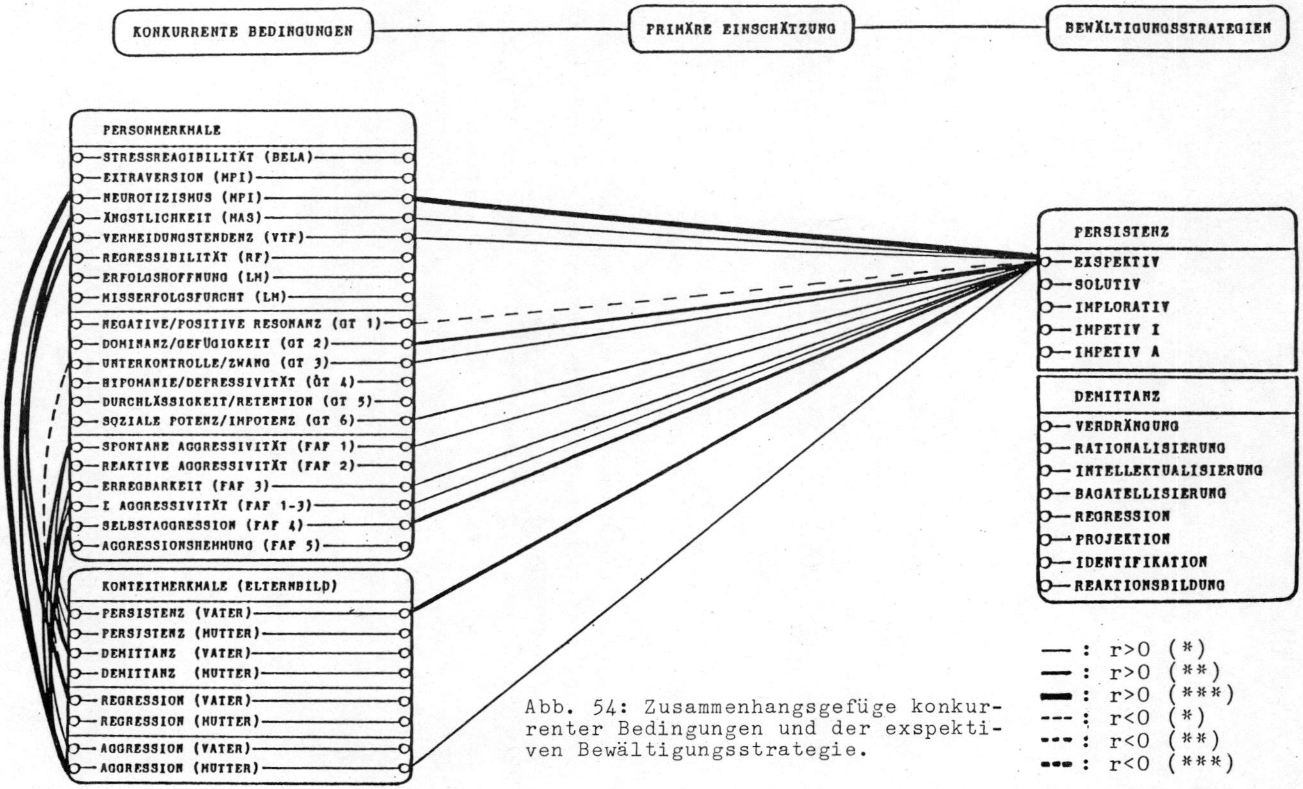

231

Abb. 54: Zusammenhangsgefüge konkurrenter Bedingungen und der exspektiven Bewältigungsstrategie.

Die exspektive Strategie muß zwar noch als Motivpersistenz
verstanden werden, da das blockierte Motiv nicht aufgegeben
wird, gleichzeitig werden jedoch keine Aktivitäten ergrif-
fen, die Befriedigung herbeizuführen, stattdessen wird eine
passive abwartende Haltung eingenommen. Das Elternbild
scheint daher nicht die Hoffnung auf Befriedigung genommen,
aber die Durchsetzungsaktivitäten zumindest gelähmt zu haben. Was das insgesamt negativ getönte Selbstbild auch unter-
streichen mag.

Die solutive Strategie (Abb. 55) zeigt überraschenderweise
keinerlei bedeutsame Zusammenhänge mit den Personmerkmalen;
sie wird hingegen hauptsächlich von der Persistenz beider
Eltern begleitet. Aber auch die Demittanz und die Regression
des Vaters sowie die Aggression der Mutter scheinen die Ausbildung dieser konstruktiven Bewältigungsstrategie positiv
zu beeinflussen.

Die implorative Strategie (Abb. 56) zeigt wiederum vor allem
mit der Persistenz der Eltern Zusammenhänge. Im Gegensatz
zur exspektiven Strategie fanden sich hier Zusammenhänge
mit überwiegend positiv bewerteten Personmerkmalen (positive
Resonanz, Durchlässigkeit, soziale Potenz). Auch die Extraversion, die besonders im anglo-amerikanischen Kulturkreis
positiv angesehen wird, paßt zu diesem Bild, das noch durch
die negativen Korrelationen mit dem Neurotizismus, der Vermeidungstendenz und der Selbstaggression unterstrichen wird.
Die hohe Korrelation mit der Regressibilität spricht vielleicht jenen Aspekt der implorativen Strategie an, der darin deutlich wird, daß man die Beseitigung des Befriedigungshindernisses anderen übergibt und sich von ihnen gleichsam
verwöhnen läßt bzw. ihnen in einer zeitlichen Rückwärtsbe-
wegung Elternfunktionen überträgt. Das zu dieser Strategie
gehörige Selbstbild veranschaulicht, auf welch sozialer
Selbstsicherheit die Neigung, andere um Hilfsdienste zu
bitten, steht.

Die impetiven Strategien (Abb. 57 u. 58) stehen in hohem
Zusammenhang mit der Persistenz der Mutter, unterscheiden
sich aber graduell im Bewältigungsverhalten des Vaters.

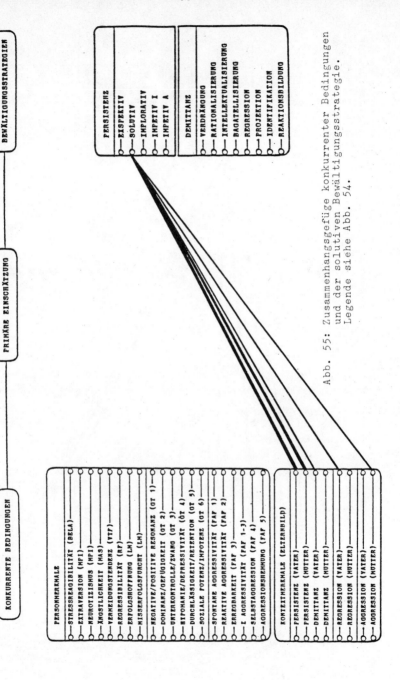

Abb. 55: Zusammenhangsgefüge konkurrenter Bedingungen
und der solutiven Bewältigungsstrategie.
Legende siehe Abb. 54.

234

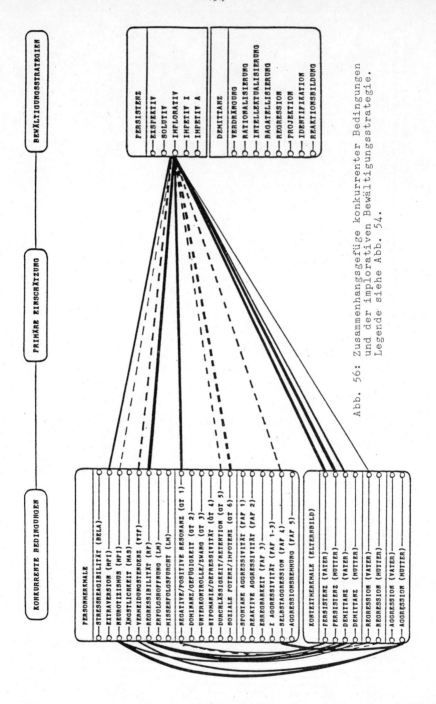

Abb. 56: Zusammenhangsgefüge konkurrenter Bedingungen und der implorativen Bewältigungsstrategie. Legende siehe Abb. 54.

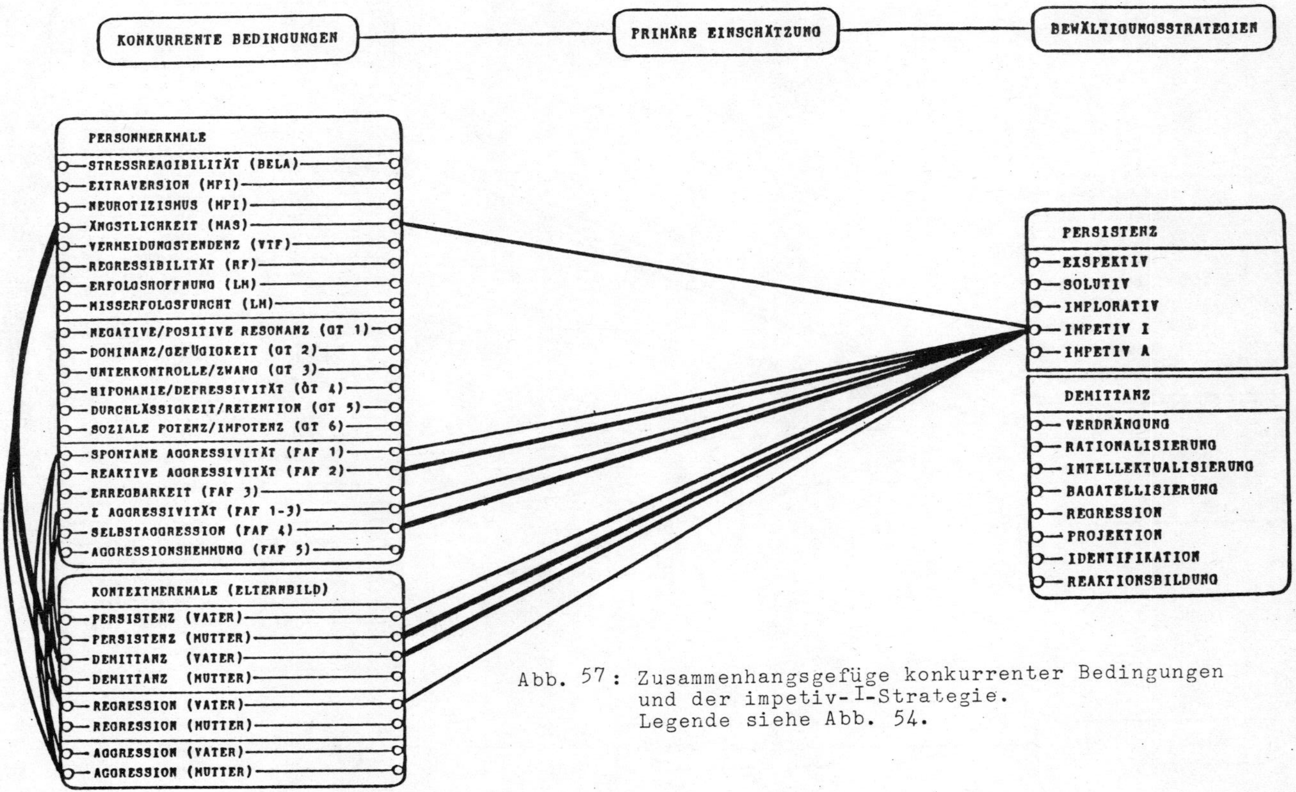

Abb. 57: Zusammenhangsgefüge konkurrenter Bedingungen und der impetiv-I-Strategie. Legende siehe Abb. 54.

236

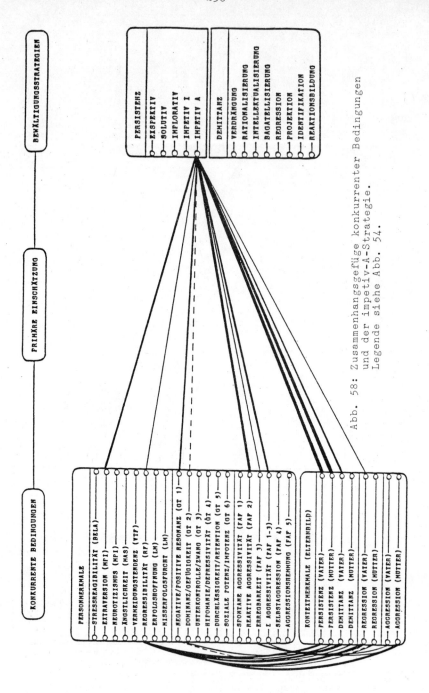

Abb. 58: Zusammenhangsgefüge konkurrenter Bedingungen und der impetiv-A-Strategie. Legende siehe Abb. 54.

Die mit eigenen Investitionen verbundene Strategie (impetiv-I
Abb. 57) geht mehr mit der Demittanz des Vaters einher. Es
zeigen sich auch bedeutsame Korrelationen mit der Ängstlichkeit und der Selbstaggression im Selbstbild. Dies mag die
Neigung, selbst zusätzliche Opfer zu bringen bei der Hindernisbeseitigung, verständlich machen. Die mit Aggression verbundene Strategie (impetiv-A, Abb. 58) geht stärker mit der
Persistenz des Vaters einher und zeigt im Selbstbild bezeich-
nenderweise Zusammenhänge mit der Extraversion, der positiven Resonanz und der Dominanz. Hier kommt deutlich ein
Selbstvertrauen auf die eigene Durchsetzungsfähigkeit zum
Ausdruck.

Die Gesamtdemittanz der Pbn beiderlei Geschlechts steht vor
allem mit dem Bewältigungsverhalten des Vaters in Zusammenhang. Persistenz, Demittanz und Regressibilität zeigen bedeutsame Korrelationen. Für die Mutter zeigt sich eher eine
Modellwirkung demittanten Bewältigungsstils. Die Rolle des
Vaters erweist sich komplexer in der Entstehung kindlicher
Bewältigungspräferenzen: ein regressiver, nachgiebiger Vater mag für die Ausbildung der Motivdemittanz der Kinder
ein Modell darstellen; ein fordernder, durchsetzungsfähiger
Vater kann vielleicht die Durchsetzungsfähigkeit der Kinder
einschränken und sie in der Befriedigung eigener Motive zur
Verzichtleistung zwingen und so eine Tendenz zur Motivdemittanz etablieren helfen. Im Selbstbild zeigt die Motivdemittanz vielfach Zusammenhänge mit eher negativen Merkmalen
(Vermeidungstendenz, Neurotizismus, Ängstlichkeit, Gefügigkeit, Selbstaggression). Aber auch die Erfolgshoffnung besitzt überraschenderweise einen Zusammenhang mit der Demittanz, was durch die Affinität einzelner Strategien erklärt
wird.

Die Verdrängung (Abb. 59) korreliert hoch mit der Persistenz
des Vaters und etwas geringer mit der Aggression der Mutter.
Beide Merkmale dürften eine stärkere Verzichtleistungsfor-
derung für das Kind beinhalten, als daß sie Modell zur Befriedigungssuche wären. Auch das Selbstbild zeigt durchwegs
negative Aspekte (Neurotizismus, Angst, Vermeidungstendenz,
Mißerfolgsfurcht, Gefügigkeit, Depression, Retention, soziale
Impotenz, Erregbarkeit, Selbstaggresion und Aggressionshemmung).

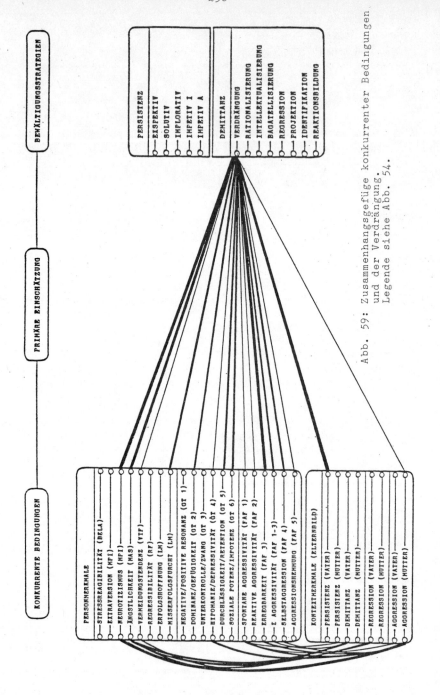

Abb. 59: Zusammenhangsgefüge konkurrenter Bedingungen und der Verdrängung. Legende siehe Abb. 54.

Die Verdrängungstendenz ist in einem sehr negativ gezeichneten Selbstbild verankert.

Die Rationalisierung (Abb. 60) steht nur geringfügig mit der Demittanz des Vaters in Beziehung. Die Korrelationen mit den Personmerkmalen zeigen zwar auch deutlich negative Seiten auf (Neurotizismus, Ängstlichkeit, Vermeidungstendenz, Selbstaggression), sparen aber die ganze Palette negativer Pole der Giessen-Skalen aus und weisen sogar - als Lichtblick - einen statistisch gesicherten Zusammenhang mit der Erfolgshoffnung auf.

Die Intellektualisierung (Abb. 61) besitzt Zusammenhänge mit einer durchsetzungsfähigen Mutter und eher einem regressiven und nachgiebigen als einem persistenten Vater. Die Personmerkmale zeigen gegenüber den vorgenannten Abwehrmechanismen eher ein rudimentär-negatives Selbstbild durch Korrelationen mit Ängstlichkeit, Regressibilität und Selbstaggression. Die Intellektualisierung scheint eine geringere Pathogenität in ihrem Zusammenhangsgefüge zum Ausdruck zu bringen.

Für die Bagatellisierung (Abb. 62) konnten keine Zusammenhänge mit dem elterlichen Bewältigungsverhalten bestimmt werden. Im Selbstbild zeigten sich neben negativen Aspekten (Neurotizismus, Ängstlichkeit, Vermeidungstendenz, Gefügigkeit, Selbstaggression) auch eher positive (Extraversion, Erfolgshoffnung). Die Bagatellisierung befindet sich somit in einer Zwischenstellung und dürfte als ein geläufiger Alltagsmechanismus angesehen werden.

Die Regression (Abb. 63) steht eher mit Aspekten elterlicher Schwächen (mütterliche Demittanz, väterliche Demittanz und Regression) als mit der Persistenz des Vaters in Zusammenhang. Vielleicht zeigt dies wiederum die Interaktion von Modellwirkung und konkurrenter Einengung. Neben den Personmerkmalen Neurotizismus, Vermeidungstendenz, Regressibilität und Gefügigkeit ergaben sich hohe Zusammenhänge mit den Aggressionsfaktoren. Die Korrelationen mit den Maßen der Regressibilität und der Regression fielen geringer als erwartet aus. Dies mag auf eine Situationsbedingtheit der Regression oder aber auf eine instrumentspezifische Beeinflussung zurückzuführen sein.

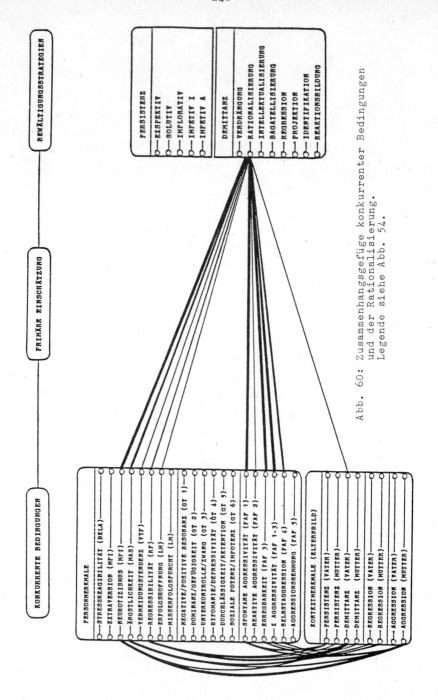

Abb. 60: Zusammenhangsgefüge konkurrenter Bedingungen und der Rationalisierung. Legende siehe Abb. 54.

241

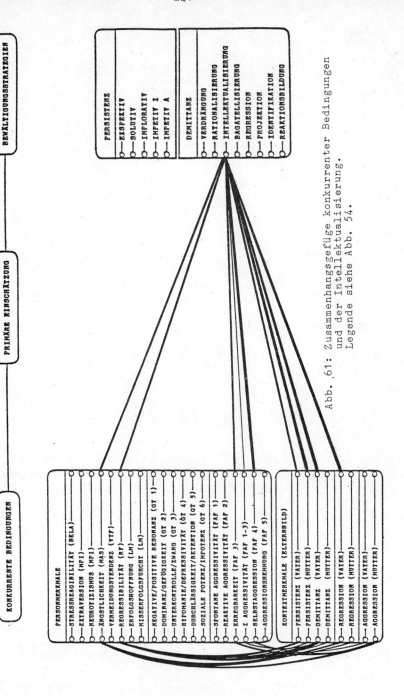

Abb. 61: Zusammenhangsgefüge konkurrenter Bedingungen und der Intellektualisierung. Legende siehe Abb. 54.

242

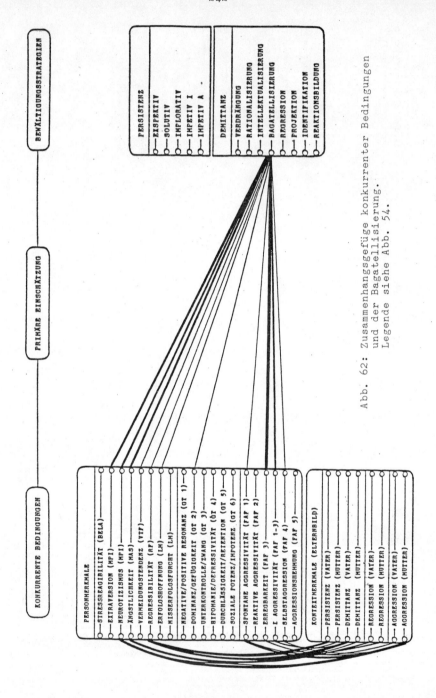

Abb. 62: Zusammenhangsgefüge konkurrenter Bedingungen und der Bagatellisierung. Legende siehe Abb. 54.

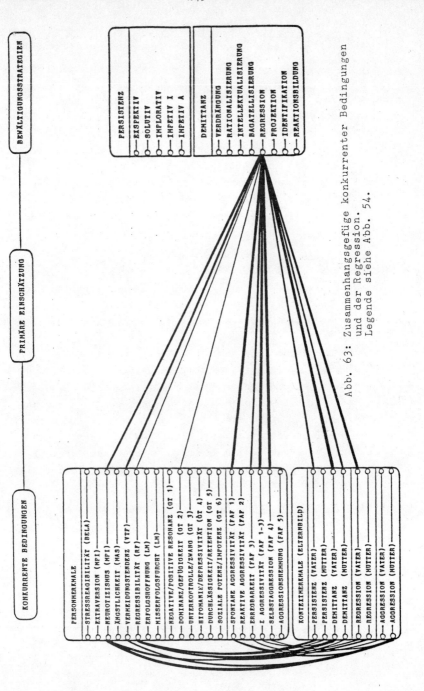

Abb. 63: Zusammenhangsgefüge konkurrenter Bedingungen
und der Regression. Legende siehe Abb. 54.

Die Ergebnisse des FAF deuten daraufhin, daß die Regression
bei Personen mit aggressiven Tendenzen einen wichtigen Abwehrmechanismus darstellt.

Für die Projektion (Abb. 64) läßt sich schwer entscheiden,
welches Bewältigungsverhalten der Eltern von ausschlagge-
bender Bedeutung ist. Es ergab sich ein sehr komplexes Zusammenhangsgefüge, das lediglich den Schluß nahelegt, daß
die Aggressivität der Eltern ohne Einfluß bleibt. Auch die
Projektion steht in deutlichem Zusammenhang mit Aggressionsfaktoren, zeigt aber ansonsten ein unterschiedliches Persön-
lichkeitsbild. Sie korreliert sehr hoch mit der Ängstlichkeit und der Erfolgshoffnung und mäßig hoch mit der Extraversion und der Regressibilität.

Die Identifikation (Abb. 65) zeigt ebenfalls - in funktioneller
Verwandtschaft mit der Projektion - ein komplexes Zusammenhangsgefüge mit dem elterlichen Bewältigungsverhalten. Jedoch kristallisiert sich hier mehr die Rolle des Vaters
heraus, der Modell und Konkurrent zugleich sein kann. Im
Selbstbild steht die Identifikation wie die Projektion in
deutlichem Zusammenhang sowohl mit der Ängstlichkeit als
auch mit der Erfolgshoffnung. Jedoch besitzt sie - im Gegensatz zur Projektion - eine Beziehung zur sozialen Impotenz
und eine weit höhere Korrelation mit der Selbstaggression.
Die Personsubstitution als Abwehrfunktion scheint somit bei
einem negativer getönten Selbstbild eher in Richtung einer
nach innen vollzogenen Verlagerung zu erfolgen (Identifikation). Diese Einverleibung "stärkerer Anderer" dürfte
hier notwendiger geworden sein.

Bei der Reaktionsbildung (Abb. 66) zeigen sich ähnlich komplexe Elternbild-Zusammenhänge. Im Selbstbild ergeben sich
durchweg Korrelationen mit negativen Aspekten (Streßreagibilität, Neurotizismus, Ängstlichkeit, Vermeidungstendenz,
Regressibilität, negative Resonanz, Gefügigkeit, Depressivität,
soziale Impotenz, Erregbarkeit, Selbstaggression). Man erkennt
in diesem Zusammenhangsgefüge deutliche Gemeinsamkeiten mit
der Verdrängung, nicht zuletzt in der hohen Korrelation mit
dem Neurotizismus. Die Reaktionsbildung könnte funktionell
als Gegenbesetzungsmechanismus zur Verdrängung verstanden werden, was durch die Motivsubstitution vollzogen wird.

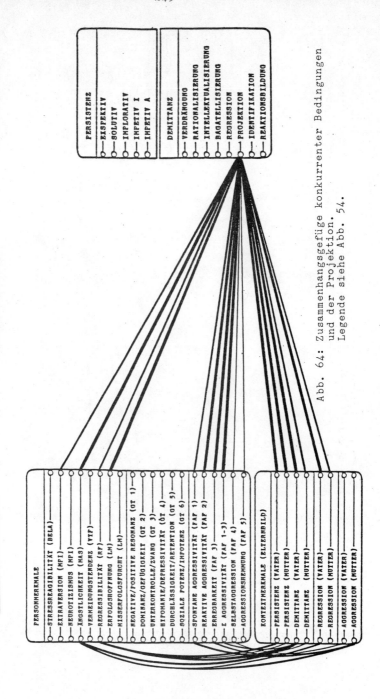

Abb. 64: Zusammenhangsgefüge konkurrenter Bedingungen und der Projektion. Legende siehe Abb. 54.

246

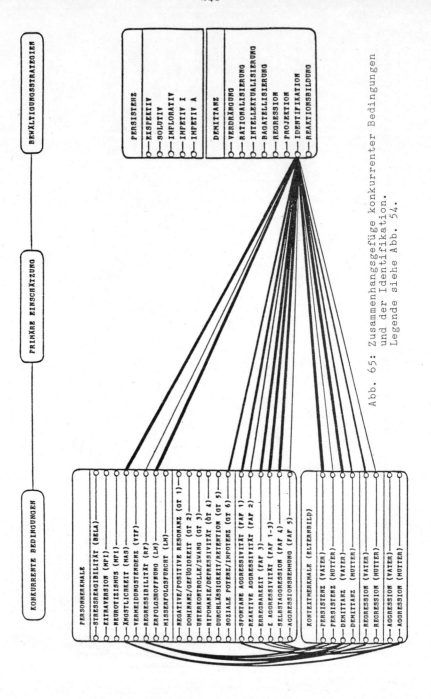

Abb. 65: Zusammenhangsgefüge konkurrenter Bedingungen
und der Identifikation.
Legende siehe Abb. 54.

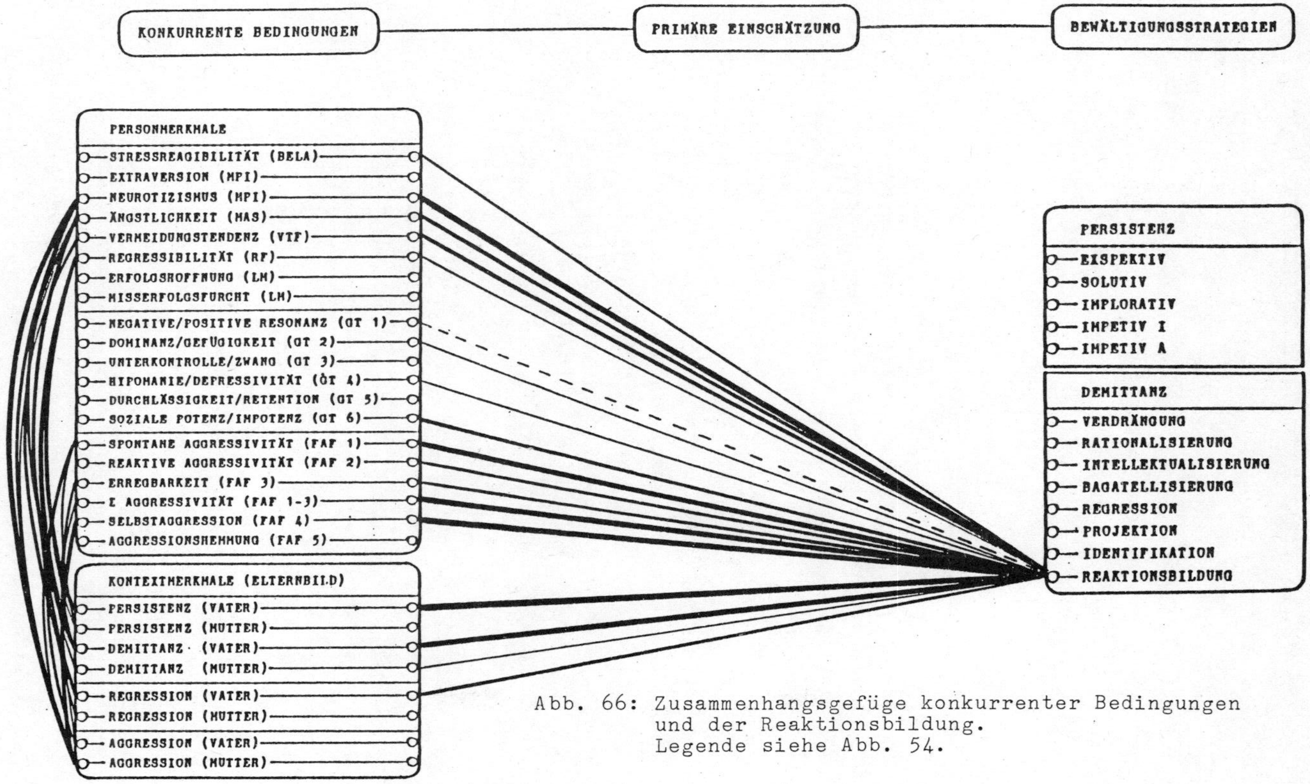

BEWÄLTIGUNGSSTRATEGIEN

PRIMÄRE EINSCHÄTZUNG

KONKURRENTE BEDINGUNGEN

PERSISTENZ
- EISPEKTIV
- SOLUTIV
- IMPLORATIV
- IMPETIV I
- IMPETIV A

DEMITTANZ
- VERDRÄNGUNG
- RATIONALISIERUNG
- INTELEKTUALISIERUNG
- BAGATELLISIERUNG
- REGRESSION
- PROJEKTION
- IDENTIFIKATION
- REAKTIONSBILDUNG

PERSONMERKMALE
- STRESSREAGIBILITÄT (BELA)
- EXTRAVERSION (MPI)
- NEUROTIZISMUS (MPI)
- ÄNGSTLICHKEIT (HAS)
- VERMEIDUNGSTENDENZ (VTF)
- REGRESSIBILITÄT (RF)
- ERFOLGSHOFFNUNG (LM)
- MISSERFOLGSFURCHT (LM)
- NEGATIVE/POSITIVE RESONANZ (GT 1)
- DOMINANZ/GEFÜGIGKEIT (GT 2)
- UNTERKONTROLLE/ZWANG (GT 3)
- HIPOMANIE/DEPRESSIVITÄT (GT 4)
- DURCHLÄSSIGKEIT/RETENTION (GT 5)
- SOZIALE POTENZ/IMPOTENZ (GT 6)
- SPONTANE AGGRESSIVITÄT (FAF 1)
- REAKTIVE AGGRESSIVITÄT (FAF 2)
- ERREGBARKEIT (FAF 3)
- Σ AGGRESSIVITÄT (FAF 1-3)
- SELBSTAGGRESSION (FAF 4)
- AGGRESSIONSHEMMUNG (FAF 5)

KONTEXTMERKMALE (ELTERNBILD)
- PERSISTENZ (VATER)
- PERSISTENZ (MUTTER)
- DEMITTANZ (VATER)
- DEMITTANZ (MUTTER)
- REGRESSION (VATER)
- REGRESSION (MUTTER)
- AGGRESSION (VATER)
- AGGRESSION (MUTTER)

Abb. 66: Zusammenhangsgefüge konkurrenter Bedingungen und der Reaktionsbildung. Legende siehe Abb. 54.

11.8.2. Kontext-/Personmerkmale-Ereignismerkmale-Bewältigungsformen

In diesem Kapitel werden die Variablen der primären Einschätzung - die subjektiven Ereignismerkmale - als Schaltstellen zwischen den konkurrenten Bedingungen (Person-u. Kontextmerkmale) und den Bewältigungsstrategien betrachtet.

Die intern-stabile Attribution (Abb. 67) zeigt Zusammenhänge mit der Persistenz und der Aggression der Mutter. Die Korrelationen mit dem Bewältigungsverhalten des Vaters sind komplexer (Persistenz, Demittanz u. Regressibilität). Im Selbstbild ergaben sich vor allem Zusammenhänge mit negativen Aspekten (Neurotizismus, Ängstlichkeit, Vermeidungstendenz, Gefügigkeit, Zwang, Depressivität, soziale Impotenz, Erregbarkeit, Selbstaggression). Die intern-stabile Attribution wird als Kausalerklärung von Belastungssituationen bevorzugt, wenn ein überwiegend negativ getöntes Selbstbild vorliegt und im Elternbild die Mutter als aggressiv und durchsetzungsfähig, der Vater einerseits durchsetzungsfähig andererseits nachgiebig und regressiv geschildert wird. Die resultierenden Bewältigungsstrategien führen fast ausnahmslos zur Verzichtleistung, insbesondere mittels Rationalisierung und Reaktionsbildung. Die gering bedeutsame Korrelation mit der exspektiven Strategie steht dazu nicht im Widerspruch, da sie keine aktive Bewältigung beinhaltet.

Die intern-variable Attribution (Abb. 68) zeigt im Selbstbild neben der Ängstlichkeit, Zwanghaftigkeit, sozialen Impotenz und Selbstaggression auch schon positivere Züge wie Erfolgshoffnung oder eine Betonung der reaktiven Aggressionsform. Im Elternbild bestehen eindeutige Zusammenhänge mit der Persistenz der Eltern. Die Wahl der Bewältigungsstrategien zeigt auch schon eine geringere Affinität zur Abwehr und einen Zusammenhang mit der impetiv-I-Strategie. Die mangelnde eigene Anstrengung als Kausalerklärung steht somit als Schaltstelle zwischen Angst und gleichzeitiger Erfolgshoffnung und den fordernden, durchsetzungsfähigen Eltern einerseits und dem Bemühen, das Befriedigungshindernis mit eigenen Anstrengungen und Aufwendungen zu beseitigen, während insbesondere die Intellektualisierung und die Projektion als Abwehrmechanismen zur Seite stehen.

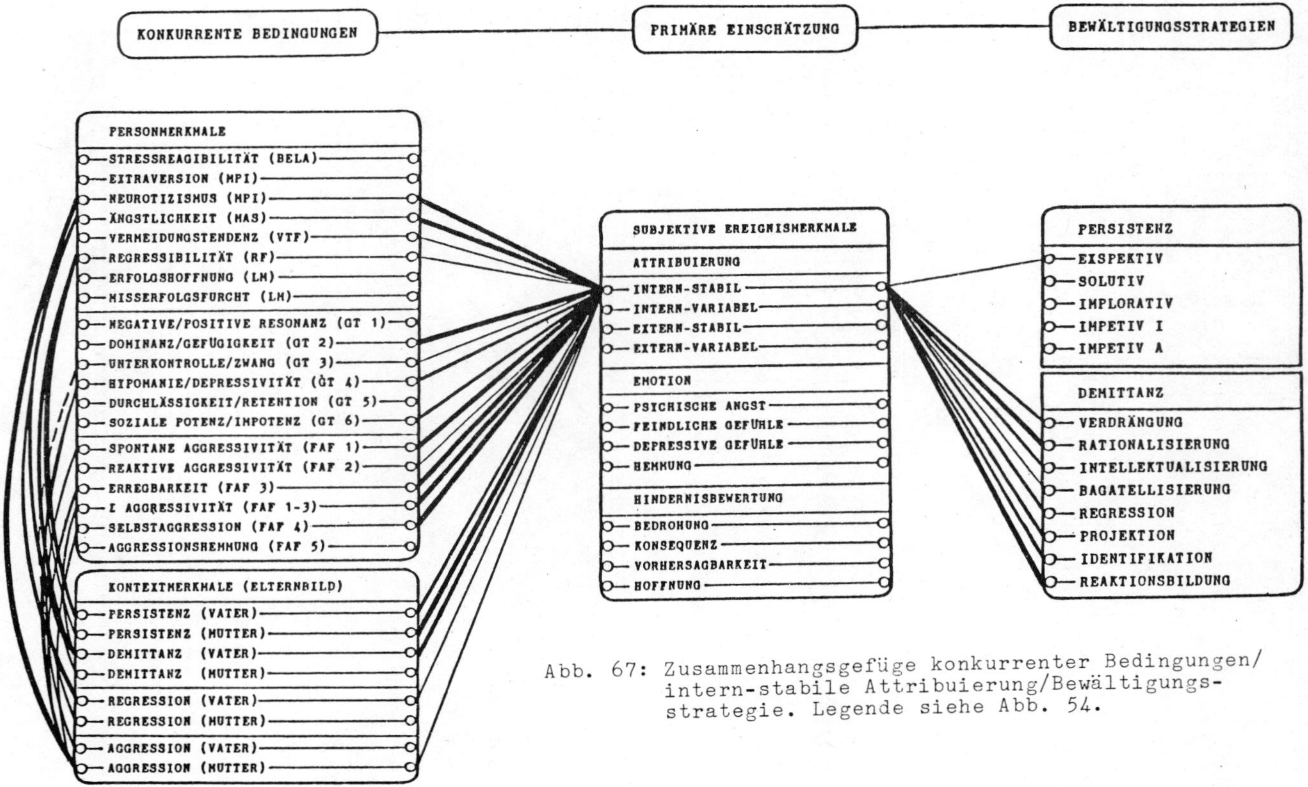

Abb. 67: Zusammenhangsgefüge konkurrenter Bedingungen/
intern-stabile Attribuierung/Bewältigungs-
strategie. Legende siehe Abb. 54.

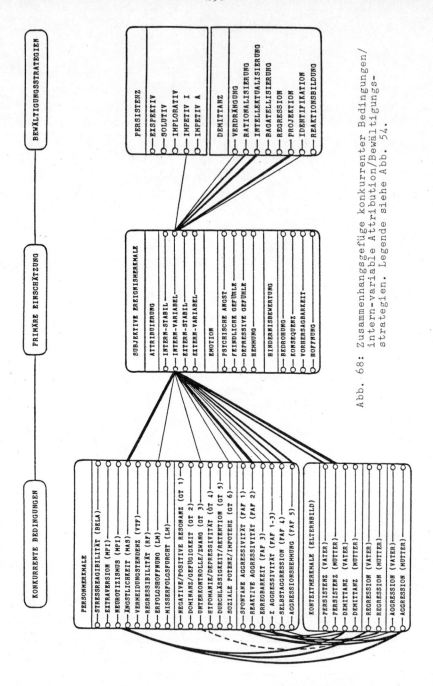

Abb. 68: Zusammenhangsgefüge konkurrenter Bedingungen/
intern-variable Attribution/Bewältigungs-
strategien. Legende siehe Abb. 54.

Die extern-stabile Attribution (Abb. 69) besitzt nur mit
dem väterlichen Bewältigungsverhalten Zusammenhänge, dabei
besonders mit der Demittanz. Bei den Personmerkmalen korreliert sie deutlich mit dem Neurotizismus, der Ängstlichkeit
und den Aggressionsfaktoren. Der stabile Aspekt dieser Attribution läßt auch wiederum die hohen Zusammenhänge mit den
Strategien der Motivdemittanz erklären. Aber auch die impetiv-
I-Strategie wird zur Bewältigung gelegentlich eingesetzt.

Bei der extern-variablen Attribution (Abb. 70) bestehen vor
allem Zusammenhänge mit der Persistenz der Eltern aber auch
mit der Demittanz des Vaters. Im Selbstbild ist die Korrelation mit der Ängstlichkeit geringer, bedeutsamer hingegen
mit der Extraversion und der Regressibilität. Hinzu tritt
ein positiver Zusammenhang mit der Erfolgshoffnung und ein
geringerer Anteil der Selbstaggression. Bevorzugte Bewältigungsstrategien sind die mit Aggression verbundene impetive
Strategie und auf seiten der Demittanz die Projektion.
Für die stabilen Attributionen konnte durchweg ein sehr bedeutsamer Zusammenhang mit Ängstlichkeit, Neurotizismus
und den Abwehrmechanismen bestimmt werden. Die variablen
Attributionen sind demgegenüber geringer mit Demittanzstrategien assoziiert und zeigen höhere Persistenzanteile
als die stabilen Formen. Sie korrelieren auch etwas deutlicher mit der elterlichen Persistenz. Der negative Anteil im
Selbstbild ist geringer. Vom internen zum externen Kontrollort wandelt sich die Betonung der Ängstlichkeit bezeichnen-
derweise zur Extraversion. Die variablen Attributionen besitzen im Gegensatz zu den stabilen einen Zusammenhang mit
der Erfolgshoffnung, was den Befunden von MEYER (1973) entspricht.

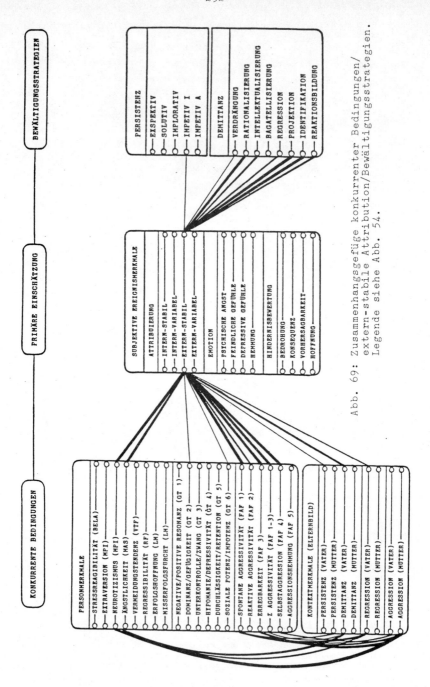

Abb. 69: Zusammenhangsgefüge konkurrenter Bedingungen/
extern-stabile Attribution/Bewältigungsstrategien.
Legende siehe Abb. 54.

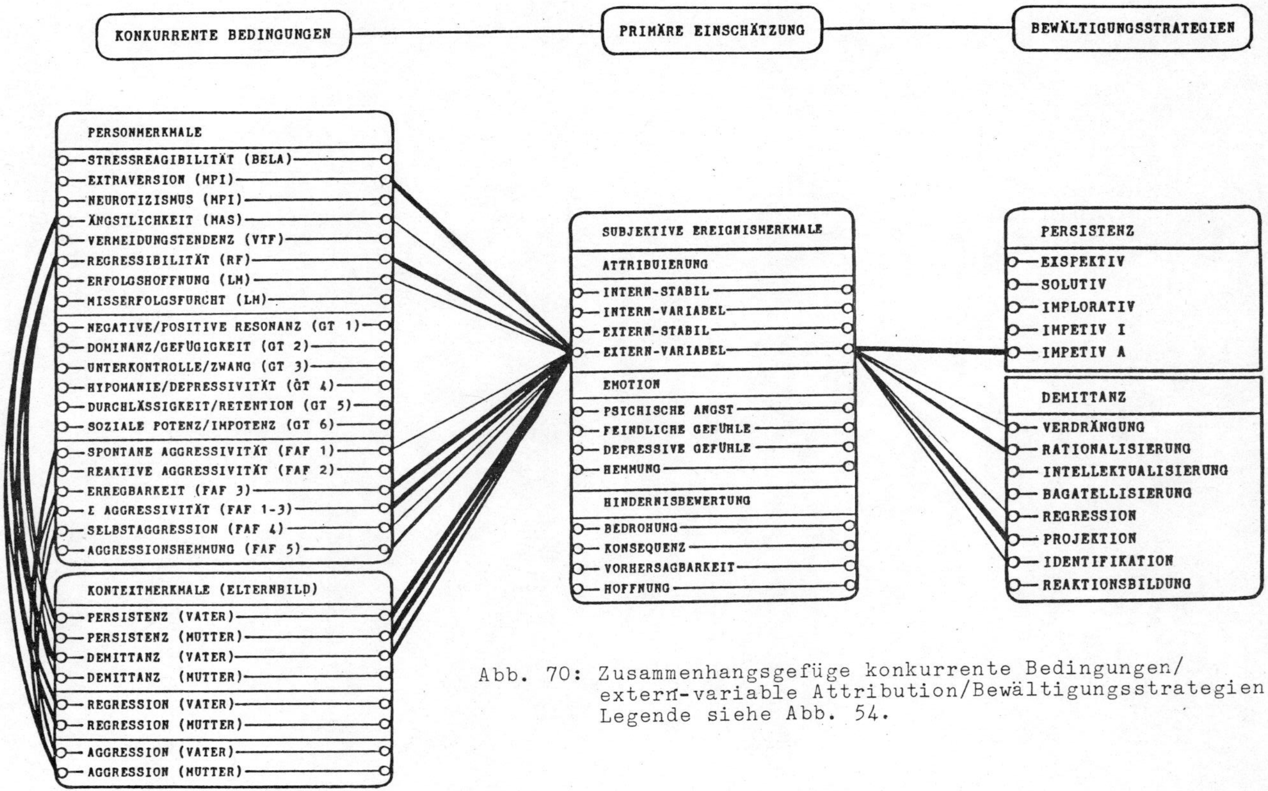

Abb. 70: Zusammenhangsgefüge konkurrente Bedingungen/
extern-variable Attribution/Bewältigungsstrategien.
Legende siehe Abb. 54.

Die psychische Angst (Abb. 71) in der primären Einschätzung
ist vor allem im Zusammenhang mit der Persistenz der Eltern
- insbesondere der Mutter - aber auch mit der Aggression der
Eltern zu sehen. Sie korrelierte auch erwartungsgemäß mit
der Ängstlichkeit (MAS), der sozialen Impotenz und der Erregbarkeit positiv. Mit der Extraversion und der Erfolgshoffnung
korrelierte sie negativ. Unter den Bewältigungsstrategien
steht sie besonders deutlich mit der Intellektualisierung in
Verbindung. Der Zusammenhang mit der Durchsetzungsfähigkeit
der Eltern mag vielleicht auch andererseits die Korrelationen
mit den Persistenzstrategien erklären: psychische Angst mit
dem Vorbild elterlicher Durchsetzungsfähigkeit als emotionaler Aktivator von Persistenzstrategien.

Die feindlichen Gefühle (Abb. 72) stehen wiederum vor allem
mit der Persistenz der Eltern in Zusammenhang, aber mit der
Demittanz und Regressibilität des Vaters und der Aggression
der Mutter. Unter den Personmerkmalen korrelieren sie mit
der Streßreagibilität, dem Neurotizismus und erwartungsgemäß mit der spontanen und reaktiven Aggression; außerdem
mit der Dominanz, aber negativ mit der Erfolgshoffnung. Zu
den Persistenzstrategien bestehen hohe Korrelationen, was
durch die deutlich negative Korrelation mit der Bagatellisierung unterstrichen wird. Feindliche Gefühle stellen somit die emotionale Grundlage zu einer eindeutig motivpersistenten Bewältigungsform dar. Auf der Seite der Personmerkmale zeichnen sich jedoch auch negative Aspekte des Selbstbildes ab, im Elternbild dominiert die Persistenz.

Bei den depressiven Gefühlen (Abb. 73) ergab sich eine ähnliche Zusammenhangsstruktur mit dem Elternbild. Sehr hohe
Korrelationen unter den Personmerkmalen konnten für die
Ängstlichkeit, die Mißerfolgsfurcht, die Depression (GT-4)
und in negativer Richtung mit der Extraversion und der Erfolgshoffnung bestimmt werden. Dieses negative Selbstbild
wird durch geringere Korrelationen mit dem Neurotizismus,
der negativen Resonanz, der Retention und der sozialen Impotenz ergänzt. Mit den Aggressionsfaktoren konnten keine
bedeutsamen Zusammenhänge gefunden werden. Unter den Bewältigungsstrategien gewinnen die Abwehrmechanismen an Bedeutung, insbesondere die Intellektualisierung, die schon eine

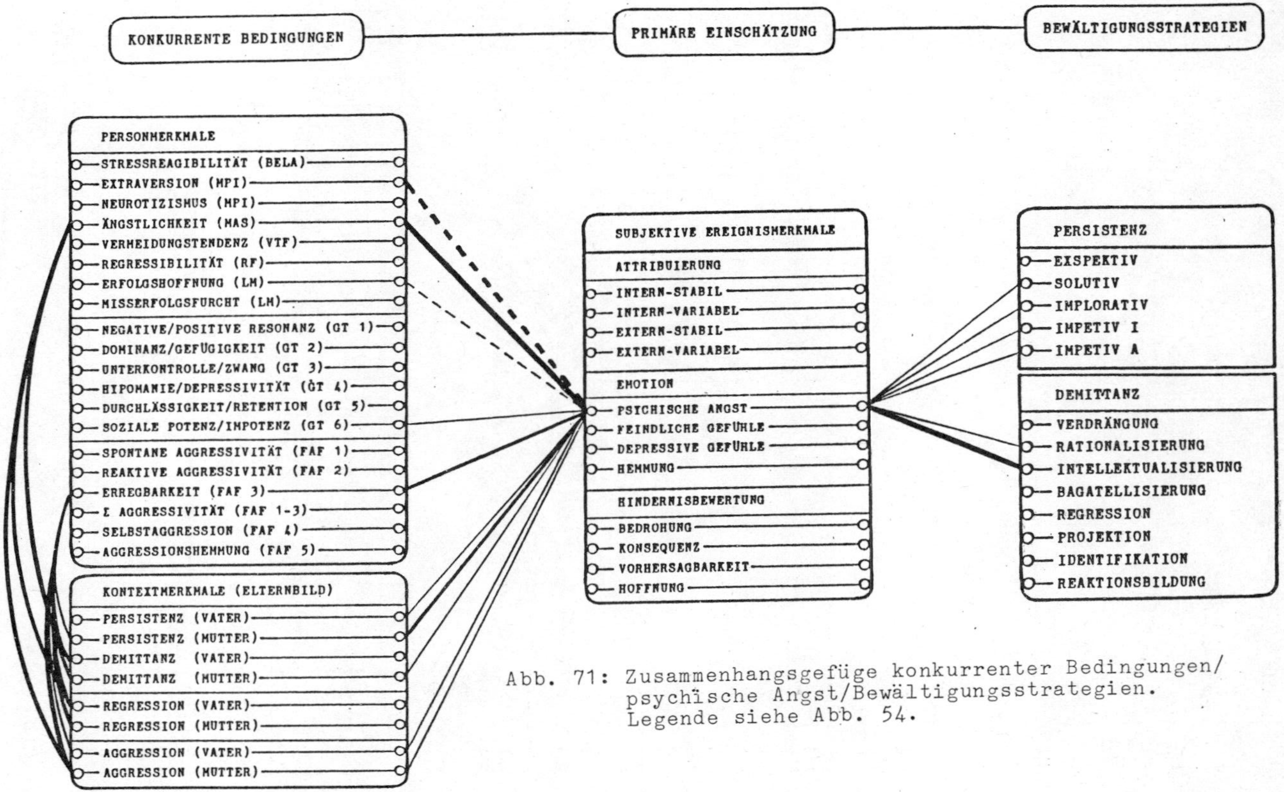

Abb. 71: Zusammenhangsgefüge konkurrenter Bedingungen/
psychische Angst/Bewältigungsstrategien.
Legende siehe Abb. 54.

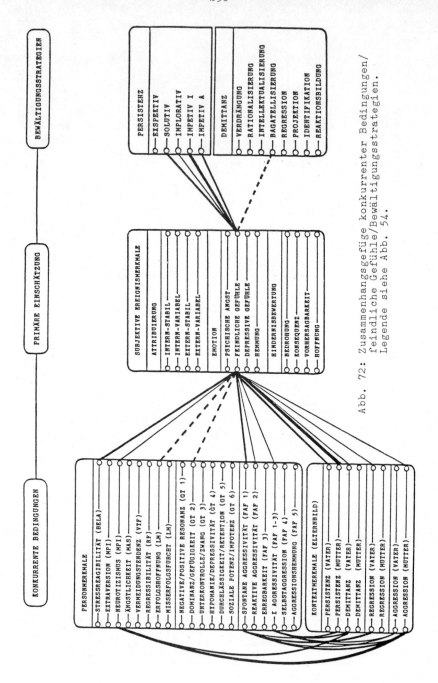

Abb. 72: Zusammenhangsgefüge konkurrenter Bedingungen/
feindliche Gefühle/Bewältigungsstrategien.
Legende siehe Abb. 54.

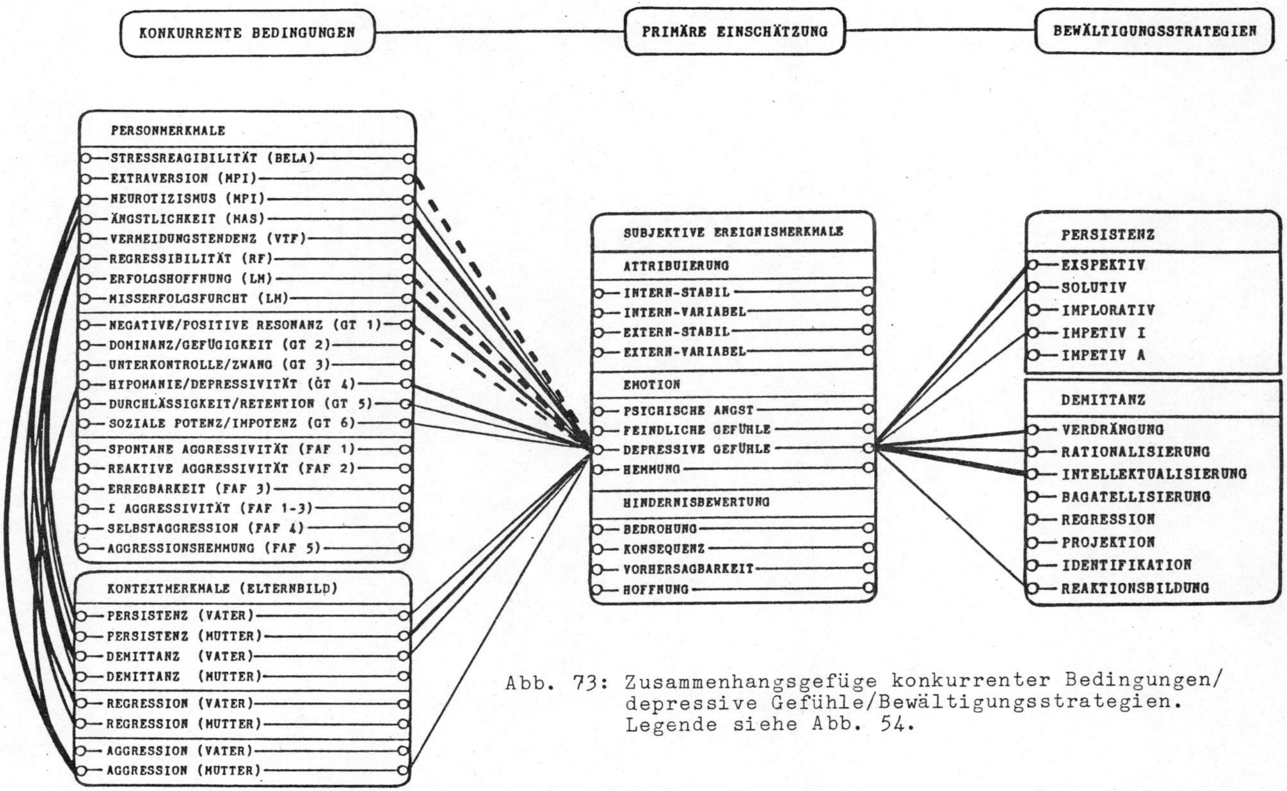

Abb. 73: Zusammenhangsgefüge konkurrenter Bedingungen/
depressive Gefühle/Bewältigungsstrategien.
Legende siehe Abb. 54.

hohe Verknüpfung mit der Angst aufwies. Aber auch die Verdrängung, die Rationalisierung und die Reaktionsbildung
zeigten statistisch bedeutsame Zusammenhänge. Von den Persistenzstrategien korrelierte am deutlichsten die exspektive, welche zwar noch Hoffnung zum Ausdruck bringt, aber
ohne eigene Aktivitäten bleibt. Geringe, aber statistisch
gesicherte Zusammenhänge wurden auch für die konstruktiveren
Persistenzstrategien (solutiv, impetiv-I) gefunden.

Die Hemmung (Abb. 74) korrelierte im Elternbild nur mit der
Aggression der Mutter. Im Selbstbild zeigen sich überwiegend
Zusammenhänge mit negativen Aspekten (Neurotizismus, Ängstlichkeit, Vermeidungstendenz, Mißerfolgsfurcht, negative Resonanz, Gefügigkeit, Zwang, Depressivität, Retention, soziale Impotenz und Selbstaggression). Die Hemmung in der primären Einschätzung steht somit auf dem Boden eines negativen
Selbstbildes und einer aggressiv erlebten Mutter. Sie führt
zu einer Verzichthaltung, die vor allem durch die Abwehrmechanismen der Verdrängung, der Reaktionsbildung, der Intellektualisierung und Rationalisierung getragen wird. Nur mit
der exspektiven Strategie besteht ein deutlich positiver Zusammenhang, während sie mit der implorativen und der impetiv-
A-Strategie sogar negativ korreliert.

Die negativen Aspekte der subjektiven Hindernisbewertung
(Abb. 75, 76 u. 77) besitzen eine annähernd einheitliche Zusammenhangsstruktur mit den Merkmalen des Elternbildes. Die
Mutter wird vorwiegend als durchsetzungsfähig und aggressiv
beschrieben, während der Vater zu gleichen Teilen durchsetzungsfähig und nachgiebig und gleichzeitig regressiv, jedoch nicht aggressiv gesehen wird. Zu diesem Elternbild wurde für die "Bedrohung" (Abb. 75) und die "negative Konsequenz"
(Abb. 76) ein ausgeprägt negatives Selbstbild gefunden (Neurotizismus, Ängstlichkeit, Mißerfolgsfurcht, Gefügigkeit,
soziale Impotenz und hohe Aggressivität, insbesondere Selbst-
aggressivität). Unter den Bewältigungsstrategien wurden neben den Persistenzstrategien etwa gleichwertig Abwehrmechanismen vor allem die Reaktionsbildung bevorzugt. Auch bei
der"mangelnden Vorhersagbarkeit" (Abb. 77) sind diese Strategien zu nennen, jedoch zeigt sich hier eher eine Betonung

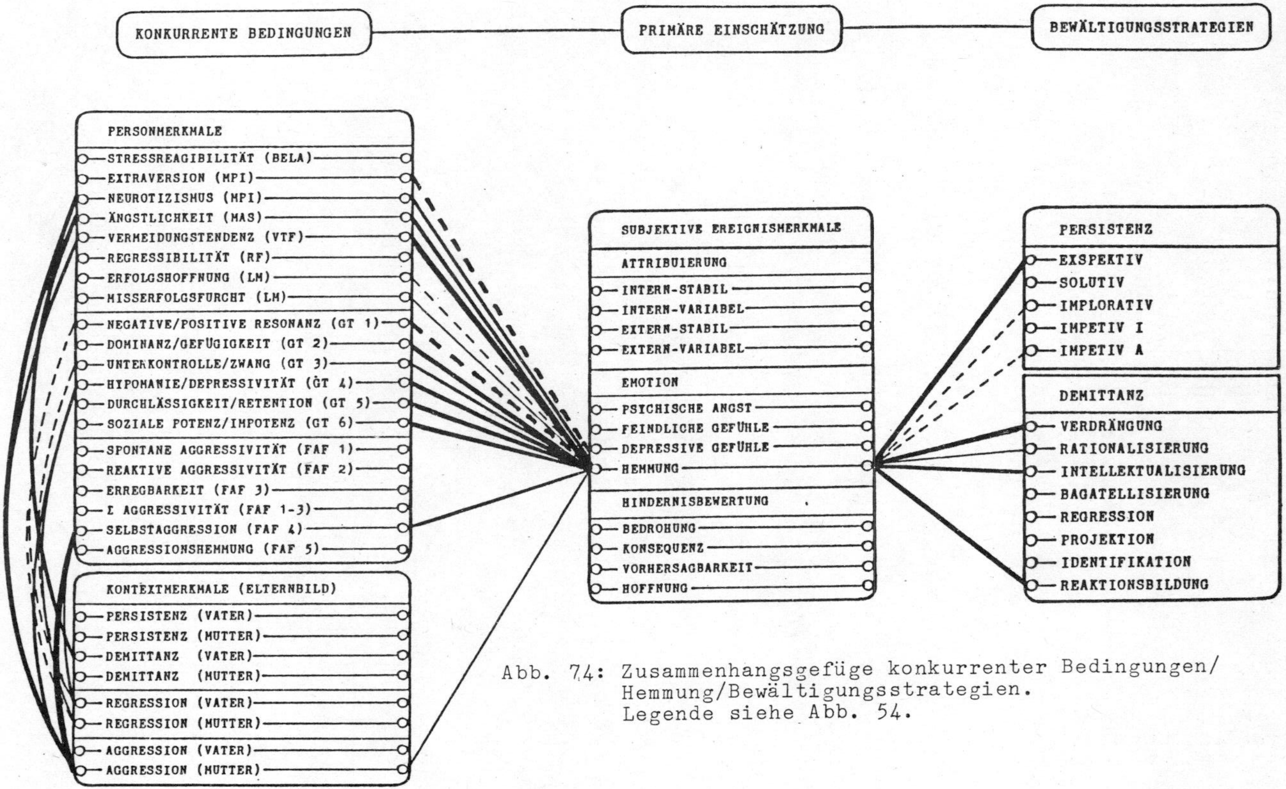

Abb. 7.4: Zusammenhangsgefüge konkurrenter Bedingungen/
Hemmung/Bewältigungsstrategien.
Legende siehe Abb. 54.

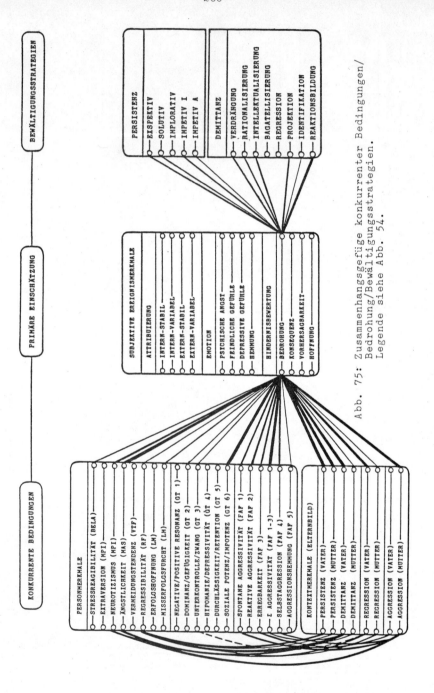

Abb. 75: Zusammenhangsgefüge konkurrenter Bedingungen/
Bedrohung/Bewältigungsstrategien.
Legende siehe Abb. 54.

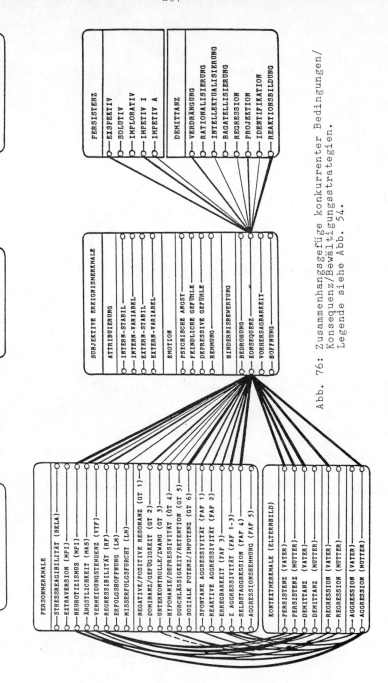

Abb. 76: Zusammenhangsgefüge konkurrenter Bedingungen/
Konsequenz/Bewältigungsstrategien.
Legende siehe Abb. 54.

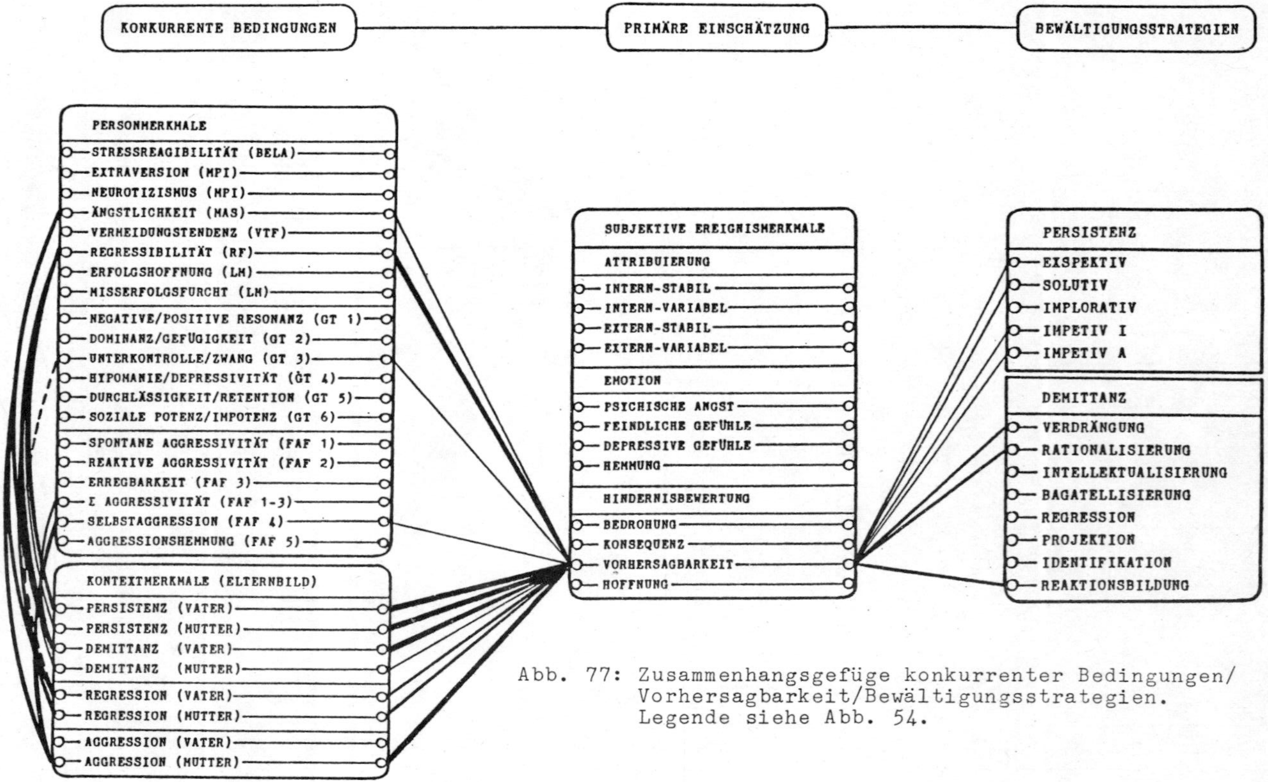

KONKURRENTE BEDINGUNGEN | PRIMÄRE EINSCHÄTZUNG | BEWÄLTIGUNGSSTRATEGIEN

PERSISTENZ
- EXSPEKTIV
- SOLUTIV
- IMPLORATIV
- IMPETIV I
- IMPETIV A

DEMITTANZ
- VERDRÄNGUNG
- RATIONALISIERUNG
- INTELLEKTUALISIERUNG
- BAGATELLISIERUNG
- REGRESSION
- PROJEKTION
- IDENTIFIKATION
- REAKTIONSBILDUNG

SUBJEKTIVE EREIGNISMERKMALE

ATTRIBUIERUNG
- INTERN-STABIL
- INTERN-VARIABEL
- EXTERN-STABIL
- EXTERN-VARIABEL

EMOTION
- PSYCHISCHE ANGST
- FEINDLICHE GEFÜHLE
- DEPRESSIVE GEFÜHLE
- HEMMUNG

HINDERNISBEWERTUNG
- BEDROHUNG
- KONSEQUENZ
- VORHERSAGBARKEIT
- HOFFNUNG

PERSONMERKMALE
- STRESSREAGIBILITÄT (BELA)
- EXTRAVERSION (MPI)
- NEUROTIZISMUS (MPI)
- ÄNGSTLICHKEIT (MAS)
- VERMEIDUNGSTENDENZ (VTF)
- REGRESSIBILITÄT (RF)
- ERFOLGSHOFFNUNG (LM)
- MISSERFOLGSFURCHT (LM)
- NEGATIVE/POSITIVE RESONANZ (GT 1)
- DOMINANZ/GEFÜGIGKEIT (GT 2)
- UNTERKONTROLLE/ZWANG (GT 3)
- HYPOMANIE/DEPRESSIVITÄT (GT 4)
- DURCHLÄSSIGKEIT/RETENTION (GT 5)
- SOZIALE POTENZ/IMPOTENZ (GT 6)
- SPONTANE AGGRESSIVITÄT (FAF 1)
- REAKTIVE AGGRESSIVITÄT (FAF 2)
- ERREGBARKEIT (FAF 3)
- Σ AGGRESSIVITÄT (FAF 1-3)
- SELBSTAGGRESSION (FAF 4)
- AGGRESSIONSHEMMUNG (FAF 5)

KONTEXTMERKMALE (ELTERNBILD)
- PERSISTENZ (VATER)
- PERSISTENZ (MUTTER)
- DEMITTANZ (VATER)
- DEMITTANZ (MUTTER)
- REGRESSION (VATER)
- REGRESSION (MUTTER)
- AGGRESSION (VATER)
- AGGRESSION (MUTTER)

Abb. 77: Zusammenhangsgefüge konkurrenter Bedingungen/ Vorhersagbarkeit/Bewältigungsstrategien. Legende siehe Abb. 54.

der Motivpersistenz und eine weitaus geringere Negativtönung
des Selbstbildes, was auf eine geringere Pathogenität des
Ungewißheitsfaktors im Bewältigungsprozeß hinweist.

Die "Hoffnung" (Abb. 78) als positiver Aspekt der subjektiven Hindernisbewertung besitzt neben der Persistenz der
Mutter durchweg Zusammenhänge mit positiven Persönlichkeitszügen (Extraversion, Erfolgshoffnung, positive Resonanz,
Aggressionshemmung). Unter den Bewältigungsstrategien wird
besonders die impetiv-A-Strategie bevorzugt. Aber auch mit
vielen Abwehrmechanismen bestehen statistisch bedeutsame
Zusammenhänge. Die Hoffnung in der primären Einschätzung
kann somit einerseits ein Aktivator zur Motivpersistenz,
aber auch ein emotionaler Vorbote der Verzichtleistung und
Emotionsverkehrung des Abwehrvorganges sein (vgl. Anna
FREUD 1936).

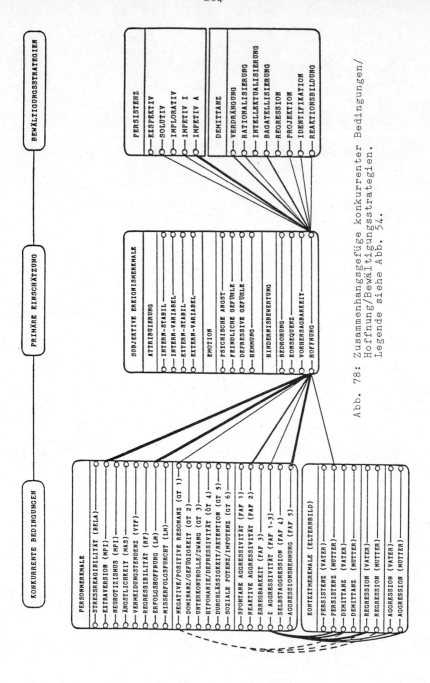

Abb. 78: Zusammenhangsgefüge konkurrenter Bedingungen/
Hoffnung/Bewältigungsstrategien.
Legende siehe Abb. 54.

11.9. Binnenstruktur der Bewältigungsformen

Für die Strategien der Motivpersistenz und -demittanz wurden
die Korrelationen mit dem Gesamtpersistenz- bzw. demittanz-
wert bestimmt. Eine Korrektur der Part-Whole-Korrelation
wurde nach LIENERT (1969, S. 115) dabei als vernachlässig-
bar angesehen. Unter den Persistenzstrategien (Tab. 30)
zeigten die impetiven Formen und die solutive Strategie den
höchsten Zusammenhang mit dem Gesamtwert. Die Identifikation,
Reaktionsbildung, Projektion und Rationalisierung besaßen
mit dem Demittanzsummenwert die höchsten Korrelationen Tab. 30).
Insgesamt konnten für die Demittanzstrategien höhere Trennschärfen bestimmt werden, was vielleicht auf eine größere
Homogenität zurückzuführen ist. Diese Vermutung kann auch
durch die Höhe der Interkorrelationen gestützt werden.
Bei den Interkorrelationen der Persistenzstrategien (Tab. 31)
zeigte sich, daß die exspektive mit der implorativen Strategie statistisch unbedeutsam und mit der impetiv-A-Strategie
nur mäßig hoch korreliert. Die exspektive Strategie unterstreicht dadurch ihre Randposition innerhalb der Persistenz,
da sie zwar eine Verzichtleistung vermeidet, aber auch keine
aktive Befriedigungssuche herbeiführt. Die höchsten Interkorrelationen wurden zwischen den beiden Formen der impetiven
Strategie einerseits und zwischen der impetiv-A- und der
implorativen Strategie gefunden. Dies entspricht den konstruktlogischen Erwartungen dieser stark fordernden Bewältigungsstrategien.
Bei den 8 untersuchten Demittanzstrategien konnten alle Interkorrelationen auf dem 1 %o -Niveau statistisch gesichert
werden (Tab. 32). Erwartungsgemäß zeigten die Projektion und
die Identifikation die höchsten Zusammenhänge, da beide nach
dem Funktionsprinzip (Motivsubstitution) auch dynamisch die
größte Ähnlichkeit besitzen. Die geringste Korrelation wurde zwischen der Bagatellisierung und der Intellektualisierung
gefunden. Dies mag darauf zurückzuführen sein, daß im Rahmen
des Bagatellisierungsvorgangs das Problem als unwichtig erachtet wird, während bei der Intellektualisierung eine in-
tensive geistige Beschäftigung mit dem Problem in Gang kommt.

	PERSISTENZ Σ	DEMITTANZ Σ
PERSISTENZ Σ		
EXSPEKTIV	.56 ***	
SOLUTIV	.72 ***	
IMPLORATIV	.65 ***	
IMPETIV-I	.80 ***	
IMPETIV-A	.75 ***	
DEMITTANZ Σ		
VERDRÄNGUNG		.74 ***
RATIONALISIER.		.81 ***
INTELLEKTUAL.		.72 ***
BAGATELLISIER.		.67 ***
REGRESSION		.73 ***
PROJEKTION		.81 ***
IDENTIFIKATION		.89 ***
REAKTIONSBILD.		.85 ***

Tab. 30: Korrelationen der Bewältigungsstrategien mit den Gesamtwerten der Persistenz und Demittanz (n=92).

	SOLUTIV	IMPLORATIV	IMPETIV-I	IMPETIV-A
EXSPEKTIV	.42 ***	.17 n.s.	.54 ***	.28 **
SOLUTIV		.50 ***	.52 ***	.54 ***
IMPLORATIV			.45 ***	.72 ***
IMPETIV-I				.62 ***

Tab. 31: Interkorrelationen der Persistenzstrategien (n=92).

	RAT	INT	BAG	REG	PRO	IDF	REA
VERDRÄNGUNG	.75 ***	.46 ***	.74 ***	.62 ***	.56 ***	.67 ***	.72 ***
RATIONALISIER.		.52 ***	.71 ***	.60 ***	.60 ***	.71 ***	.74 ***
INTELLEKTUALISG			.29 **	.52 ***	.75 ***	.71 ***	.56 ***
BAGATELLISIER.				.56 ***	.40 ***	.61 ***	.62 ***
REGRESSION					.56 ***	.59 ***	.75 ***
PROJEKTION						.84 ***	.56 ***
IDENTIFIKATION							.66 ***

Tab. 32: Interkorrelationen der Demittanzstrategien (n=92).

Insgesamt erwiesen sich die Strategien der Motivdemittanz
gegenüber jenen der Motivpersistenz als homogener.

Bei der Interkorrelation der Persistenz- u. Demittanzstrategien
zeigte sich, daß beide Bewältigungsformen trotz motivdynami-
scher Verschiedenheit einem gemeinsamen Bewältigungsrepertoire
zuzurechnen sind (Tab. 33). Die Koeffizienten liegen zwar im
Durchschnitt unter den Interkorrelationen (Tab. 31 u. 32) der
beiden Bewältigungsformen, konnten aber in jedem Fall statistisch gesichert werden. Die geringsten Zusammenhänge ergaben sich zwischen der implorativen Strategie und der Bagatellisierung bzw. Reaktionsbildung. Dies mag durch die große
Verschiedenheit erklärt werden: zum einen die Suche nach Hilfe
und Unterstützung durch Dritte und zum anderen die Aufgabe
des Motivs durch die Betonung seiner Unwichtigkeit bzw. durch
die Substitution eines entgegengesetzten Motivs. Die kon-
struktmäßige Nähe der exspektiven Persistenzstrategie zur
Demittanz zeigt sich auch in den hohen Korrelationen mit der
Verdrängung und der Reaktionsbildung. Die durchweg relativ
geringen Zusammenhänge der Bagatellisierung mit den Persistenzstrategien geben einen indirekten Hinweis auf den Zusammenhang zwischen der Bedeutsamkeit bzw. Wichtigkeit eines
Motivs und der Beharrlichkeit in der Befriedigungssuche.

	EXSPEKTIV	SOLUTIV	IMPLORATIV	IMPETIV-I	IMPETIV-A
VERDRÄNGUNG	.63 ***	.39 ***	.31 **	.53 ***	.39 ***
RATIONALISIERUNG	.58 ***	.49 ***	.33 **	.42 ***	.44 ***
INTELLEKTUALISIERG.	.31 **	.34 ***	.38 ***	.54 ***	.43 ***
BAGATELLISIERUNG	.54 ***	.37 ***	.24 *	.41 ***	.31 **
REGRESSION	.47 ***	.29 **	.36 ***	.52 ***	.50 ***
PROJEKTION	.40 ***	.41 ***	.48 ***	.62 ***	.54 ***
IDENTIFIKATION	.50 ***	.32 **	.34 ***	.58 ***	.35 ***
REAKTIONSBILDUNG	.64 ***	.52 ***	.26 *	.57 ***	.40 ***

Tab. 33: Interkorrelationen der Persistenz- und Demittanzstrategien (n=92).

12. DISKUSSION

Die der Untersuchung zugrunde gelegten Konzepte stellen
transaktionale Prozeßmodelle (LAZARUS, FILIPP) bzw. ein
psychodynamisches Modell (FREUD) dar. Bei der Zusammen-
hangsanalyse mußte jedoch der dynamische, sich wechselseitig beeinflussende Aspekt des Prozeßgeschehens auf ein
statisches Beziehungsgefüge reduziert oder gleichermaßen
eingefroren werden. Rückkopplungsprozesse wurden nicht erfaßt. Es entstanden lediglich Momentaufnahmen multidirektio-
naler Bewegungen, deren chronologische Einordnung in den
Gesamtvorgang unklar bleiben muß. Es kann nicht festgestellt werden, ob die erklärbaren Varianzanteile das End-
produkt des jeweiligen Auseinandersetzungsprozesses darstellen oder mehr einer Zwischenlösung gleichkommen. Dies
wird etwa in der Zusammenhangsprüfung zwischen situativer
Angst und evozierter Bewältigungsstrategie deutlich. Nach
tiefenpsychologischen Erkenntnissen stellt die Angst das
Alarm- und Abwehrsignal dar. Erfassen wir diesen Zusammenhang erst nach der Mobilisierung der Abwehr, so kann er
gegebenenfalls durch die den Abwehrvorgang begleitende
Affektverwandlung nicht mehr oder nur noch geringgradig
feststellbar sein.
Eine weitere Einschränkung mußte hingenommen werden durch
den methodenbedingten Verzicht auf die Erfassung der sekundären Einschätzung und der Neueinschätzung (LAZARUS). Erst
diese abschließende Bewertung über die Effizienz der aktivierten Bewältigungsstrategien kann den Endzustand des Zu-
sammenhangsgefüges konstituieren.
Bei den untersuchten Strategien mußte naturgemäß eine um-
schriebene Auswahl getroffen werden. Während es sich bei
den Demittanzstrategien um vielfach beschriebene Abwehrmechanismen handelte, mußten komplementär im motivdynamischen Grundkonzept der Persistenz vs. Demittanz weitere
Strategien neu formuliert und operationalisiert werden.
Dies konnte aus Mangel an brauchbaren, publizierten Persistenzstrategien nur in einer heuristischen Auswahl erfolgen. Die Unterschiede in den teststatistischen Homogeni-
tätsmaßen mögen daraus abgeleitet werden, könnten aber auch
konstruktrelevant gedeutet werden.

Da alle untersuchten Variablen (Kontextmerkmale, Personmerkmale, subjektive Ereignismerkmale und Bewältigungsstrategien) eine nicht zwingend repräsentative Auswahl
darstellten, erschien es nicht gerechtfertigt faktorenanalytische Gruppierungen vorzunehmen. Die Zusammenhangsprüfung wurde auf Korrelationsstatistiken begrenzt.
Primäre Einschätzung und Bewältigungsstrategien wurden in
Fragebogenform operationalisiert. Reizgrundlage stellten
dabei imaginierte Belastungssituationen des "täglichen
Lebens" dar. Auch wenn die Situationsspezifität in der primären Einschätzung als Relevanzmaß zur Evozierung der Bewältigungsstrategien einging, stellt die Gesamttestsitu-
ation eine nicht zu vernachlässigende Einflußgröße dar.
Die Frage der Generalisierbarkeit und Repräsentanz eines
Paper-Pencil-Verfahrens kann von den Einschränkungen der
Interpretierbarkeit der Laborexperimente der Gruppe um
LAZARUS übertragen werden.
Die Entscheidung über die Wirksamkeit methoden bzw. situa-
tionsspezifischer Einflußgrößen erschwerte auch die Interpretation der retrospektiv gewonnenen antezedenten Bewältigungspräferenzen.
Die in Selbstbeurteilungsverfahren eingehende Diskrepanz
zwischen Wunsch- und Realbild kann auf das durch Fremdbeurteilung gewonnene Elternbild der Pbn übertragen werden
und muß in die folgende Diskussion der Zusammenhangsbeschrei-
bung eingehen.
Die Formulierung der Zusammenhangshypothesen wurde - wenn
nicht anderslautende empirische Ergebnisse vorlagen - von
der Grundannahme abgeleitet, Eltern stellten für den Sozi-
alisationsprozeß der Bewältigungspräferenzen ein Modell
für ihre Kinder dar. Ein Knabe lernt die Durchsetzungsfähigkeit von seinem persistenten Vater, während die Nach-
giebigkeit des Vaters bei seinem Sohn zur Verzichthaltung
führt. Gleiches gilt für Mütter und Töchter. Wenn sich die
Eltern deutlich in ihrem Bewältigungsverhalten unterscheiden, dann sollte die Nachahmung des gleichgeschlechtlichen
Elternteils größeren Einfluß besitzen. Dieser "Modell-Hypo-
these" stand alternativ die "Konkurrenz-Hypothese" gegenüber. Diese besagte, daß in einem familiären System eine

"Befriedigungskonkurrenz" den Bewältigungsstil beeinflußt.
Kinder müssen etwa bei durchsetzungsfähigen, fordernden
Eltern oft auf die Befriedigung eigener Motive verzichten.
Daraus könnte sich eine habituelle Verzichtleistungstendenz
entwickeln. Gleichgeschlechtliche Familienangehörige stehen
dabei vielleicht in einem stärkeren Konkurrenzsystem. Ödipale
Beziehungen zwischen gegengeschlechtlichen Familienteilen
fördern vielleicht andererseits die Nachahmungsbereitschaft.

Die Hypothese der Befriedigungskonkurrenz konnte im Zusammenhangsgefüge elterlicher Bewältigungsformen und test-
aktualer Bewältigungspräferenzen der Pbn weitgehend Bestätigung finden. Bei den Variablen der subjektiven Ereignismerkmale und der Personmerkmale zeigt sich ein weitaus kom-
plexeres Bild, da vielfach neben einer gleichgeschlechtlichen Modellwirkung eine gegengeschlechtlichen Beeinträch-
tigung zu finden ist. Dies gilt insbesondere für die Mutter-
Sohn-Dyade.
Reduziert man diese Betrachtung auf einzelne direkt vergleichbare Variablen, so läßt sich für die Aggressivität der Eltern und ihrer Kinder eine gleichgeschlechtliche Konkur-
renz feststellen.
Die Interpretierbarkeit der Zusammenhänge zwischen den
Variablen des Elternbildes und des Selbstbildes wird insbesondere durch die nicht erfaßten familiendynamischen
Interaktionen erschwert.

13. ZUSAMMENFASSUNG

Zur Beschreibung des Bewältigungsprozesses wurden die Inter-
aktionsmodelle von LAZARUS (1966, 1969) und FILIPP (1981)
und das tiefenpsychologische Konzept FREUDs in ein motivdynamisches Bewältigungsmodell integriert. Das Zusammenhangsgefüge zwischen konkurrenten Bedingungen und subjektiven Ereignismerkmalen wurde anhand konstruktrelevanter Variablen des allgemeinen Bewältigungsmodells nach FILIPP
(1981) erfaßt. Als konkurrente Bedingungen wurden Person-
und Kontextmerkmale bestimmt. Die Personmerkmale wurden
als Selbstbild durch die tiefenpsychologischen Variablen
des Giessen-Tests, die Aggressionsfaktoren (FAF), die Dimensionen der Leistungsmotivation (LM), Ängstlichkeit (MAS),
Vermeidungstendenz (VTF), Regressibilität (RF), Streßreagibilität (BELA) und den Grunddimensionen des EYSENCKschen
Persönlichkeitsmodells (MPI) untersucht. Als Kontextmerkmale wurden Dimensionen des elterlichen Bewältigungsverhaltens als subjektives Elternbild erfaßt. Der Fragebogen
zum elterlichen Bewältigungsverhalten (FEB) diente zur Einschätzung der Variablen: Motivpersistenz, Motivdemittanz,
Regressibilität und reaktive Aggression.
Mehrere Verfahren (RF, VTF u. FEB) mußten für die zugrunde
liegende Fragestellung neu konstruiert werden.
Als Variablen der subjektiven Ereignismerkmale konnten die
Differentiale des EMI (ULLRICH & ULLRICH 1975) in gekürzter
Form übernommen werden. Die Variablen zur Attribuierung und
zur subjektiven Hindernisbewertung wurden nach dem IE-SV-F
(DORRMANN & HINSCH 1981) adaptiert bzw. konstruktrelevant
(PRYSTAV 1981) operationalisiert.
Diese drei Klassen von subjektiven Ereignismerkmalen wurden
als primäre Einschätzungen im Sinne LAZARUS (1966, 1969, 1981)
in einen Bewältigungsstrategie-Fragebogen (BSF) zur Erfas-
sung von Bewältigungsstrategiepräferenzen integriert. Der
BSF stellt die Operationalisierung eines motivdynamischen
Bewältigungskonzeptes dar, welches die Abwehrmechanismen
FREUDs als motivdemittante Strategien einer Gruppe neu for-
mulierter motivpersistenter Strategien gegenüberstellt.
Antezedente Bewältigungserfahrungen wurden retrospektiv mittels strukturierter Exploration erfaßt.

Mit den genannten Untersuchungsmethoden wurden bei 92 Pbn empirische Daten gewonnen. Sie wurden methoden- und zusammenhangsbeschreibend dargestellt.

Bei den neu konstruierten Fragebogen zeigte sich, daß die Operationalisierung der Regressionsrichtungen (FREUD 1900) nur als heterogenes Verfahren möglich war. Die Situationsspezifität der imaginierten Belastungssituationen des VTF und des BSF erwies sich als wichtige Determinante in der Wahl der Bewältigungsstrategien (BSF) bzw. der Zeitdauer bis zur Inangriffnahme eines aktiven Bewältigungsvorhabens (VTF). Situationscharakteristiken konnten durch die subjektiven Ereignismerkmale beschrieben werden.

Differenzen zwischen antezedenten und testaktualen Bewältigungspräferenzen wurden situations- und methodenspezifisch diskutiert.

Bei der Untersuchung der Zusammenhangsstruktur der Kontext-, Person-, Ereignismerkmale und der Bewältigungsform ergab sich:

1. Elterliches Bewältigungsverhalten/Personmerkmale: Eine durchsetzungsfähige und fordernde Mutter läßt bei ihrem Sohn ein ziemlich negatives Selbstbild entstehen (Neurotizismus, Ängstlichkeit, Depression). Mit dem Selbstbild der Tochter besteht hingegen eine positive Beziehung zur Erfolgshoffnung. Die Motivpersistenz des Vaters hat auf Kinder beiderlei Geschlechts kaum negative Wirkung. Ein schwacher, nachgiebiger Vater hat auf das Selbstbild der Kinder jedoch negative Auswirkungen, insbesondere auf das seines Sohnes (Neurotizismus, Ängstlichkeit, Mißerfolgsfurcht). Eine motivdemittante Mutter zeigt hingegen weniger Zusammenhänge mit den Personmerkmalen der Kinder. Das traditionelle Elternbild des durchsetzungsfähigen Vaters und der nachgiebigen Mutter stand insgesamt weniger mit negativen Aspekten des Selbstbildes in Zusammenhang. Eine Umkehrung dieser Elternkonstellation (verzichtleistender Vater/fordernde Mutter) besaß insbesondere beim Selbstbild des Sohnes eine deutliche Beziehung zu negativen Personmerkmalen. Die Regressibilität der Eltern zeigte vor allem im Bereich der Leistungsmotivation und der sozialen Selbstachtung negative Auswirkungen. Die reaktive Aggressivität des Vaters steht

im Zusammenhang mit negativen Aspakten des Selbstbildes
der Tochter (Neurotizismus, Selbstaggression) gleichfalls
die Aggressivität der Mutter mit dem Selbstbild des Sohnes.
Neben diesen gegengeschlechtlichen Zusammenhängen besaß
die Aggressivität des Vaters eine Hemmwirkung auf die
Aggressionsentfaltung des Sohnes.

2. Elterliches Bewältigungsverhalten/subjektive Ereignismerkmale: Bei Männern wirkt sich ein demittanter Vater
   und eine persistente Mutter auf die emotionale Streßreaktion eher negativ aus, während ein persistenter Vater
   mit Ängstlichkeit bei seinen Töchtern einhergeht. Frauen
   zeigen deutlicher anstrengungsrelevante Attributionen bei
   persistenten Eltern, während Männer die Ursache eines Miß-
   erfolgs eher der eigenen Unfähigkeit zuschreiben, wenn
   sie ihre Mutter als durchsetzungsfähig und fordernd erlebten. Auch die Aggressivität der Mütter besitzt nur
   für ihre Töchter eine positive Modellwirkung, bei den
   Söhnen erweist sie sich eher beeinträchtigend in der Entwicklung einer erfolgsbetonten primären Einschätzung.

3. Elterliches Bewältigungsverhalten/Bewältigungsformen der Pbn:
   Eine Modellwirkung der Bewältigungspräferenzen der Eltern
   zeigt sich am deutlichsten für ihre gegengeschlechtlichen
   Kinder. Für die gleichgeschlechtlichen Kinder spielt die
   Befriedigungskonkurrenz eine größere Rolle: Ein weniger
   durchsetzungsfähiger Vater gibt seinem Sohn genügend
   Raum zur Entwicklung motivpersistenter Verhaltensweisen.
   Eine fordernde Mutter hingegen bestärkt häufig die Ver-
   zichthaltung der Tochter. Regressive Eltern scheinen die
   Verzichtbereitschaft der Kinder zu erhöhen.

4. Personmerkmale/subjektive Ereignismerkmale: Variable Attributionen gehen eher mit positiven Aspekten des Selbstbildes (Erfolgshoffnung) einher, stabile mit negativen Aspekten (Neurotizismus, Ängstlichkeit). Neben Angst, feindseligen Gefühlen und Depression stand insbesondere die
   Hemmung in deutlichem Zusammenhang mit negativen Person-
   aspekten. Die Umkehrung dieser Beziehungen ließ sich hingegen für eine hoffnungsvolle Hindernisbewertung feststellen.

5. Subjektive Ereignismerkmale/Bewältigungsformen: Variable
   Attributionen stehen deutlich mit der Motivpersistenz,
   stabile mit der Demittanz in Zusammenhang. Die emotionalen Reaktionen konnten nicht eindeutig den Bewältigungsformen zugeordnet werden, da etwa die situative Angst
   auch Persistenzstrategien zu mobilisieren vermag. Auch
   die subjektiven Hindernisbewertungen sind als allgemeine
   Alarmvariablen zu verstehen. Eine spezifische Auslöse-
   funktion konnte ihnen nicht zugeschrieben werden.

6. Personmerkmale/Bewältigungsformen: Die Motivpersistenz
   zeigt deutliche Zusammenhänge mit der Extraversion und
   der reaktiven Aggression. Die Motivdemittanz steht demgegenüber mit den negativen Selbstaspekten (Neurotizismus, Ängstlichkeit, Gefügigkeit, Vermeidungstendenz und
   Selbstaggression) in Beziehung.

Bei der Untersuchung der Binnenstruktur der Bewältigungsstrategien zeigte sich, daß beide Bewältigungsformen trotz
ihrer motivdynamischen Verschiedenheit einem gemeinsamen
Bewältigungsrepertoire zuzurechnen sind. Die Strategien der
Motivdemittanz bildeten dabei eine homogenere Gruppe als
die Strategien der Persistenz. Beide Gruppen zeigen Über-
lappungsbereiche, die auf funktionelle Ähnlichkeiten einzelner Strategien zurückgeführt werden können.

LITERATURVERZEICHNIS

ABRAM,H.S.: Adaptaion to open heart surgery. A psychiatric
  study of response to the threat of death.
  American Journal of Psychiatry, 1965, 122, 659-667.

ABRAMSON,L.Y., SELIGMAN, M.E.P., TEASDALE, J.D.: Learned
  helplessness in humans: Critic and reformulation.
  Journal of Abnormal Psychology, 1978, 87, 49-74.

ACKERMAN, N.W. & JAHODA, M.: Antisemitism and emotional
  disorder. New York, Harper, 1950.

ADLER, A.: Über den nervösen Charakter. Grundzüge einer ver-
  gleichenden Individual-Psychologie und Psychotherapie.
  München, Bergmann, 1922.

ALBRECHT, D.: Empirische Untersuchung zur individuellen Streßreagibilität. Dissertation Gesamthochschule Duisburg, 1979.

ALKER, H.A.: Cognitive controls and the Haan-Kroeber Model
  of ego functioning. Journal of Abnormal Psychology, 1967,
  72, 434-440.

ALLPORT, G.W., BRUNER, J.S., JANDORF, E.M.: Personality under
  social catastrophe. Ninety life histories of the Nazi re-
  volution. In: KLUCKHOHN, C. & MURRAY, H.A. (eds.): Personality in nature, society and culture. New York, Knopf,1953.

ANDREASEN, N.J.C. & NORRIS, A.S.: Long-term adjustment and
  adaptation mechanisms in severely burned adults. Journal
  of Nervous and Mental Disease, 1972, 154, 352-362.

ANDREASEN, N.J.C., NOYES, R., HARTFORD, C.E.: Factors influ-
  encing adjustment of burn patients during hospitalization.
  Psychosomatic Medicine, 1972, 34, 517-523.

ANDREW, J.M.: Coping styles, stress relevant learning and
  recovery from surgery. Ph.D. Dissertation, University of
  California, Los Angeles, 1967.

ARGYRIS, C.: Understanding organizational behavior. Homewood,
  Dorsey Press, 1960.

ARKOFF, A.: Adjustment and mental health. New York, McGraw-
  Hill, 1968.

ARNDT-PAGÉ, B., GEIGER, E., KOEPPEN, M., KÜNZEL R.: Klassifizierung von Copingverhalten. Diagnostica, 1983, 24, 183-189.

BAKAN, D.: The duality of human existence. Chicago, Rand
  McNally, 1966.

BARKER, R., DEMBO, T., LEWIN, K.: Frustration and regression:
  An experiment with young children. University of Iowa
  Studies in Child Welfare, 1941, 18, 1.

BECKER, D. & MARGOLIN, F.: How surviving parents handled their
  young children's adaptation to the crisis of loss.
  American Journal of Orthopsychiatry, 1967, 37, 753-757.

BECKMANN, D., BRÄHLER, E., RICHTER, H.E.: Neustandardisierung
  des Giessen-Test (GT). Diagnostica, 1977, 23, 287-297.

BECKMANN, D. & RICHTER, H.E.: Giessen-Test (GT). Bern, Huber, 1975.

BELSCHNER, W. & KAISER, P.: Darstellung eines Mehrebenen-modells primärer Prävention. In: FILIPP, S.-U. (Hrsg.): Kritische Lebensereignisse. Urban & Schwarzenberg, München, 1981.

BERGQUIST, W.H., LEWINSOHN, P.M., SUE, D.W., FLIPPO, J.R.: Short and long term memory for various types of stimuli as a function of repression-sensitization. Journal of Experimental Research in Personality, 1968, 3, 28-38.

BIBRING, G.L., DWYER, T.F., HUNTINGTON, D.S., VALENSTEIN, A.F.: A study of the psychological processes in pregnancy and of the earliest mother-child relationship. Psychoanalytic study of the child, 1961, 16, 62.

BIRNBAUM, F., COPLON, J., SCHARFF, I.: Crisis intervention after a natural disaster. Social Casework 1973, 54, 545-551.

BLACHA, M.D. & FAUCHER, R.E.: A content validity study of the defense mechanism inventory. Journal of Personality Assessment, 1977, 41, 402-404.

BLODGETT, H.E.: Counseling parents of mentally retarded children. Minnesota Medicals, 1957, 40, 721-730.

BLOOM, L.J., HOUSTON, B.K., HOLMES, D.S., BURISH, T.G.: The effectiveness of attentional diversion and situational redefinition for reducing stress due to a nonambiguos threat. Journal of Research in Personality, 1977, 11, 83-94.

BONJEAN, C. &VANCE, G.: A short-form measure of self-actu-alization. Journal of Applied Behavior Science, 1968, 4, 299-312.

BOUCSEIN, W., ERDMANN, G., JANKE, W., ALBRECHT, D.: Der Belastungsfragebogen, BELA. Ärztliche Praxis, 1978, 37, 1172-1173.

BOUCSEIN, W., ERDMANN, G., JANKE, W., ALBRECHT, D.: Die Er-fassung der individuellen Reaktionsbereitschaft auf ver-schiedene Klassen von Stressoren. I: Konstruktion, Auf-gabenanalyse und Normierung des Belastungsfragebogens BELA. Zeitschrift für Differentielle und Diagnostische Psychologie. 1982, 3, 185-200.

BOWLBY, J.: Grief and mourning in infancy and early childhood. The Psychoanalytic Study of the Child, 1960, 15, 9-52.

BOWLBY, J.: Processes of mourning. Internation Journal of Psycho-Analysis. 1961, 42, 317-340.

BRAUNE, P.: Zur Beziehung von Leistungsmotivation und allge-meiner Selbsteinschätzung. Mitteilung über einen Frage-bogen zur Messung von Leistungsmotivation. Universität Erlangen-Nürnberg, Sonderforschungsbereich 22, Forschungs-bericht 75, 1975.

BRILL, N.Q.: Neuropsychiatric examination of military perso-nnel recovered from Japanese prison camps. Bulletin U.S. Army Dept. 1946, 5, 429-438.

BRODLAND, G.A. & ANDREASEN, N.J.C.: Adjustment problems of the family of the burn patient. In: MOOS, R.H. (ed.): Coping with physical illness. New York, Plenum, 1977.

BRONFENBRENNER, U.: Ökologische Sozialisationsforschung. Stuttgart, 1976.

BROWN, D. & MARKS, P.: Bakan's bipolar constructs: Agency and communion. Psychological Record. 1969, 19, 465-478.

BROWN, G.W. & HARRIS, T.: Social origins of depression. London, 1978.

BULMAN, R.J. & WORTMAN, C.B.: Attributions of blame and coping in the "real world": Severe accident victims react to their lot. Journal of Personality and Social Psychology. 1977, 35, 351-363.

BURGESS, A.U. & HOLMSTROM, L.L.: Recovery from rape and prior life stress. Research in Nursing and Health. 1978, 1, 165-174.

BURNES, A.J. & ROEN, S.R.: Social roles and adaptation to the community. Community Mental Health Journal, 1967,3,153-158.

BUSH, M., HATCHER, R., MAYMAN, M.: Reality attentiveness-inattentiveness and externalization-internalization in defensive style. Journal of Consulting and Clinical Psychology. 1969, 33, 343-350.

BYRNE, D.: The repression-sensitization scale: Rationale, reliability, and validity. Journal of Personality. 1961, 29, 334-349.

BYRNE, D.: Repression-senitization as a dimension of perso-nality. In: MAHER, B.A. (ed.): Progress in experimental personality research. Vol. I. New York, Academic, 1964.

CAMERON, N. & MARGARET, A.: Behavior pathology. New York, Houghton, 1951.

CANNON, W.B.: The wisdom of the body. New York, Norton, 1939.

CAPLAN, G.: Principles of preventive psychiatry. New York,1964.

CHODOFF, P.: The german concentration camp as a psychological stress. Archieves of General Psychiatry. 1970, 22, 78-87.

CHODOFF, P., FRIEDMAN, S., HAMBURG, D.: Stress, defenses and coping behavior: Observations in parents of children with malignant disease. American Journal of Psychiatry. 1964, 120, 743-749.

CHIRIBOGA, D.A. & DEAN, H.: Dimensions of stress: Perspectives from a longitudinal study. Journal of Psychosomatic Research. 1978, 22, 47-55.

CLIFFORD, R.: The Rio Grande flood. A comparative study of border communities in disaster. Washington, National Academy of Sciences-National Research Council. 1956.

COELHO, G.V., HAMBURG, D.A., ADAMS, J.E.: Coping and adaptation. New York, Basic Books, 1974.

COELHO, G.V., HAMBURG, D.A., MURPHEY, E.: Coping strategies in a new learning environment. Archives of General Psychi-atry. 1963, 9, 433-443.

COELHO, G.V., SILBER, E., HAMBURG, D.A.: Use of the student-TAT to assess coping behavior in hospitalized normal and exceptionally competent college freshmen. Perceptual and Motor Skills. 1962, 14, 355-365.

COELHO, G.V., SOLOMON, F., WOLFF, C., STEINBERG, A., HAMBURG, D.A.: Predicting coping behavior in college: A prospective use of the student-TAT. Journal of Nervous and Mental Disease. 1969, 149, 386-397.

COHEN, E.: Human behavior in the concentration camp. New York, Norton, 1953.

COLLINS, B.E.: Four components of the Rotter internal-external scale: Belief in a difficult world, a just world, a predictable world, and a politically responsive world. Journal of Personal and Social Psychology. 1974, 29,381-391.

CRAWFORD, P.L.: Construction, validation, and factor analysis of a psychological adjustment scale. Ph.D. Dissertation, Ohio University, 1967.

D'AFFLITTI, J.G. & WEITZ, G.W.: Rehabilitating the stroke patient through patient-family groups. In: MOOS,R.H. (ed.): Coping with physical illness. New York, Plenum, 1977.

DARWIN, C.: The origin of species. London, 1859.

DAVIES-OSTERKAMP, S. & SALM, A.: Ansätze zur Erfassung psychischer Adaptationsprozesse in medizinischen Belastungssituationen. Medizinische Psychologie. 1980, 6, 66-80.

DENKER, R.: Angst und Aggression. Stuttgart, Kohlhammer, 1974.

DIMSDALE, J.E.: The coping behavior of Nazi concentration camp survivors. American Journal of Psychiatry, 1974, 131, 792-797.

DOHRENWEND, B.S.: Life events as stressors: A methodological inquiry. Journal of Health and Social Behavior, 1973, 14, 167-175.

DORRMANN, W. & HINSCH, R.: Der IE-SV-F. Ein differentieller Fragebogen zur Erfassung von Attribuierungsgewohnheiten in Erfolgs- und Mißerfolgssituationen. Diagnostica, 1981, 27, 360-378.

DOUCET, F.W.: Psychoanalytische Begriffe. Vergleichende Textdarstellung - Freud, Adler, Jung. München, Heyne, 1973.

DOVENMUEHLE, R.H. & VERWOERDT, A.: Physical illness and depressive symptomatology. II. Factors of length and severity of illness and frequency of hospitalization. Journal of Gerontology, 1963, 18, 260-266.

DRESSLER, D.M., DONOVAN, J.M., GELLER, R.A.: Life stress and emotional crisis: The idiosyncratic interpretation of life events. Comprehensive Psychiatry, 1976, 17, 549-558.

EARLS, J.H.: Human adjustment to an exotic environment. The nuclear submarine. Archives of General Psychiatry, 1969, 20, 117-123.

EIDELBERG, L. (ed.): Encyclopedia of psychoanalysis. New York, Free Press, 1968.

ENGEL, G.L.: Grief and grieving. American Journal of Nursing, 1964, 64, 93-98.

ENGEL, G.L.: Psychisches Verhalten in Gesundheit und Krankheit. Stuttgart, Huber, 1976.

ERDMANN, G. & JANKE, W.: Der situative Reaktionsfragebogen. Ärztliche Praxis, 1978, 39, 1240-1241.

EYSENCK, H.J.: Maudsley Personality Inventory (MPI). Göttingen, Hogrefe, 1959.

EYSENCK, H.J.: The biological basis of personality. Springfield, Thomas, 1967.

EYSENCK, H.J.: Personality, learning and anxiety. In: EYSENCK (ed.): Handbook of abnormal psychology. London, Pitman, 1973.

EYSENCK, H.J.: Die Ungleichheit der Menschen. München, List, 1975.

EZEKIEL, R.: The personal future and peace corps competence. Journal of Personality and Social Psychology, 1968, 8, 2.

FABER, H.: Beratung an Sterbenden und Trauernden. Vortrag 1971. zit. SPIEGEL, Y.: Der Prozeß des Trauerns. München, Kaiser, 1973.

FALEK, A. & BRITTON, S.: Phases in coping: The hypothesis and its implications. Social Biology, 1974, 21, 1-7.

FARBER, B.F.: Elements of competence in interpersonal relations: A factor analysis. Sociometry, 1962, 25, 30-47.

FEATHER, N.T.: The relationship of persistence at a task to expectation of success and achievement-related motives. Journal of Abnormal and Social Psychology, 1961, 63, 552-561.

FEATHER, N.T.: Persistence at a difficult task with alternative task of intermediate difficulty. Journal of Abnormal and Social Psychology, 1963, 66, 604-609.

FENICHEL, O.: The psychoanalytic theory of neurosis. London, Routledge & Kegan, 1946.

FILIPP, S.-H. (Hrsg.): Kritische Lebensereignisse. München, Urban & Schwarzenberg, 1981.

FILIPP, S.-H.: Ein allgemeines Modell für die Analyse kritischer Lebensereignisse. In: FILIPP (Hrsg.): Kritische Lebensereignisse. München, Urban & Schwarzenberg, 1981.

FISCHER, R.: Abwehrmechanismen. In: MOERSCH, E. et al.: Zur Psychopathologie von Herzinfarkt-Patienten. Psyche, 1980, 34, 554-563.

FORD, C.V. & SPAULDING, R.C.: The pueblo incident. A comparison of factors related to coping with extreme stress. Archives of General Psychiatry, 1973, 29, 340-343.

FRENCH, J.P., RODGERS, W., COBB, S.: Adjustment as person-environment fit. In: COELHO, G.V., HAMBURG, D.A., ADAMS, J.E.: Coping and adaptation. New York, Basic Books, 1974.

FREUD, A.: Das Ich und die Abwehrmechanismen. München, Kindler, 1977.

FREUD, S.: Weitere Bemerkungen über die Abwehr-Neuropsychosen (1896). Ges. Werke Bd. 1, London, Imago, 1940-1965.

FREUD, S.: Die Traumdeutung (1900). Ges. Werke Bd. 2/3.

FREUD, S.: Drei Abhandlungen zur Sexualtheorie (1905). Ges. Werke Bd. 5.

FREUD, S.: Formulierungen über zwei Prinzipien des psychischen Geschehens (1911). Ges. Werke Bd. 8.

FREUD, S.: Über neurotische Erkrankungstypen (1912). Ges. Werke Bd. 8.

FREUD, S.: Das Unbewußte (1913). Ges. Werke Bd. 10.

FREUD, S.: Die Verdrängung (1915). Ges. Werke Bd. 10.

FREUD, S.: Triebe und Triebschicksale (1915). Ges. Werke Bd. 10.

FREUD, S.: Vorlesungen zur Einführung in die Psychoanalyse (1916-1917). Ges. Werke Bd. 11.

FREUD, S.: Aus der Geschichte einer infantilen Neurose (1918). Ges. Werke Bd. 12.

FREUD, S.: Jenseits des Lustprinzips (1920). Ges. Werke Bd. 13.

FREUD, S.: "Psychoanalyse" und "Libidotheorie" (1923). Ges. Werke Bd. 13.

FREUD, S.: Hemmung, Symptom und Angst (1926). Ges. Werke Bd. 14.

FREUD, S.: Neue Folge der Vorlesungen zur Einführung in die Psychoanalyse (1933). Ges. Werke Bd. 15.

FREUD, S.: Psycho-Analysis (1934). Ges Werke Bd. 14.

FREUD, S.: Die endliche und die unendliche Analyse (1937). Ges Werke Bd. 16.

FREUD, S.: Abriß der Psychoanalyse (1938). Ges. Werke Bd. 17.

FRIEDMAN, S., CHODOFF, P., MASON,J., HAMBURG, D.A.: Behavior observations on parents anticipating death of a child. Pediatrics, 1963, 32, 610-625.

FRIEDRICH, W.N.: Predictors of the coping behavior of mothers of handicapped children. Journal of Consulting and Clinical Psychology, 1979, 47, 1140-1141.

FÜRNTRATT, E.: Angst und instrumentelle Aggression. Weinheim, Beltz, 1974.

FULCOMER, D.M.: The adjustment behavior of some recently bereaved spouses. Ph.D. Dissertation, Evanston, Nothwestern University, 1942.

GENTRY, W.D., FOSTER, S., HANEY, T.: Denial as a determinant of anxiety and perceived health status in the coronary care unit. Psychosomatic Medicine, 1972, 34, 39-44.

GERSTEN, J.C., LANGNER, T.S., EISENBERG, J.G., SIMCHA-FAGAN, O.: An evaluation of the etiologic role of stressful life-change events in psychological disorders. Journal of Health and Social Behavior, 1977, 18, 228-244.

GIEBINK, J., STOVER, D., FAHL, M.: Teaching adaptive responses to frustration to emotionally disturbed boys. Journal of Consulting and Clinical Psychology, 1968, 32, 366-368.

GLASS, D., SINGER, J., FRIEDMAN, L.: Psychic cost of adaptation to an environmental stressor. Journal of Personality and Social Psychology, 1969, 12, 200-210.

GLESER, G.C. & IHILEVICH, D.: An objective instrument for measuring defense mechanisms. Journal of Consulting and Clinical Psychology, 1969, 33, 51-60.

GLICKSTEIN, M., CHEVALIER, J.A., KORCHIN, S.J., BASOWITZ, H., SABSHIN, M., HAMBURG, D.A., GRINKER, R.R.: Temporal heart rate patterns in anxious patients. American Medical Association Archives of Neurological Psychiatry, 1957,78,101-106.

GLOVER, E.: Psycho-Analysis. A handboook for medical Praticioners and students of comparative psychology. London, Staples, 1949.

GOLDSTEIN, M.J.: The relationship between coping and avoiding bahavior and response to fear-arousing propaganda. Journal of Abnormal and Social Psychology, 1959, 58, 247-252.

GOLDSTEIN, M.J., JUDD, L., RODNICK, E., ALKIRE, A., GOULD, E.: A method for studying social influence and coping patterns within families of disturbed adolescents. Journal of Nervous and Mental Disease, 1968, 147, 233-251.

GOLDSTEIN, S.A.: A projective study of psychoanalytic mechanisms of defense. Ph.D. Dissertation, Univ. Michigan, 1952.

GORDON, J.E.: Interpersonal predictions of repressors and sensitizers. Journal of Personality, 1957, 25, 686-698.

GORDON, N.G. & BRACKNEY,B.: Defense mechanisms preference and dimensions of psychopathology. Psychological Reports, 1979, 44, 188-190.

GORE, S.: The influence of social support and related variables in ameliorating the consequences of job loss. Ph.D. Diss. University of Pennsylvania, 1973.

GREER, S.: The relationship between parental loss and attepted suicide: A control study. British Journal of Psychiatry, 1964, 110, 698-705.

GROSS, R.D.: A social situations test as a measure of adjustment mechanisms. Ph.D. Dissertation, West Virginia University, 1965.

HAAN, N.: Proposed model of ego functioning: Coping and defense mechanisms in relationship to IQ change. Psychological Monographs, 1963, 77, 1-23.

HAAN, N.: A tripartite model of ego functioning values and clinical and research applications. The Journal of Nervous and Mental Disease, 1969, 148, 14-30.

HAAN, N.: Coping and defending. Process of self-environment organization. New York, Academic, 1977.

HAGGARD, E.A.: Psychological causes and results of stress. Washington, Human Factors in Undersea Warfare, 1949.

HALEY, G.A.: Eye movement responses of repressors and sensitizers to a stressful film. Journal of Research in Personality, 1974, 8, 88-94.

HAMBURG, D.A. & ADAMS, J.E.: A perspective of coping behavior: Seeking and utilizing information in major transitions. Archives of General Psychiatry, 1967, 17, 277-284.

HAMBURG, D.A., HAMBURG, B., de GOZA, D.: Adaptive problems and mechanisms in severely burned patients. Psychiatry, 1953, 16, 1-20.

HAMPEL, R. & SELG, H.: Fragebogen zur Erfassung der Aggressionsfaktoren (FAF). Göttingen, Hogrefe, 1975.

HECKHAUSEN, H.: Attributionsmuster für Leistungsereignisse - Individuelle Unterschiede, mögliche Arten und deren Genese. In: WEINERT, F.E. & KLUWE, R.H.: Metakognition, Motivation und Lernen. Stuttgart, Kohlhammer, 1984.

HEIDER, F.: The psychology of interpersonal relations. New York, Wiley, 1958.

HEIM, E.: Coping und Anpassungsvorgänge in der psychosomatischen Medizin. Zeitschrift für Psychosomatische Medizin und Psychoanalyse. 1979, 25, 251-262.

HENTSCHEL, U. & SMITH, G. (Hrsg.): Experimentelle Persönlichkeitspsychologie. Die Wahrnehmung als Zugang zu diagnostischen Problemen. Wiesbaden, Akademische Verlagsgesellschaft, 1980.

HILL, A.H.: Use of a structured autobiography in the construct validation of personality scales. Journal of Consulting Psychology, 1967, 31, 551-556.

HOCKING, F.: Extreme environmental stress and its significance for psychopathology. American Journal of Psychotherapy. 1970, 24, 4-26.

HOFFER, W.: Defensive process and defensive organization: Their place in psycho-analytic technique. International Journal of Psycho-Analysis, 1954, 35, 194-198.

HOKANSON, J.E.: Vascular and psychogalvanic effects of experimentally aroused anger. Journal of Personality, 1961, 29, 30-39.

HOLLAND, J.L. & BAIRD, L.: An interpersonal competence scale. Educational Psychology Measurement, 1968, 28, 503-510.

HOLTZMAN, W.H.: Personality structure. Ann. Rev. Psychol. 1965, 16, 119-156.

HOLMES, T.H. & RAHE, R.H.: The social readjustment rating scale. Journal of Psychosomatic Research, 1967, 11, 213-218.

HOUGHTON, G.: A systems-mathematical interpretation of psychoanalytic theory. Bull. Math. Biophysics, 1968, 30, 61.

HOUSTON, B.K.: Dispositional anxiety and the effectiveness of cognitive coping strategies in stressful laboratory and classroom situations. In: SPIELBERGER, C.D. & SARASON, I.G: Stress and anxiety. Vol. 4. Washington, Hemisphere, 1977.

HOUSTON, B.K. & HOLMES, D.S.: Effects of avoiding thinking and reappraisal for coping with threat involving temporal uncertainty. Journal of Personality and Social Psychology, 1974, 30, 382-388.

287

HURWITZ, J.I., KAPLAN, D.M., KAISER, E.: Designing an instrument to assess parental coping mechanisms. In: PARAD, H.J. (ed.): Crisis intervention. Family Service Association of America, New York, 1965.

IHILEVICH, D. & GLESER, G.C.: Relationship of defense mechanisms to field dependence-independence. Journal of Abnormal Psychology, 1971, 77, 296-302.

ILFELD, F.W.: Coping styles of Chicago adults: Description. Journal of Human Stress, 1980, 4, 2-10.

INSEL, S.A.: Self presentations in relation to internal and external reference. Journal of Consulting and Clinical Psychology, 1968, 32, 389-395.

JANIS, I.: Air war and emotional stress. New York, McGraw-Hill, 1951.

JANIS, I.: Psychological stress. New York, Wiley, 1958.

JANIS, J.L. & MANN, L.: Emergency decision making: a theoretical analysis of response to disaster warnings. Journal of Human Stress, 1977, 3, 35-48.

JANKE, W., ERDMANN, G., BOUCSEIN, W.: Der Streßverarbeitungsfragebogen. Ärztliche Praxis, 1978, 15, 1208-1210.

JARVINEN, K.A.J.: Can ward rounds be a danger to patients with myocardial infarction? British Medical Journal, 1955, 1, 318.

JENKINS, C.D.: Psychological and social precurses of coronary heart disease. New England Journal of Medicine, 1971, 284, 244-255 u. 307-315.

JINKS, J.L. & FULKER, D.V.: Comparisons of the biometrical and genetical, MAVA and classical approaches to the analysis of human behavior. Psychological Bulletin, 1970, 73, 311-349.

JOHNSON, J.H. & SARASON, I.G.: Life stress, depression and anxiety: Internal-external control as a moderator variable. Journal of Psychosomatic Research, 1978, 22, 205-208.

JOURARD, S.M.: Personal adjustment. An approach through the study of healthy personality. New York, Macmillan, 1963.

KAPLAN, D.M., SMITH, A., GROBSTEIN, R., FISCHMAN, S.E.: Family mediation of stress. Social Work, 1973, 18, 60-69.

KASWAN, J. & LOVE, L.: Confrontation as a method of psychological intervention. Journal of Nervous and Mental Disease, 1969, 148, 224-237.

KATZ, J.L., WEINER, H., GALLAGHER, T.F., HELLMAN, L.: Stress, distress, and ego defenses: Psychoendocrine response to impending breast tumor biopsy. In: MONAT, A. & LAZARUS,R.S: Stress and coping. An antology. New York, Columbia University Press, 1977.

KELLY, J.G.: Social adaptation to varied environments. New York, American Psychological Association, 1966.

KIELY, W.F.: Coping with severe illness. Adv. Psychosom. Medicine, 1972, 8, 105-118.

KILMANN, R.H. & THOMAS, K.W.: Interpersonal conflict-handling behavior as reflections of Jungian personality dimensions. Psychological Report, 1975, 37, 971-980.

KIMBALL, C.P.: Psychological responses to the experience of open-heart surgery. American Journal of Psychiatry, 1969, 126, 348-359.

KING, G.F. & SCHILLER, M.: Ego strength and type of defensive behavior. Journal of Consulting Psychology, 1960, 24, 215-217.

KOBASA, S.C.: Stressful life-events, personality and health: An inquiry into hardiness. Journal of Personality and Social Psychology, 1979, 37, 1-11.

KOMAROFF, A.L., MASUDA, M., HOLMES, T.H.: The social re-adjustment rating scale: A comparative study of Negro, Mexican and White Americans. Journal of Psychosomatic Research, 1968, 12, 121-128.

KORNER, I.N. & BUCKWALTER, M.M.: Effects of age and intelligence on the operation of suppression. Journal of Consulting Psychology, 1967, 31, 637-639.

KRAGH, U.: Manual till DMT - Defense mechanism test. Stockholm, Skandinaviska Testförlaget, 1969.

KROEBER, T.: The coping functions of the ego mechanisms. In: WHITE, R. (ed.): The study of lives. New York, Atherton Press, 1963.

KROHNE, H.W.: Psychologischer Streß, Angstkontrolle und Differenziertheit der Personwahrnehmung. Zeitschrift für Sozialpsychologie, 1973, 4, 87-102.

KROHNE, H.W.: Untersuchungen mit einer deutschen Form der Repression-Sensitization-Skala. Zeitschrift für Klinische Psychologie, 1974, 3, 238-260.

KROHNE, H.W.: Individual differences in coping with stress and anxiety. In: SPIELBERGER, C.D. & SARASON, I.G. (eds.): Stress and anxiety. Vol. 5. New York, Wiley, 1978.

KROHNE, H.W. & LAUX, L.: Achievement, stress and anxiety. Washington, Hemisphere, 1981.

KROHNE, H.W. & SCHRODER, H.M.: Anxiety defense and complex information processing. Archiv für Psychologie, 1972, 124, 50-61.

KÜBLER-ROSS, E.: Interviews mit Sterbenden. Stuttgart, Kreuz Verlag, 1971.

KUKLA, A.: Cognitive determinants of achieving behaviour. Journal of Personal and Social Psychology, 1972, 21, 166-174.

LANGFORD, W.S.: The child in the pediatric hospital: Adaptation to illness and hospitalization. American Journal of Orthopsychiatry, 1961, 31, 667-684.

LANYON, R.I.: Measurement of social competence in college males. Journal of Consulting Psychology, 1967, 31, 495-498.

LAPLANCHE, J. & PONTALIS, J.-B.: Vocabulaire de la psycho-analyse. Paris, Presse universitaires de France, 1967.

LAUGHLIN, H.P.: Mental mechanisms. Washington, Butterworths, 1963.

LAUGHLIN, H.P.: The ego its defenses. New York, Appleton Century Crofts, 1970.

LAUTH, G.: Soziale Streßreduktion, dominierende Bedingungen und Prozesse. Zietschrift für Sozialpsychologie, 1980, 11, 85-100.

LAZARUS, R.S.: Psychological stress and the coping process. New York, McGraw-Hill, 1966.

LAZARUS, R.S.: Emotions and adaptation: Conceptional and empirical relations. In: ARNOLD, W.A. (ed.): Nebraska symposion on motivation, Lincoln, Nebraska University Press, 1968.

LAZARUS, R.S.: Patterns of adjustment and human effectiveness. New York, McGraw-Hill, 1969.

LAZARUS, R.S.: Cognitive and coping processes in emotion. In: WEINER, B. (ed.): Cognitive views of human motivation. New York, Academic Press, 1974.

LAZARUS, R.S.: Streß und Streßbewältigung - Ein Paradigma. In: FILIPP, S.-H. (Hrsg.): Kritische Lebensereignisse. München, Urban & Schwarzenberg, 1981.

LAZARUS, R.S. & ALFERT, E.: The short-circuiting of threat. Journal of Abnormal and Social Psychology, 1964, 69,195-205.

LAZARUS, R.S., AVERILL, J.R., OPTON, E.M.: The psychology of coping: Issues of research and assessment. In: COELHO,G.V., HAMBURG, D.A., ADAMS, J.E. (eds.): Coping and adaptation. New York, Basic Books, 1974.

LAZARUS, R.S. & LAUNIER, R.: Stress-related transactions between person and environment. In: PERVIN, L. & LEWIS,M.: Perspectives in interactional psychology. New York, 1978.

LAZARUS, R.S. & LONGO, N.: The consistency of psychological defenses against threat. Journal of Abnormal and Social Psychology, 1953, 48, 495-499.

LEHNER, G.F.J. & KUBE, E.: The dynamics of personal adjustment. Englewood Cliffs, Prentice-Hall, 1957.

LEOPOLD, R.L. & DILLON, H.: Psycho-anatomy of a disaster: A long term study of post-traumatic neuroses in survivors of a marine explosion. American Journal of Psychiatry, 1963, 119, 913-921.

LEVENSON, H.: Activism and powerful others: Distinctions within the concept of internal-external control. Journal of Personal Assessment, 1974, 38, 377-383.

LEVINE, S.V.: Draft dodgers. Coping with stress, adapting to exile. American Journal of Orthopsychiatry, 1972, 42, 431-440.

LIEBERMAN, M.A.: Adaptive processes in late life. In: DATAN,N.& GINSBERG, L.H. (eds.): Life-span developmental psychology. New York, 1975.

LIDZ, T.: Familie und psychosoziale Entwicklung. Frankfurt/M. S. Fischer, 1971.

LIENERT, G.A.: Testaufbau und Testanalyse. Weinheim, Beltz, 1969.

LINDEMANN, E.: Symptomatology and management of acute Grief. American Journal of Psychiatry, 1944, 101, 141-148.

LIPOWSKI, Z.J.: Physical illness, the individual and the coping processes. Psychiatry in Medicine, 1970. 1, 91-102.

LITTLE, S.: Psychology of physical illness in adolescents. Ped. Clin. N. Amer. 1960, 7, 85-96.

LIVSON, N. & PESKIN, H.: Prediction of adult psychological health in a longitudinal study. Journal of Abnormal Psychology, 1967, 72, 509-518.

LOEVINGER, J.: The meaning and measurement of ego development. American Psychologist, 1966, 21, 195-206.

LOEWENSTEIN, R.M.: Some remarks on defences, autonomous ego and psycho-analytic technique. International Journal of psycho-Analysis, 1954, 35, 188-193.

LÜCK, E.H. & TIMAEUS, E.: Skalen zur Messung manifester Angst (MAS) und sozialer Wünschbarkeit (SDS-E und SDS-CM). Diagnostica, 1969, 15, 134-141.

LUMSDEN, D.P.: Towards a system model of stress. In: SARASON,& SPIELBERGER, C.D. (eds.): Stress and anxiety. Vol. 2. Washington, Hemisphere, 1975.

MAHL, G.F.: Psychoanalytical conflict and defense. New York, Harcourt, 1969.

MASSERMAN, J.H.: Principles of dynamic psychiatry. Philadelphia, Saunders, 1946.

MASUDA, M. & HOLMES, T.H.: The social readjustment rating scale: A cross-cultural study of Japanese and Americans. Journal of Psychosomatic Research, 1967, 11, 227-237.

MATTSSON, A.: Long-term physical illness in childhood: A challenge to psychosocial adaptation. In: MOOS, R.H. (ed.): Coping with physical illness. New York, Plenum, 1977.

McCLAIN,E. & ANDREWS, H.: Some personality correlates of peak experiences: A study of self-actualization. Journal of Clinical Psychology, 1969, 25, 36-38.

McFARLANE, A.H., NORMAN, G.R., STREINER, D.L., ROY, R., SCOTT,D.J: A longitudinal study of the influence of the psychosocial environment on health status: A preliminary report. Journal of Health and Social Behavior, 1980, 21, 124-133.

McGRATH, J. (ed.): Social and psychological factors in stress. New York, Holt, Rinehart & Winston, 1970.

MECHANIC, D.: Students under stress. New York, Free Press,1962.

MECHANIC, D.: Social structure and personal adaptation: Some neglected dimensions. In: COELHO, G.V., HAMBURG, D.A., ADAMS, J.E.: Coping and adaptation. New York, Basic, 1974.

MEICHENBAUM, D., HENSHAW, D., HIRNEL, N.: Coping with stress as problem-solving process. In: KROHNE, H.W. & LAUX, L.: Achievement, stress and anxiety. Washington, Hemisphere, 1981.

MENNINGER, K.: Regulatory devices of the ego under major
stress. International Journal of Psycho-Analysis, 1954,
35, 412-420.

MENTZOS, S.: Interpersonale und institutionalisierte Abwehr.
Frankfurt, Suhrkamp, 1977.

MEYER, W.-U.: Leistungsmotiv und Ursachenerklärung von Erfolg und Mißerfolg. Stuttgart, Klett, 1973.

MILLER, I.W. & NORMAN, W.H.: Learned helplessness in humans:
A review and attribution theory model. Psychological
Bulletin, 1979, 86, 93-118.

MILLER, J.G.: A theoretical review of individual and groups
psychological reactions to stress. In: GROSSER, WECHSLER,
GREENBLATT (eds.): The threat of impending disaster.
Cambridge, 1964.

MILLER, P.M., INGHAM, J.C., DAVIDSON, S.: Life events,
symptoms, and social support. Journal of Psychosomatic
Research, 1976, 20, 515-522.

MITSCHERLICH, A.: Auf dem Weg zur vaterlosen Gesellschaft.
München, 1967.

MITSCHERLICH, A. & MITSCHERLICH, M.: Die Unfähigkeit zu
Trauern. Grundlagen kollektiven Verhaltens. München,
Piper, 1967.

MONAT, A. & LAZARUS, R.S.: Stress and coping. An antology.
New York, Columbia University Press, 1977.

MOOS, R.H.: Psychological techniques in the assessment of
adaptive behavior. In: COELHO, G.V., HAMBURG, D.A.,
ADAMS, J.E. (eds.): Coping and adaptation. New York,
Basic Books, 1974.

MOOS, R.H. (ed.): Human adaptation. Coping with life crisis.
Lexington, Heath, 1976.

MOOS, R.H. (ed.): Coping with physical illness. New York,
Plenum, 1977.

MOOS, R.H. & TSU, D.V.: The crisis of physical illness: An
overview. In: MOOS, R.H. (ed.): Coping with physical
illness. New York, Plenum, 1977.

MORRISSEY, R.F.: The Haan model of ego functioning: An
assessment of empirical research. In: HAAN, N. (ed.):
Coping and defending: Processes of self-environmental
organisation. New York, Academic Press, 1977.

MOSER, U.: Zur Abwehrlehre. Das Verhältnis von Verdrängung
und Projektion. Jahrbuch der Psychoanalyse, 1964, 3, 56-85.

MOSER, U.: Modellkonstruktion im Bereich der klinischen
Psychologie. In: SCHRAML, W.J. & BAUMANN, U. (Hrsg.):
Klinische Psychologie II. Methoden, Ergebnisse und Probleme
der Forschung. Bern, Huber, 1974.

MOSER, U., ZEPPELIN, I. v., SCHNEIDER, W.: Computer simulation
of a model of neurotic defence processes. International
Journal of Psycho-Analysis, 1969, 50, 53.

MURPHY, L.B.: The widening world of childhood: Paths toward
mastery. New York, Basic Books, 1962.

MYERS, B.A., FRIEDMAN, S.B., WEINER, I.B.: Coping with a
chronic disability: Psychosocial observations of girls
with scoliosis. American Journal of Diseases of Children,
1970, 120, 175-181.

NARDINI, J.E.: Survival factors in American prisoners of
war of the Japanese. American Journal of Psychiatry, 1952,
109, 241-248.

NEUGARTEN, B.L., HAVIGHURST, R.J., TOBIN, S.S.: The measurement
of life satisfaction. Journal of Gerontology, 1961, 16,
134-143.

NEUSER, J.: Diagnostik der Frustrationsverarbeitung.
Dipl.-Arbeit Psychologie, Universität Marburg, 1976.

NUCKOLLS, K.B., CASSEL, J., KAPLAN, B.H.: Psychosocial assets,
life crisis and the prognosis of pregnancy. American
Journal of Epidemiology, 1972, 95, 431-441.

NUNBERG, H.: Principles of Psychoanalysis. Their applications
to the neuroses. New York, International Universities
Press, 1955.

NUSKO, G.: Regionen innerer Abwehr und ihre Entwicklung.
Dipl.-Arbeit, Universität Erlangen-Nürnberg, 1981.

OATES, W.: Anxiety in christian experience. Philadelphia, 1955.

OLBRICH, E.: Normative Übergänge im menschlichen Lebenslauf.
In: FILIPP, S.-H. (Hrsg.): Kritische Lebensereignisse.
München, Urban & Schwarzenberg, 1981.

OREDAI, D.M. & WAITE, N.S.: Group psychotherapy with stroke
patients during the immediate recovery phase. American
Journal of Orthopsychiatry, 1974, 44, 386-395.

OTT-ENGELMANN, M.: Die Trauer bei Witwen - im Zusammenhang
mit der Partnerbeziehung und früheren Personenverlusten.
Dipl.-Arbeit, Universität Erlangen-Nürnberg, 1981.

PARAD, H.J. & CAPLAN, G.: A framework for studying families
in crisis. In: PARAD, H.J. (ed.): Crisis intervention:
Selected readings. New York, Family Service Association
of America, 1974.

PARSONS, O.A., FULGENZI, L., EDELBERG, R.: Aggressiveness
and psycho-physiological responsivity in groups of
repressors and sensitizers. Journal of Personality and
Social Psychology, 1969, 12, 233-244.

PATTY, W.L. & JOHNSON, L.S.: Personality and adjustment.
New York, McGraw-Hill, 1953.

PAYKEL, E.S., PRUSOFF,B.A., UHLENHUTH, E.H.: Scaling of
life events. Archives of General Psychiatry, 1971, 25, 340.

PEARLIN, L.: Status inequality and stress in marriage.
American Sociological Review, 1975, 40, 344-357.

PEARLIN, L. & JOHNSON, J.S.: Marital status, life strains
and depression. American Sociological Review, 1977, 42,
704-715.

PEARLIN, L. & SCHOOLER, C.: The structure of coping.
Journal of Health and Social Behavior, 1978, 19, 2-21.

PARSONS, T.: Sozialstruktur und Persönlichkeit. Frankfurt/M.,
Europäische Verlagsanstalt, 1968.

293

PERRY, S., SILBER, E., BLOCH, D.: The child and its family
in disaster: A study of the 1953 Vicksburg Tornado.
Washington, National Academy of Science-National Research
Council, 1956.

PETERSON, C., SEMMEL, A., v. BAEYER, C., ABRAMSON, L.Y.,
MATALSKI, G.I., SELIGMAN, M.E.P.: The atributional style
questionnaire. Cognitive Therapy and Research, 1982, 6,
287-300.

PIONTKOWSKI, U., RUPPELT, M., SANDMANN, M.: Eine Normierung
von Rotters I-E-Skala. Diagnostica, 1981, 27, 313-323.

PLUTCHIK, R., KELLERMAN, H., CONTE, H.R.: A structural theory
of ego-defenses and emotions. In: IZARD, C. (ed.): Emotions
in personality and psychopathology. New York, Plenum, 1979.

POLLOCK, G.H.: Mourning and adaptation. International Journal
of Psycho-Analysis, 1961, 42, 341-361.

PONGRATZ, L.J.: Lehrbuch der Klinischen Psychologie. Psychologische Grundlagen der Psychotherapie. Göttingen,
Hogrefe, 1973.

POWERS, R.W.Jr. & ALKER, H.A.: Coping suppression, defensive
repression and reports about dirty words. Cornell Journal
of Social Relations, 1968, 3, 124-128.

PRYSTAV, G.: Psychologische Copingforschung: Konzeptbildungen,
Operationalisierungen und Meßinstrumente. Diagnostica,
1981, 27, 189-214.

RABKIN, G.J. & STRUENING, E.L.: Life events, stress, and
illness. Science, 1976, 194, 1013-1020.

RAD, M.v. & LOLAS, F.: Psychosomatische und psychoneurotische
Patienten im Vergleich. Psyche, 1978, 32, 956-973.

RAPOPORT, R. & RAPOPORT, R.N.: New light on the honeymoon.
Human Relations, 1964, 17, 33-56.

RAUSH, H., GOODRICH, W., CAMPBELL, J.D.: Adaptation to the
first years of marriage. Psychiatry, 1963, 26, 368-380.

READ, P.P.: Alive: The story of the Andes survivors.
Philadelphia, Lippincott, 1974.

REDFIELD, J. & STONE, A.: Individual viewpoints of stressful
life events. Journal of Consulting and Clinical Psychology,
1979, 47, 147-154.

REICH, W.: Charakteranalyse. Frankfurt, Fischer, 1978.

REICHSMAN, F. & LEVY, N.B.: Problems in adaptation to
maintenance hemodialysis. In: MOOS, R.H. (ed.): Coping
with physical illness. New York, Plenum, 1977.

RINGEL, E.: Selbstschädigung durch Neurose. Psychotherapeutische Wege zur Selbstverwirklichung. Wien, Herder, 1978.

ROEN, S.R. & BURNES, A.J.: Community adaptation schedule:
Preliminary manual. New York, Behavioral Publications,1968.

ROGNER, O. & BAUMANN, U.: Die Bewertung von Krisenanlässen
des täglichen Lebens - eine Evaluation der SSRS von
Holmes und Rahe. Diagnostica, 1981, 27, 324-344.

ROSENMAN, R.H.: Prospective epidemiological recognition of the candidate for ischemic heart disease. Basel, Karger,1968.

ROSKIES, E. & LAZARUS, R.S.: Coping theory and teaching of coping skills. In: DAVIDSON, P. (ed.): Behavioral medicine: changing health life styles. New York, Brunner & Mazel, 1980.

ROSS, C.E. & MIROWSKY, J.: A comparison of life event weighting schemes: Change, undesirability, and effect proportional indices. Journal of Health and Social Behavior, 1979, 20, 166-177.

ROTTER, J.B.: Social learning and clinical psychology. Englewood Cliffs, Prentice-Hall, 1954.

ROTTER, J.B.: Generalized expectancies for internal versus external control of reinforcement. Psychological Monographs, 1966, 80.

ROY, A.: Vulnerability factors and depression in women. British Journal of Psychiatry, 1978, 133, 106-110.

RUPPERT, J.P.: Erziehungspersönlichkeit und Stilformen der Erziehung. In: Handbuch der Psychologie, Bd. 10, Pädagogische Psychologie. Göttingen, Hogrefe, 1959.

RYCROFT, C.: A critical dictionary of psychoanalysis. London, Nelson, 1968.

SACHS, L.: Angewandte Statistik. Planung und Auswertung. Methoden und Modelle. Berlin, Springer, 1974.

SAWREY, J.M. & TELFORD, C.W.: Dynamics of mental health. The psychology of adjustment. Boston, Allyn & Bacon, 1964.

SCHANCHE, D.A.: The emotional aftermath of "the largest tornado ever". In: MOOS, R.H. (ed.): Human adaptation. Coping with life crisis. Lexington, Heath, 1976.

SCHILL, T.: Repressor-sensitizer differences in free associative sex responses to double entendre words. Journal of Clinical Psychology, 1969, 25, 368-369.

SCHMIDT, L.R. (Hrsg.): Lehrbuch der Klinischen Psychologie. Stuttgart, Enke, 1978.

SCHULZ, P. & SCHÖNPFLUG, W.: Regulatory activity during states of stress. In: KROHNE, H.W. & LAUX, L. (eds.): Achievement, stress and anxiety. Washington, Hemisphere, 1981.

SEARS, R.R.: Relation of early socialization experience to aggression in middle childhood. Journal of Abnormal and Social Psychology, 1961, 63, 466-492.

SELYE, H.: The general adaptation syndrome and the diseases of adaptation. Journal of Clinical Endocrinology, 1946, 6, 117.

SELYE, H.: The stress of life. New York, McGraw-Hill, 1976.

SHAFFER, L.F. & SHOBEN, E.J.: The psychology of adjustment. A dynamic and experimental approach to personality and mental health. Boston, Houghton Mifflin, 1956.

SHANDS, H.C.: An outline of the process of recovery from severe trauma. In: PODOLSKY, E. (ed.): The neuroses and their treatment. New York, 1957.

SIDLE, A., MOOS, R.H., ADAMS, J.E., CADY, P.: Development of a coping scale: A preliminary study. Archives of General Psychiatry, 1969, 20, 226-232.

SIEFFERT, A.: Parents' initial reactions to having a mentally retarded child: A concept and model for social workers. Clinical Social Work Journal, 1978, 6, 33-43.

SILBER, E., HAMBURG, D., COELHO, G., MURPHEY, E., ROSENBERG, M., PEARLIN, L.: Adaptive behavior in competent adolescents. Archives of General Psychiatry, 1961, 5, 354-365.

SJÖBÄCK, H.: The psychoanalytic theory of defensive processes. Lund, Gleerup, 1973.

SMITH, G.J.W., JOHNSON, G., LJUNGHILL-ANDERSSON, J., ALMGREN,P.: MCT: Metakontrasttekniken. Stockholm, Skandinaviska Testförlaget, 1970.

SMITH, M.B.: Explorations in competence: A study of peace corps teachers in Ghana. American Psychologist, 1966, 21, 555-566.

SMITH, R.E., JOHNSON, J.H., SARASON, I.G.: Life change, the sensation seeking motive, and psychological distress. Journal of Consulting and Clinical Psychology, 1978, 46, 348-349.

SOLMIT, A.J. & STARK, M.H.: Mourning and the birth of a defective child. Psychoanalytic Study of the Child, 1961, 16, 523-537.

SPERLING, S.J.: On denial and the essential nature of defence. International Journal of Psycho-Analysis, 1958, 39, 25-38.

SPIEGEL, Y.: Der Prozeß des Trauerns. Analyse und Beratung. München, Kaiser, 1973.

SPIELBERGER, C.D. & SARASON, I.G. (eds.): Stress and anxiety. Vol. 5. New York, Wiley, 1978.

SPITZ, R.A.: Some early prototypes of ego defenses. Journal of the American Psychoanalytic Association, 1961, 9,626-651.

SPREEN, O.: Konstruktion einer Skala zur Messung der Manifesten Angst in experimentellen Untersuchungen. Psychologische Forschung, 1961, 26, 205-223.

STEINER, I.D.: Strategies for controlling stress in interpersonal situations. In: McGRATH, J.E. (ed.): Social and psychological factors in stress. New York, Holt, Rinehart & Winston, 1970.

STRASSMAN, H., THALER, M., SCHEIN, E.: A prisoner of war syndrome: Apathy as a reaction to severe stress. American Journal of Psychiatry, 1956, 112, 998-1003.

SUTHERLAND, S. & SCHERL, D.J.: Patterns of Response among victims of rape. American Journal of Orthopsychiatry, 1970, 40, 503-511.

TACHE, J. & SELYE, H.: On stress and coping mechanisms.
In: SPIELBERGER, C.D. & SARASON, I.G. (eds.): Stress
and anxiety. Vol. 5 . New York, Wiley, 1978.

TAYLOR, J.A.: A personality scale of manifest anxiety. Journal
of Abnormal and Social Psychology, 1953, 48, 285-290.

TOMAN, W.: Dynamik der Motive. Eine Einführung in die Klinische Psychologie. Darmstadt, Wissenschaftliche Buchge-
sellschaft, 1970.

TOMAN, W.: Einführung in die Allgemeine Psychologie. Bd. 2.
Freiburg, Rombach, 1973.

TOMAN, W.: Familienkonstellationen. München, Beck, 1974.

TOMAN, W.: Tiefenpsychologie. Stuttgart, Kohlhammer, 1978.

TOMAN, W., PREISER, S., GASCH, B., PLATTIG, G.: Familien-
konstellationen und ihre Störungen: Wirkungen auf die
Person, ihre sozialen Beziehungen und die nachfolgende
Generation. Stuttgart, Enke, 1973.

ULLMANN, L.P. & LIM, D.T.: Case history material as a source
of the identification of patterns of response to emotional
stimuli in a study of humor. Journal of Consulting
Psychology, 1962, 26, 221-225.

ULLRICH, R. & ULLRICH de MUYNCK, R.: Das Emotionalitätsin-
ventar (EMI) - Struktur und faktorenanalytische Untersuchungen streßinduzierter Antworten. Diagnostica, 1975,
21, 84-95.

VAILLANT, G.E.: Natural history of male psychological health.
The relation of choice of ego mechanisms of defense to
adult adjustment. Archives of General Psychiatry, 1976,
33, 535-545.

VAILLANT, G.E.: Werdegänge. Erkenntnisse der Lebenslauf-
Forschung. Hamburg, Rowohlt, 1980.

VELDMAN, D.J. & WORCHEL, P.: Defensiveness and self-acceptance
in the management of hostility. Journal of Abnormal and
Social Psychology, 1961, 63, 319-325.

VERWOERDT, A.: Psychopathological responses to the stress
of physical illness. Adv. Psychosomatic Medicine, 1972,
8, 119-141.

VERWOERDT, A. & DOVENMUEHLE, R.H.: Heart disease and depression.
Geriatrics, 1964, 19, 856-864.

VISOTSKY, H.M., HAMBURG, D.A., GOSS, M.E., LEBOVITS, B.Z.:
Coping behavior under extreme stress. Observations of
patients with severe poliomyelitis. Archives of General
Psychiatry. 1961 , 5, 423-448.

WAELDER, R.: Basic theory of psychoanalysis. New York,
International Universities Press, 1960.

WAELDER, R.: Die Grundlagen der Psychoanalyse. Bern, Huber,1963.

WAGNER, W.: Streß und Streßbewältigung. Zur Geschichte und
Systematik eines interdisziplinären Konzepts. Medizin-
Mensch-Gesellschaft, 1980, 255-262.

WAKEFIELD, J.A., YOM, B.L., BRADLEY, P.E., DOUGHTIE, E.B., COX, J.A.: Eysenck's personality dimensions: A model for the MMPI. British Journal of Social and Clinical Psychology, 1974, 13, 413-420.

WEINER, B.: Theorien der Motivation. Stuttgart, Klett, 1976.

WEINER, B.: Motivationspsychologie. Weinheim, Beltz, 1984.

WEINER, B., HECKHAUSEN, H., MEYER, W., COOK, R.E.: Causal ascription and achievement bahavior: A conceptual analysis of effort and reanalysis of locus of control. Journal of Personal and Social Psychology, 1972, 21, 239-248.

WEINER, B. & POTEPAN, P.A.: Personality correlates and affective reactions toward exams of succeeding and failing college students. Journal of Educational Psychology, 1970, 61, 144-151.

WEINERT, F.R. & KLUWE, R.H.: Metakognition, Motivation und Lernen. Stuttgart, Kohlhammer, 1984.

WEINSTEIN, I.P.: The recall of memories as a function of repressing and sensitizing defenses and body position. Ph.D. Dissertatio, Michigan State University, 1966.

WEINSTEIN, N.D.: Unrealistic optimism about future life events. Journal of Personality and Social Psychology, 1980, 39, 806-820.

WEINSTOCK, A.R.: Longitudinal study of social class and defence prefernces. Journal of Personality and Social Psychology, 1967, 31, 539-541.

WEINSTOCK, A.R.: Family environment and the development of defense and coping mechanisms. Journal of Personality and Social Psychology, 1967, 5, 67-75.

WESTBROOK, M.T.: A classification of coping behavior based on multidimensional scaling of similarity ratings. Journal of Clinical Psychology, 1979, 35, 407-410.

WHEATON, B.: Social Genesis of psychological disorder. An attributional theory. Journal of Health and Social Behavior, 1980, 21, 100-124.

WHITELEY, J.M.: A method for assessing adaptive ego functioning using the thematic apperception test. Journal of Experimental Education, 1966, 34, 1-21.

WIENER, M., CARPENTER, B., CARPENTER, J.: Determination of defense mechanisms for conflict areas from verbal material. Journal of Consulting Psychology, 1956, 20, 215-219.

WITKIN, H.A. & OLTMAN, P.K.: Cognitive style. International Journal of Neurology, 1967, 6, 119-137.

WOLF, S. & RIPLEY, H.S.: Reactions among Allied prisoners of war subjected to three years of impresonment and torture by the Japanese. American Journal of Psychiatry, 1947, 104, 180-193.

WOLFF, B.: Das paradoxe Elternbild als Ursache der Charakterverbiegung. Psychologische Rundschau, 1951, 2, 94-98.

WOLFF, C., FRIEDMAN, S., HOFER, M., MASON, J.: Relationship
    between psychological defenses and mean urinary 17-
    hydroxycorticosteroid excretion rates. I. A predictive
    study of parents of fatally ill children.
    Psychosomatic Medicine, 1964a, 26, 576-591.

WOLFF, C., HOFER, M., MASON, J.: Relationship between
    psychological defenses and mean urinary 17-hydroxy-
    corticoid excretion rates. II. Methodologic and theoretical
    considerations. Psychosomatic Medicine, 1964b, 26, 592-608.

ZIMBARDO, P.G., BARNHARD, J.W., BERKOWITZ, L.: The role of
    anxiety and defensiveness in children's verbal behavior.
    Journal of Personality, 1963, 31, 79-96.

ANHANG: Seite

RF

Bitte kreuzen Sie bei jeder Verhaltensweise an, wie häufig sie bei Ihnen in der folgenden Situation auftreten würde. Sie können dabei wählen zwischen "fast nie", "selten", "manchmal", "oft" und "fast immer".

"Wenn ich Ärger gehabt habe, mich gestreßt fühle, manches nicht so gelaufen ist, wie ich wollte und ich enttäuscht bin, dann ... "

	fast nie	selten	manchmal	oft	fast immer
1)... esse ich gerne viel und gut.	0	0	0	0	0
2)... führe ich gerne einfache körperliche Arbeit aus.	0	0	0	0	0
3)... ordne ich gerne alle angefallenen Papiere.	0	0	0	0	0
4)... suche ich Zärtlichkeit und Körperkontakt.	0	0	0	0	0
5)... beiße ich gerne an meinen Nägeln.	0	0	0	0	0
6)... lese ich gerne leichtere Lektüre.	0	0	0	0	0
7)... verwende ich mehr Zeit auf die Körperpflege.	0	0	0	0	0
8)... versenke ich mich in Musik.	0	0	0	0	0
9)... esse ich gerne etwas Süßes.	0	0	0	0	0
10)... mache ich einen Einkaufsbummel und kaufe mir etwas.	0	0	0	0	0
11)... suche ich unkomplizierte Unterhaltung und Zerstreuung.	0	0	0	0	0
12)... schlafe ich länger oder mehr.	0	0	0	0	0
13)... suche ich sportlichen Wettkampf.	0	0	0	0	0
14)... rauche ich mehr als sonst.	0	0	0	0	0
15)... lasse ich den Tränen freien Lauf.	0	0	0	0	0
16)... trinke ich gerne mehr Alkohol.	0	0	0	0	0
17)... putze ich gerne und stelle die Wohnung auf den Kopf.	0	0	0	0	0
18)... hänge ich meinen Tagträumen nach.	0	0	0	0	0
19)... möchte ich in Ruhe gelassen werden.	0	0	0	0	0
20)... wünsche ich mir ein einfaches Landleben zu führen.	0	0	0	0	0

VTF

Kreuzen Sie bitte für jede Situation die Verhaltensweise an, die
für Sie am besten zutrifft.

1. Sie haben sich an einer Theaterkasse in einer längeren Schlange
   angestellt. Plötzlich stellt sich jemand vor Ihnen an.

   O Ich spreche Ihn sofort an, ob er sich nicht falsch angestellt habe.

   O Ich warte etwas, ob er nicht selbst merkt, daß er falsch angestellt
   ist und sage es ihm dann.

   O Ich warte, bis wir an der Kasse sind und spreche dann mit Ihm.

   O Ich lasse Ihn vor ohne mich zu streiten.

2. Sie bemerken, daß Sie soeben eine Zahnfüllung verloren haben.

   O Ich melde mich sofort beim Zahnarzt an.

   O Ich warte noch ein paar Tage.

   O Ich gehe vielleicht in einer Woche zum Zahnarzt.

   O Ich werde wahrscheinlich nicht zum Zahnarzt gehen.

3. Sie haben eine Prüfung abgelegt und sind sich nicht sicher, bestanden
   zu haben. Sie erfahren, daß die Arbeiten schon korrigiert und benotet
   sind.

   O Ich rufe sofort den Prüfer an, um mein Ergebnis zu erfragen.

   O Ich rufe in den nächsten Tagen an.

   O Wenn ich in der nächsten Woche nicht benachrichtigt werde, rufe
   ich an.

   O Ich unternehme nichts und warte, bis mir mein Ergebnis zugestellt
   wird.

4. Sie wollen in einer Telefonzelle telefonieren. Vor Ihnen führt jemand
   ein Dauergespräch.

   O Ich frage ihn gleich, ob das Gespräch noch länger dauern wird.

   O Ich warte ein paar Minuten, ob er das Gespräch nicht doch beendet.

   O Nach einer viertel Stunde frage ich ihn, ob ich telefonieren kann.

   O Ich warte bis er das Gespräch beendet.

5. Sie planen für den Urlaub eine Gesellschaftsreise und erfahren, daß
   nur noch wenige Plätze frei sind.

   O Ich rufe sofort im Reisebüro an und buche.

   O In den nächsten Tagen werde ich anrufen.

   O Ich überlege noch und werde nächste Woche anrufen.

   O Ich unternehme dies nicht unter Zeitdruck.

6. Sie sind ungerecht behandelt worden und wollen sich bei Ihrem
   Vorgesetzten beschweren.

   O Ich gehe sofort zu ihm.
   O Ich werde in den nächsten Tagen zu ihm gehen.
   O Wenn es einmal eine gute Gelegenheit gibt, werde ich mit ihm
     darüber reden.
   O Ich werde nichts unternehmen und mich nicht beschweren.

7. Sie können beruflich weiterkommen, wenn Sie eine schwierige Aufstiegsprüfung ablegen.

   O Ich melde mich sofort an.
   O Ich überlege es mir und melde mich vielleicht in den nächsten
     Tagen an.
   O Ich warte noch und melde mich zum übernächsten Termin an.
   O Ich unterziehe mich keiner Aufstiegsprüfung.

8. Sie werden von einem vorbeifahrenden Auto bei Regenwetter naßgespritzt.

   O Ich rufe sofort bei der Kfz-Stelle an und lasse mir die Adresse
     geben.
   O Am nächsten Tag werde ich nach der Adresse fragen.
   O Im Lauf der Woche werde ich mich um die Adresse bemühen.
   O Ich werde gegen den Autofahrer nichts unternehmen und meine
     Kleidung selbst reinigen.

9. Sie waren bei einer umfangreichen ärztlichen Untersuchung und
   befürchten ein schlechtes Ergebnis.

   O Ich lasse mir den nächstmöglichen Termin beim Arzt geben.
   O Ich möchte erst noch das Wochenende ohne Bescheid verbringen.
   O In der nächsten Woche werde ich vielleicht zum Arzt gehen.
   O Ich möchte das Ergebnis lieber nicht erfahren und lasse mir
     keinen Termin geben.

10. Sie können eine Verabredung, die Sie für die nächste Woche getroffen
    haben, nicht einhalten.

    O Ich rufe sofort an.
    O Ich rufe morgen an.
    O In den nächsten Tagen werde ich anrufen.
    O Ich warte noch ab, ob sich nicht noch eine neue Situation ergibt.

FRAGEN ZUM ELTERLICHEN BEWÄLTIGUNGSVERHALTEN (FEB)

Wenn Ihre Eltern Probleme hatten, wenn sie gestreßt und enttäuscht
waren und sich über etwas geärgert hatten, wie reagierten sie in
solchen Situationen?
Markieren Sie bitte das zutreffende Verhalten für Ihren Vater mit
einem "X" und für Ihre Mutter mit einem "O".

	fast nie	selten	manchmal	oft	fast immer
1)... aßen sie gerne viel und gut.	O	O	O	O	O
2)... waren sie unfreundlicher zu anderen Leuten.	O	O	O	O	O
3)... sagten sie, daß es den anderen wohl genauso ergehe.	O	O	O	O	O
4)... führten sie gerne einfache körperliche Arbeit aus.	O	O	O	O	O
5)... schrien sie die anderen an.	O	O	O	O	O
6)... waren sie bereit auch kostspieligere Aufwendungen zu unternehmen, um das Ziel zu erreichen.	O	O	O	O	O
7)... ordneten sie gerne alle angefallenen Papiere.	O	O	O	O	O
8)... suchten sie nach Positivem an dieser Situation.	O	O	O	O	O
9)... schlugen sie gerne mit der Faust auf den Tisch oder gegen die Wand.	O	O	O	O	O
10)... suchten sie Zärtlichkeit und Körperkontakt.	O	O	O	O	O
11)... versuchten sie ihr Vorhaben dennoch durch zu setzen.	O	O	O	O	O
12)... wünschten sie den anderen ein Unglück.	O	O	O	O	O
13)... bissen sie gerne auf ihren Nägeln.	O	O	O	O	O
14)... konnte sie schon der kleinste Anlaß zum explodieren bringen.	O	O	O	O	O

	fast nie	selten	manchmal	oft	fast immer
15)... wollten sie von der Sache nichts mehr wissen.	O	O	O	O	O
16)... lasen sie gerne leichtere Lektüre.	O	O	O	O	O
17)... machten sie gerne das Gegenteil von dem, was sie nicht verwirklichen konnten.	O	O	O	O	O
18)... schrien sie sich gegenseitig an.	O	O	O	O	O
19)... verwendeten sie mehr Zeit auf ihre Körperpflege.	O	O	O	O	O
20)... warteten sie ab, ob sich die Situation sich noch ändern würde.	O	O	O	O	O
21)... versenkten sie sich in Musik.	O	O	O	O	O
22)... baten sie andere ihnen zu helfen.	O	O	O	O	O
23)... schlugen sie sich gegenseitig.	O	O	O	O	O
24)... aßen sie gerne etwas Süßes.	O	O	O	O	O
25)... sagten sie sich, daß es garnicht so wichtig sei.	O	O	O	O	O
26)... machten sie gerne einen Einkaufsbummel und kauften sich etwas.	O	O	O	O	O
27)... schlugen sie häufiger die Kinder.	O	O	O	O	O
28)... suchten sie unkomplizierte Unterhaltung und Zerstreuung.	O	O	O	O	O
29)... suchten sie ihr Vorhaben auf eine andere Weise zu verwirklichen.	O	O	O	O	O
30)... schliefen sie länger oder mehr.	O	O	O	O	O
31)... suchten sie sportlichen Wettkampf.	O	O	O	O	O
32)... analysierten und überlegten sie wie es zu dieser Enttäuschung gekommen war.	O	O	O	O	O

	fast nie	selten	manchmal	oft	fast immer
33)... rauchten sie mehr als sonst.	0	0	0	0	0
34)... ließen sie den Tränen freien Lauf.	0	0	0	0	0
35)... tranken sie gerne mehr Alkohol.	0	0	0	0	0
36)... putzten sie gerne und stellten die Wohnung auf den Kopf.	0	0	0	0	0
37)... versuchten sie sich in die Lage des anderen hinein zu versetzen und glaubten, selbst auch nicht anders gehandelt zu haben.	0	0	0	0	0
38)... hingen sie ihren Tagträumen nach.	0	0	0	0	0
39)... kam es vor, daß sie einen Gegenstand kaputt machten.	0	0	0	0	0
40)... mochten sie in Ruhe gelassen werden.	0	0	0	0	0
41)... wünschten sie sich ein einfaches Landleben zu führen.	0	0	0	0	0

BEWÄLTIGUNGSSTRATEGIE-FRAGEBOGEN (BSF)

1) Sie haben sich in einer Leihbücherei ein Buch vorbestellt, das Sie
zur Vorbereitung einer bevorstehenden Prüfung benötigen. Der Benutzer, der vor Ihnen das Buch ausgeliehen hatte, hat das Buch
trotz Aufforderung zur Rückgabe noch nicht wieder abgegeben. Sie
sind schon mehrmals wegen dieses Buches in die Bibliothek gegangen.
Unerledigter Dinge müssen Sie auch heute wieder die Bibliothek
verlassen.

Kreuzen Sie bitte bei jedem Eigenschaftswortpaar an, wie Sie sich in
der geschilderten Situation fühlen würden:

zögernd	2	1	0	1	2	spontan
friedlich	2	1	0	1	2	aggressiv
umsorgt	2	1	0	1	2	verlassen
heiter	2	1	0	1	2	deprimiert
schüchtern	2	1	0	1	2	selbstbewußt
pessimistisch	2	1	0	1	2	optimistisch
bedroht	2	1	0	1	2	geborgen
gelassen	2	1	0	1	2	wütend
kompromißbereit	2	1	0	1	2	kämpferisch
hilflos	2	1	0	1	2	souverän
draufgängerisch	2	1	0	1	2	zurückhaltend
hoffnungsvoll	2	1	0	1	2	resignierend
betrübt	2	1	0	1	2	beschwingt
feindlich	2	1	0	1	2	versöhnlich
vorsichtig	2	1	0	1	2	risikobereit
nachgiebig	2	1	0	1	2	trotzig
ausgeliefert	2	1	0	1	2	geschützt
entscheidungsfreudig	2	1	0	1	2	abwägend
geliebt	2	1	0	1	2	abgewiesen
freudig	2	1	0	1	2	weinerlich

Kreuzen Sie bitte bei jeder der folgenden Aussagen an, wie sehr sie
in dieser Situation für Sie zutrifft:

	garnicht	kaum	etwas	ziemlich	sehr
1) Ich hätte mich mehr bemühen müs- sen, das Buch noch rechtzeitig zu bekommen.	0	0	0	0	0
2) In solchen Organisationsfragen versage ich einfach.	0	0	0	0	0

3) Ich konnte nicht vorhersehen, daß
diese Schwierigkeiten auftreten
würden. O   O   O   O   O

4) Die Unzuverlässigkeit der Benutzer
schafft vor Prüfungen oft einen
Engpaß. O   O   O   O   O

5) Ich bin zuversichtlich, noch rechtzeitig das Buch zu bekommen. O   O   O   O   O

6) Das Bestehen meiner Prüfung er-
scheint mir dadurch bedroht. O   O   O   O   O

7) Ich weiß nicht, ob ich das Buch
noch rechtzeitig bekomme. O   O   O   O   O

8) Ich werde die zeitliche Verspä-
tung nicht mehr aufholen können. O   O   O   O   O

1) Ich werde in den nächsten Tagen
noch einmal in der Bücherei
nachfragen. O   O   O   O   O

2) Es ist egal, ob ich das Buch
heute oder etwas später bekomme. O   O   O   O   O

3) Wenn ich das Buch bekomme, dann
gebe ich es auch nicht rechtzeitig zurück. O   O   O   O   O

4) Ich hätte heute sowieso keine
Zeit mehr gehabt, das Buch noch
zu lesen. O   O   O   O   O

5) Ich werde mich umschauen, ob
ich das Buch nicht anderweitig
bekommen kann. O   O   O   O   O

6) Ich werde heute abend einmal
nicht lernen und etwas ganz
anderes machen. O   O   O   O   O

7) Ich bin nicht mehr an diesem
Buch interessiert. O   O   O   O   O

8) Ich werde mir das Buch selbst
kaufen. O   O   O   O   O

9) Ich werde mir dafür einen ge-
mütlichen Abend machen und
gut essen gehen. O   O   O   O   O

10) Ich werde einen Kollegen bitten,
mir das Buch kurz auszuleihen. O   O   O   O   O

11) Vielleicht braucht der Benutzer
das Buch für eine Prüfungsvor-
bereitung. O   O   O   O   O

12) Ich überlege mir Gründe, warum
der Benutzer das Buch noch nicht
zurückgegeben hat. O   O   O   O   O

13) Ich lasse mir die Adresse des
Benutzers geben und hole mir das
Buch selbst ab. O   O   O   O   O

2) Sie haben kurz vor Ladenschluß in einem Kaufhaus einen Artikel
gekauft. Während Sie ihn zu Hause freudig auspacken, bemerken Sie,
daß er eine schadhafte Stelle besitzt.

Kreuzen Sie bitte bei jedem Eigenschaftswortpaar an, wie Sie sich in
der geschilderten Situation fühlen würden:

zögernd	2 1 0 1 2	spontan
friedlich	2 1 0 1 2	aggressiv
umsorgt	2 1 0 1 2	verlassen
heiter	2 1 0 1 2	deprimiert
schüchtern	2 1 0 1 2	selbstbewußt
pessimistisch	2 1 0 1 2	optimistisch
bedroht	2 1 0 1 2	geborgen
gelassen	2 1 0 1 2	wütend
kompromißbereit	2 1 0 1 2	kämpferisch
hilflos	2 1 0 1 2	souverän
draufgängerisch	2 1 0 1 2	zurückhaltend
hoffnungsvoll	2 1 0 1 2	resignierend
betrübt	2 1 0 1 2	beschwingt
feindlich	2 1 0 1 2	versöhnlich
vorsichtig	2 1 0 1 2	risikobereit
nachgiebig	2 1 0 1 2	trotzig
ausgeliefert	2 1 0 1 2	geschützt
entscheidungsfreudig	2 1 0 1 2	abwägend
geliebt	2 1 0 1 2	abgewiesen
freudig	2 1 0 1 2	weinerlich

Kreuzen Sie bitte bei jeder der folgenden Aussagen an, wie sehr sie
in dieser Situation für Sie zutrifft:

	garnicht	kaum	etwas	ziemlich	sehr
1) Ich hätte den Artikel besser prüfen sollen.	O	O	O	O	O
2) Ich kaufe einfach zu spontan.	O	O	O	O	O
3) Es war Pech, daß ich gerade den schadhaften Artikel bekommen habe.	O	O	O	O	O
4) Es kommt immer auf das Geschäft an, ob man Dinge getrost kaufen kann.	O	O	O	O	O
5) Ich werde den Artikel noch umtauschen können.					

	garnicht	kaum	etwas	ziemlich	sehr

6) Mir ist die Freude daran ver-
gangen.   O   O   O   O   O

7) Ich weiß nicht, ob ich ihn behal-
ten werde.   O   O   O   O   O

8) So kann ich mit dem Artikel
nichts anfangen.   O   O   O   O   O

1) Ich möchte den Artikel nicht mehr
haben; ich werde ihn hergeben.   O   O   O   O   O

2) Ich werde versuchen den Fehler
selbst auszubessern.   O   O   O   O   O

3) Ich werde mir morgen einen ganz
anderen Artikel kaufen.   O   O   O   O   O

4) Ich will mich jetzt nicht mehr
ärgern und mache mir etwas Gutes   O   O   O   O   O
zu essen.

5) Auch wenn der Artikel einen Fehler
hat, war es doch ein günstiges   O   O   O   O   O
Angebot.

6) Ich werde einen Familienangehöri-
gen bitten, den Artikel für mich   O   O   O   O   O
umzutauschen.

7) So ein kleiner Fehler kann mich
garnicht stören.   O   O   O   O   O

8) Ich werde morgen selbst ins Kauf-
haus gehen und fordern, daß der   O   O   O   O   O
Artikel umgetauscht wird.

9) Wenn ich Verkäuferin wäre, würde
ich solche Fehler bestimmt über-   O   O   O   O   O
sehen.

10) Ich besorge einen neuen Artikel,
auch wenn Unkosten damit ver-   O   O   O   O   O
bunden sind.

11) Ich denke darüber nach, wie es bei
den heutigen Kontrollmethoden noch O   O   O   O   O
zum Übersehen von Fehlern kommt.

12) Ich warte ab, ob es mich auch noch
nach ein paar Tagen stört, daß der O   O   O   O   O
Artikel einen Fehler hat.

13) Wenn die Verkäuferin den Fehler
bemerkt hätte, hätte sie mir den   O   O   O   O   O
Artikel bestimmt nicht verkauft.

3) Sie wollen bei einem Zeitungsinserenten anrufen, um von ihm einen
Gegenstand zu kaufen, an dem Sie sehr interessiert sind. Sie können
ihn nur von 17 bis 18 Uhr erreichen. Sie kommen um 17.45 zum Post-
amt. Vor Ihnen führt jemand ein Dauergespräch. Zur nächsten Telefonzelle müßten Sie ca. 10 Minuten laufen.

Kreuzen Sie bitte bei jedem Eigenschaftswortpaar an, wie Sie sich in
der geschilderten Situation fühlen würden:

zögernd	2	1	0	1	2	spontan
friedlich	2	1	0	1	2	aggressiv
umsorgt	2	1	0	1	2	verlassen
heiter	2	1	0	1	2	deprimiert
schüchtern	2	1	0	1	2	selbstbewußt
pessimistisch	2	1	0	1	2	optimistisch
bedroht	2	1	0	1	2	geborgen
gelassen	2	1	0	1	2	wütend
kompromißbereit	2	1	0	1	2	kämpferisch
hilflos	2	1	0	1	2	souverän
draufgängerisch	2	1	0	1	2	zurückhaltend
hoffnungsvoll	2	1	0	1	2	resignierend
betrübt	2	1	0	1	2	beschwingt
feindlich	2	1	0	1	2	versöhnlich
vorsichtig	2	1	0	1	2	risikobereit
nachgiebig	2	1	0	1	2	trotzig
ausgeliefert	2	1	0	1	2	geschützt
entscheidungsfreudig	2	1	0	1	2	abwägend
geliebt	2	1	0	1	2	abgewiesen
freudig	2	1	0	1	2	weinerlich

Kreuzen Sie bitte bei jeder der folgenden Aussagen an, wie sehr sie
in dieser Situation für Sie zutrifft:

	garnicht	kaum	etwas	ziemlich	sehr
1) Ich hätte schon früher zur Tele- fonzelle gehen sollen.	0	0	0	0	0
2) Ich verpasse immer solche Gelegen- heiten.	0	0	0	0	0
3) Um diese Uhrzeit kommt es leicht vor, daß die Zelle besetzt ist.	0	0	0	0	0
4) Es gibt einfach zu wenig Telefon- zellen.	0	0	0	0	0
5) Ich glaube schon, daß ich noch rechtzeitig telefonieren kann.	0	0	0	0	0

garnicht kaum etwas ziemlich sehr

6) Das Dauergespräch bringt mich
um einen günstigen Kauf.   O   O   O   O   O

7) Ich kann nicht absehen, wie lange
das Gespräch noch dauern wird.   O   O   O   O   O

8) Ich werde den Inserenten nicht
mehr erreichen.   O   O   O   O   O

1) Ich warte bis die Telefonzelle
frei wird.   O   O   O   O   O

2) Ich werde mir morgen in der Stadt
etwas anderes kaufen.   O   O   O   O   O

3) Ich werde nicht warten und ver-
zichte auf den Anruf.   O   O   O   O   O

4) Ich laufe zur nächsten Telefonzelle.   O   O   O   O   O

5) Auf dem Heimweg denke ich mir,
daß ich an seiner Stelle das
Telefonat auch nicht abgebro-   O   O   O   O   O
chen hätte.

6) Ich fordere die Person in der
Telefonzelle auf, ihr Gespräch   O   O   O   O   O
zu beenden.

7) So wichtig ist mir die Sache
auch wieder nicht.   O   O   O   O   O

8) Ich bitte einen Postbeamten
dafür zu sorgen, daß ich noch   O   O   O   O   O
rechtzeitig telefonieren kann.

9) Ich gehe nach Hause und denke
mir, daß der andere vielleicht
auch etwas Wichtiges telefonisch   O   O   O   O   O
zu erledigen hatte.

10) Ich gehe dafür noch etwas in der
Gegend spazieren.   O   O   O   O   O

11) Ich biete der Person in der Telefonzelle an, ihr eingeworfenes
Restgeld zu erstatten, wenn sie   O   O   O   O   O
mich zwischendurch telefonieren
läßt.

12) Ich gehe nach Hause und überlege
mir dabei, welche Gründe er wohl   O   O   O   O   O
hatte, so lange zu telefonieren.

13) Ich glaube, daß ich den Gegenstand   O   O   O   O   O
doch nicht wirklich gebrauchen
kann.

4) Sie haben bei einer Reisegesellschaft eine Urlaubsreise am Mittel-
meer gebucht. Als Sie im Hotel ankommen erhalten Sie entgegen ihrer
Buchung kein Einzelzimmer. Mit der Begründung, daß kein Einzelzimmer mehr frei sei, sollen Sie mit einer fremden Person ein Zweibettzimmer teilen.

Kreuzen Sie bitte bei jedem Eigenschaftswortpaar an, wie Sie sich in
der geschilderten Situation fühlen würden:

zögernd	2	1	0	1	2	spontan
friedlich	2	1	0	1	2	aggressiv
umsorgt	2	1	0	1	2	verlassen
heiter	2	1	0	1	2	deprimiert
schüchtern	2	1	0	1	2	selbstbewußt
pessimistisch	2	1	0	1	2	optimistisch
bedroht	2	1	0	1	2	geborgen
gelassen	2	1	0	1	2	wütend
kompromißbereit	2	1	0	1	2	kämpferisch
hilflos	2	1	0	1	2	souverän
draufgängerisch	2	1	0	1	2	zurückhaltend
hoffnungsvoll	2	1	0	1	2	resignierend
betrübt	2	1	0	1	2	beschwingt
feindlich	2	1	0	1	2	versöhnlich
vorsichtig	2	1	0	1	2	risikobereit
nachgiebig	2	1	0	1	2	trotzig
ausgeliefert	2	1	0	1	2	geschützt
entscheidungsfreudig	2	1	0	1	2	abwägend
geliebt	2	1	0	1	2	abgewiesen
freudig	2	1	0	1	2	weinerlich

Kreuzen Sie bitte bei jeder der folgenden Aussagen an, wie sehr sie
in dieser Situation für Sie zutrifft:

	garnicht	kaum	etwas	ziemlich	sehr
1) Ich hätte doch bei einer seriöseren Gesellschaft buchen sollen.	0	0	0	0	0
2) Ich bin zu wenig durchsetzungsfähig.	0	0	0	0	0
3) In der Hauptreisezeit können solche Pannen passieren.	0	0	0	0	0
4) In den meisten Urlaubsländern gibt es keine richtige Organisation.	0	0	0	0	0
5) Ich werde schon noch ein Einzelzimmer bekommen.	0	0	0	0	0

	garnicht	kaum	etwas	ziemlich	sehr
6) Es wird schwierig sein, ein Einzelzimmer noch zu bekommen.	O	O	O	O	O
7) Ich weiß nicht wie es mit dem Einzelzimmer werden wird.	O	O	O	O	O
8) Ich werde mich im Urlaub nicht erholen können.	O	O	O	O	O

	garnicht	kaum	etwas	ziemlich	sehr
1) Dann lasse ich es mir eben anderweitig im Urlaub gut gehen.	O	O	O	O	O
2) Ich warte ab, ob nicht in den nächsten Tagen doch ein Einzelzimmer frei wird.	O	O	O	O	O
3) Ich verzichte auf das Einzelzimmer.	O	O	O	O	O
4) Ich lasse mir gegen Aufpreis ein Zweibettzimmer zur alleinigen Benutzung geben.	O	O	O	O	O
5) Es ist für mich nicht so wichtig ein Einzelzimmer zu haben.	O	O	O	O	O
6) Ich überlege mir, wie es kommen konnte, daß trotz meiner Buchung kein Einzelzimmer mehr frei ist.	O	O	O	O	O
7) Vielleicht lerne ich auf diese Weise einen netten Menschen kennen.	O	O	O	O	O
8) Ich lasse mir in einem benachbarten Hotel ein Ersatzzimmer geben.	O	O	O	O	O
9) Ich bestehe darauf das von mir gebuchte Einzelzimmer zu bekommen.	O	O	O	O	O
10) Ich werde - wie mein neuer Zimmerkollege - auch diesen Umstand ertragen können.	O	O	O	O	O
11) Nächstes Jahr werde ich einen Campingurlaub machen.	O	O	O	O	O
12) Ich bitte die Reiseleitung sich im Hotel um mein Einzel zimmer zu kümmern.	O	O	O	O	O
13) Mein Zimmerkollege wird sicher auch enttäuscht gewesen sein, kein Einzelzimmer bekommen zu haben.	O	O	O	O	O

5) Sie haben mit einem Bekannten verabredet, sich an einem bestimmten
Punkt in der Stadt zu treffen. Sie kommen selbst etwas verspätet
zum vereinbarten Treffpunkt. Ihr Bekannter ist noch nicht da. Sie
warten eine halbe Stunde vergebens auf das Eintreffen ihres Bekannten. Sie werden unruhig

Kreuzen Sie bitte bei jedem Eigenschaftswortpaar an, wie Sie sich in
der geschilderten Situation fühlen würden:

zögernd	2	1	0	1	2	spontan
friedlich	2	1	0	1	2	aggressiv
umsorgt	2	1	0	1	2	verlassen
heiter	2	1	0	1	2	deprimiert
schüchtern	2	1	0	1	2	selbstbewußt
pessimistisch	2	1	0	1	2	optimistisch
bedroht	2	1	0	1	2	geborgen
gelassen	2	1	0	1	2	wütend
kompromißbereit	2	1	0	1	2	kämpferisch
hilflos	2	1	0	1	2	souverän
draufgängerisch	2	1	0	1	2	zurückhaltend
hoffnungsvoll	2	1	0	1	2	resignierend
betrübt	2	1	0	1	2	beschwingt
feindlich	2	1	0	1	2	versöhnlich
vorsichtig	2	1	0	1	2	risikobereit
nachgiebig	2	1	0	1	2	trotzig
ausgeliefert	2	1	0	1	2	geschützt
entscheidungsfreudig	2	1	0	1	2	abwägend
geliebt	2	1	0	1	2	abgewiesen
freudig	2	1	0	1	2	weinerlich

Kreuzen Sie bitte bei jeder der folgenden Aussagen an, wie sehr sie
in dieser Situation für Sie zutrifft:

	garnicht	kaum	etwas	ziemlich	sehr
1) Ich hätte mich beeilen sollen, um früher am Treffpunkt zu sein.	0	0	0	0	0
2) Ich komme einfach immer zu spät.	0	0	0	0	0
3) Ich konnte nicht wissen, daß ich aufgehalten würde.	0	0	0	0	0
4) Man kann sich auf die Pünktlichkeit anderer einfach nicht verlassen.	0	0	0	0	0
5) Ich bin zuversichtlich, meinen Bekannten noch zu treffen.	0	0	0	0	0

	garnicht	kaum	etwas	ziemlich	sehr
6) Unser gutes Verhältnis scheint mir dadurch bedroht.	0	0	0	0	0
7) Ich weiß nicht, ob ich ihn noch treffen werde.	0	0	0	0	0
8) Es wird bestimmt Ärger geben.	0	0	0	0	0

	garnicht	kaum	etwas	ziemlich	sehr
1) Ich rufe bei meinem Bekannten an, ob er die Verabredung vergessen hat.	0	0	0	0	0
2) Ich bin an diesem Treffen nicht mehr interessiert und gehe.	0	0	0	0	0
3) Ich werde weiter warten.	0	0	0	0	0
4) Ich gehe und denke mir, daß er wahrscheinlich auf mich nicht warten wollte.	0	0	0	0	0
5) Wenn wir uns heute nicht treffen, treffen wir uns ein andermal.	0	0	0	0	0
6) Ich fahre bei meinem Bekannten vorbei, um mich mit ihm auseinanderzusetzen, warum er den Termin nicht eingehalten hat.	0	0	0	0	0
7) Während ich weggehe überlege ich mir Gründe, warum er nicht kommen konnte.	0	0	0	0	0
8) Ich mache dafür einen Einkaufsbummel und kaufe mir etwas Schönes.	0	0	0	0	0
9) Ich setze mich in ein nahegelegenes Cafe und beobachte den Platz weiter.	0	0	0	0	0
10) Ich gehe und denke mir, daß ich so jetzt wenigstens früher nach Hause komme.	0	0	0	0	0
11) Das nächste Mal werde ich ihn warten lassen, denke ich mir und gehe.	0	0	0	0	0
12) Ich frage Passanten, die in der Nähe auf einer Bank sitzen, ob sie jemand gesehen haben, der wie mein Bekannter aussieht.	0	0	0	0	0
13) Ich gehe und möchte eine Zeitlang allein sein.	0	0	0	0	0

6) Sie sitzen in einem Lokal an einem Tisch und verspüren eine unangenehme Zugluft, die durch ein offenes Fenster am anderen Ende des Saales entsteht.

Kreuze Sie bitte bei jedem Eigenschaftswortpaar an, wie Sie sich in der geschilderten Situation fühlen würden:

zögernd	2	1	0	1	2	spontan
friedlich	2	1	0	1	2	aggressiv
umsorgt	2	1	0	1	2	verlassen
heiter	2	1	0	1	2	deprimiert
schüchtern	2	1	0	1	2	selbstbewußt
pessimistisch	2	1	0	1	2	optimistisch
bedroht	2	1	0	1	2	geborgen
gelassen	2	1	0	1	2	wütend
kompromißbereit	2	1	0	1	2	kämpferisch
hilflos	2	1	0	1	2	souverän
draufgängerisch	2	1	0	1	2	zurückhaltend
hoffnungsvoll	2	1	0	1	2	resignierend
betrübt	2	1	0	1	2	beschwingt
feindlich	2	1	0	1	2	versöhnlich
vorsichtig	2	1	0	1	2	risikobereit
nachgiebig	2	1	0	1	2	trotzig
ausgeliefert	2	1	0	1	2	geschützt
entscheidungsfreudig	2	1	0	1	2	abwägend
geliebt	2	1	0	1	2	abgewiesen
freudig	2	1	0	1	2	weinerlich

Kreuzen Sie bitte bei jeder der folgenden Aussagen an, wie sehr sie in dieser Situation für Sie zutrifft:

	garnicht	kaum	etwas	ziemlich	sehr
1) Ich hätte das offene Fenster gleich bemerken sollen, bevor ich einen Platz suchte.	0	0	0	0	0
2) Ich setze mich aber auch immer an den verkehrten Platz.	0	0	0	0	0
3) Ich konnte nicht wissen, daß hier eine Zugluft entsteht.	0	0	0	0	0
4) Geöffnete Fenster können immer Zugluft entstehen lassen.	0	0	0	0	0
5) Ich bin zuversichtlich, daß das Fenster noch geschlossen wird.	0	0	0	0	0

garnicht kaum etwas ziemlich sehr

6) Ich glaube nicht, daß es in dieser Zugluft weiter gemüt- lich werden wird.   O   O   O   O   O

7) Ich weiß nicht, ob ich mich daran gewöhnen kann.   O   O   O   O   O

8) Ich werde mir vielleicht eine Erkältung zuziehen.   O   O   O   O   O

1) Ich warte bis das Fenster geschlos- sen wird.   O   O   O   O   O

2) Ich verlasse das Lokal und gehe z.B. ins Kino.   O   O   O   O   O

3) Ich kümmere mich nicht weiter um die Zugluft.   O   O   O   O   O

4) Ich bitte die Leute am Tisch ihr Fenster zu schließen.   O   O   O   O   O

5) Ich denke mir, daß ein bißchen Zugluft nicht schaden wird.   O   O   O   O   O

6) Ich gebe dem Kellner ein Trink- geld, damit er das Fenster schließt.   O   O   O   O   O

7) Ich überlege mir wie die Zugluft hier im Raum entsteht und welche Wirkungen sie hat.   O   O   O   O   O

8) Ich beschwere mich beim Kellner und fordere ihn auf, das Fenster sofort zu schließen.   O   O   O   O   O

9) Ich denke mir, daß durch die Zug- luft auch für mehr Frischluft ge- sorgt ist.   O   O   O   O   O

10) Ich verstehe jetzt Leute, die sich bei Zugluft unbehaglich fühlen.   O   O   O   O   O

11) Ich bestelle mir dafür etwas be- sonders Gutes zu essen und trinken.   O   O   O   O   O

12) Ich setze mich an einen anderen Tisch, wo ich die Zugluft nicht spüre.   O   O   O   O   O

13) Die Leute ⁻ in meiner Richtung⁻ fühlen sich bestimmt genauso un- behaglich wie ich.   O   O   O   O   O

7) Sie erinnern sich in letzter Minute an den Geburtstag eines Freundes.
Bevor Sie ihn besuchen, wollen Sie aus einem Blumenautomaten am Bahn-
hof einen Blumenstrauß besorgen. Der Automat ist jedoch defekt; auch
die Geldrückgabe funktioniert nicht.

Kreuzen Sie bitte bei jedem Eigenschaftswortpaar an, wie Sie sich in
der geschilderten Situation fühlen würden:

zögernd	2	1	0	1	2	spontan
friedlich	2	1	0	1	2	aggressiv
umsorgt	2	1	0	1	2	verlassen
heiter	2	1	0	1	2	deprimiert
schüchtern	2	1	0	1	2	selbstbewußt
pessimistisch	2	1	0	1	2	optimistisch
bedroht	2	1	0	1	2	geborgen
gelassen	2	1	0	1	2	wütend
kompromißbereit	2	1	0	1	2	kämpferisch
hilflos	2	1	0	1	2	souverän
draufgängerisch	2	1	0	1	2	zurückhaltend
hoffnungsvoll	2	1	0	1	2	resignierend
betrübt	2	1	0	1	2	beschwingt
feindlich	2	1	0	1	2	versöhnlich
vorsichtig	2	1	0	1	2	risikobereit
nachgiebig	2	1	0	1	2	trotzig
ausgeliefert	2	1	0	1	2	geschützt
entscheidungsfreudig	2	1	0	1	2	abwägend
geliebt	2	1	0	1	2	abgewiesen
freudig	2	1	0	1	2	weinerlich

Kreuzen Sie bitte bei jeder der folgenden Aussagen an, wie sehr sie
in dieser Situation für Sie zutrifft:

	garnicht	kaum	etwas	ziemlich	sehr
1) Ich hätte schon früher an den Geburtstag denken sollen.	0	0	0	0	0
2) Ich vergesse einfach alles.	0	0	0	0	0
3) Es war nicht vorauszusehen, daß der Automat defekt sein würde.	0	0	0	0	0
4) Diese Automaten sind viel zu störanfällig.	0	0	0	0	0
5) Ich bin zuversichtlich, daß ich die Blumen noch bekommen werde.	0	0	0	0	0

garnicht kaum etwas ziemlich sehr

6) Ich glaube, daß ich mit leeren Händen zum Geburtstag gehen muß.   o   o   o   o   o

7) Man kann nicht absehen, wann der Defekt behoben sein wird.   o   o   o   o   o

8) Mein Freund wird sicher von mir enttäuscht sein.   o   o   o   o   o

1) Ich überlege mir, woran es liegen kann, daß der Automat defekt ist.   o   o   o   o   o

2) Es ist egal, ob ich mit oder ohne Blumen zur Geburtstagsfeier komme.   o   o   o   o   o

3) Ich warte, bis eine für den Automaten zuständige Person erscheint.   o   o   o   o   o

4) Ich werde meinem Freund etwas ganz anderes mitbringen.   o   o   o   o   o

5) Ich werfe erneut eine Münze ein, die vielleicht besser fällt.   o   o   o   o   o

6) Ich denke mir, daß die Blumen sowieso kein persönliches Geschenk gewesen wären.   o   o   o   o   o

7) Ich fahre in einen anderen Stadtteil, um dort Blumen zu bekommen.   o   o   o   o   o

8) Ich verzichte auf die Blumen.   o   o   o   o   o

9) Ich gehe in das Bahnhofslokal und bestelle mir etwas zu trinken.   o   o   o   o   o

10) Ich bin sicher nicht der erste dem das hier passiert.   o   o   o   o   o

11) Ich versuche durch kräftige Schläge gegen den Automaten doch noch das Blumenfach öffen zu können.   o   o   o   o   o

12) Wenn jemand nach mir aus diesem Automaten Blumen besorgen will, wird er sich bestimmt genauso ärgern wie ich.   o   o   o   o   o

13) Ich bitte einen Beamten, dafür Sorge zu tragen, daß der Automat repariert wird und ich mein Geld oder die Blumen bekomme!   o   o   o   o   o

8) Sie wollen zu einer Veranstaltung gehen, auf die Sie sich schon sehr freuen. In der Kartenvorverkaufstelle bekamen Sie die mündliche Zusicherung, daß man Ihnen Karten zurücklegt. Als Sie die Karten abholen wollen, teilt man Ihnen mit, daß die Karten inzwischen anderweitig verkauft wurden und keine Karten mehr zu haben seien.

Kreuzen Sie bitte bei jedem Eigenschaftswortpaar an, wie Sie sich in der geschilderten Situation fühlen würden:

zögernd	2 1 0 1 2	spontan
friedlich	2 1 0 1 2	aggressiv
umsorgt	2 1 0 1 2	verlassen
heiter	2 1 0 1 2	deprimiert
schüchtern	2 1 0 1 2	selbstbewußt
pessimistisch	2 1 0 1 2	optimistisch
bedroht	2 1 0 1 2	geborgen
gelassen	2 1 0 1 2	wütend
kompromißbereit	2 1 0 1 2	kämpferisch
hilflos	2 1 0 1 2	souverän
draufgängerisch	2 1 0 1 2	zurückhaltend
hoffnungsvoll	2 1 0 1 2	resignierend
betrübt	2 1 0 1 2	beschwingt
feindlich	2 1 0 1 2	versöhnlich
vorsichtig	2 1 0 1 2	risikobereit
nachgiebig	2 1 0 1 2	trotzig
ausgeliefert	2 1 0 1 2	geschützt
entscheidungsfreudig	2 1 0 1 2	abwägend
geliebt	2 1 0 1 2	abgewiesen
freudig	2 1 0 1 2	weinerlich

Kreuzen Sie bitte bei jeder der folgenden Aussagen an, wie sehr sie in dieser Situation für Sie zutrifft:

	garnicht	kaum	etwas	ziemlich	sehr
1) Ich hätte die Karten gleich kaufen sollen.	o	o	o	o	o
2) Ich bin in solchen Dingen viel zu gutgläubig.	o	o	o	o	o
3) Ich konnte nicht wissen, daß die Nachfrage so groß sein würde.	o	o	o	o	o
4) Geschäftsleute sehen immer nur ihren Vorteil.	o	o	o	o	o
5) Ich bin zuversichtlich die Karten noch zu bekommen.	o	o	o	o	o

	garnicht	kaum	etwas	ziemlich	sehr
6) Es wird schwer werden die Karten zu bekommen.	0	0	0	0	0
7) Ich kann nicht voraussehen, wo ich noch Karten bekomme.	0	0	0	0	0
8) Die Veranstaltung ist sicherlich restlos ausverkauft.	0	0	0	0	0
1) Ich drohe dem Kartenverkäufer mit einer Beschwerde bei seinem Vorgesetzten, wenn er mir die versprochene Karte nicht aushändigt.	0	0	0	0	0
2) Ich denke mir, daß es albern ist sich deshalb aufzuregen.	0	0	0	0	0
3) Ich warte, ob nicht eine Karte wieder zurückgegeben wird.	0	0	0	0	0
4) Dafür werde ich mich am Abend verwöhnen und gut essen gehen.	0	0	0	0	0
5) Ich überlege mir, warumsolche Veranstaltungen nicht in größeren Sälen stattfinden.	0	0	0	0	0
6) Ich fahre zu einer anderen Verkaufstelle, um dort eine Karte zu bekommen.	0	0	0	0	0
7) Ich werde den Abend ganz anders gestalten als geplant.	0	0	0	0	0
8) Ich bitte einen Kollegen, ob er mir nicht von der Verkaufstelle seines Wohnortes eine Karte besorgen würde.	0	0	0	0	0
9) Ich denke mir, daß der Eintrittspreis viel zu hoch war und ich mit diesem Geld etwas besseres machen kann.	0	0	0	0	0
10) Ich würde auch kein Risiko eingehen und die Karten dem erstbesten verkaufen.	0	0	0	0	0
11) Dann verzichte ich eben auf diese Veranstaltung.	0	0	0	0	0
12) Ich werde mir auch zu Schwarzmarktpreisen eine Karte besorgen.	0	0	0	0	0
13) Der Verkäufer ist sicher auch enttäuscht, daß er nicht mehr Karten verkaufen kann.	0	0	0	0	0

9) Sie fahren mit ihrem Auto zu einer wichtigen Verabredung und müssen
in der Altstadt einen Parkplatz suchen. Sie fahren durch Einbahn-
straßen in eine enge Gasse. Vor Ihnen steht ein Lieferwagen der beim
Beladen einen Teil seines Frachtgutes verloren hat, das über die
Straße verstreut liegt. Sie können nicht vorbeifahren, sind aber
schon in größter Zeitnot.

Kreuzen Sie bitte bei jedem Eigenschaftswortpaar an, wie Sie sich in
der geschilderten Situation fühlen würden:

zögernd	2	1	0	1	2	spontan
friedlich	2	1	0	1	2	aggressiv
umsorgt	2	1	0	1	2	verlassen
heiter	2	1	0	1	2	deprimiert
schüchtern	2	1	0	1	2	selbstbewußt
pessimistisch	2	1	0	1	2	optimistisch
bedroht	2	1	0	1	2	geborgen
gelassen	2	1	0	1	2	wütend
kompromißbereit	2	1	0	1	2	kämpferisch
hilflos	2	1	0	1	2	souverän
draufgängerisch	2	1	0	1	2	zurückhaltend
hoffnungsvoll	2	1	0	1	2	resignierend
betrübt	2	1	0	1	2	beschwingt
feindlich	2	1	0	1	2	versöhnlich
vorsichtig	2	1	0	1	2	risikobereit
nachgiebig	2	1	0	1	2	trotzig
ausgeliefert	2	1	0	1	2	geschützt
entscheidungsfreudig	2	1	0	1	2	abwägend
geliebt	2	1	0	1	2	abgewiesen
freudig	2	1	0	1	2	weinerlich

Kreuzen Sie bitte bei jeder der folgenden Aussagen an, wie sehr sie
in dieser Situation für Sie zutrifft:

	garnicht	kaum	etwas	ziemlich	sehr
1) Ich hätte früher losfahren sollen.	0	0	0	0	0
2) Ich komme immer als Letzter zur Verabredung.	0	0	0	0	0
3) Solch eine Panne kann immer mal passieren.	0	0	0	0	0
4) Mit dem Auto durch die Altstadt fahren ist immer zeitraubend.	0	0	0	0	0
5) Ich bin zuversichtlich noch recht- zeitig anzukommen.	0	0	0	0	0
6) Das bringt meinen Terminplan völlig durcheinander.	0	0	0	0	0

	garnicht	kaum	etwas	ziemlich	sehr
7) Ich weiß nicht, wie lange das noch dauern kann.	0	0	0	0	0
8) Ich werde unangenehm auffallen, wenn ich zu spät komme.	0	0	0	0	0

	garnicht	kaum	etwas	ziemlich	sehr
1) Ich warte bis die Straße geräumt ist.	0	0	0	0	0
2) Ich werde jetzt nicht mehr zur Verabredung fahren.	0	0	0	0	0
3) Ich hole aus dem Handschuhfach eine Tafel Schokolade.	0	0	0	0	0
4) Ich bitte Passanten beim Aufsammeln der Ware zu helfen.	0	0	0	0	0
5) So wichtig ist mir die Verabredung auch nicht, daß ich mich jetzt so abhetze.	0	0	0	0	0
6) Ich gehe zum Lieferwagen und treibe den Fahrer an, sich zu beeilen.	0	0	0	0	0
7) Ich überlege mir, warum gerade immer so etwas passiert, wenn man keine Zeit hat.	0	0	0	0	0
8) Es wird wohl egal sein, ob ich pünktlich komme oder nicht.	0	0	0	0	0
9) Ich steige aus und helfe dem Fahrer.	0	0	0	0	0
10) Ich denke mir, daß die anderen auch nicht pünktlich sein werden.	0	0	0	0	0
11) Ich stoße zurück und fahre einen größeren Umweg.	0	0	0	0	0
12) Ich schalte den Motor ab und entspanne mich.	0	0	0	0	0
13) Ich denke mir, daß ich genauso Zeit verliere wie der Fahrer des Lieferwagens.	0	0	0	0	0

10) Sie haben eine gutaussehende und nette Frau bzw. Mann kennengelernt
und mit ihr bzw. ihm einen schönen Abend in einem Lokal verbracht.
Als Sie sich verabschieden, wollen Sie mit ihr bzw. ihm ein neuer-
liches Rendezvous ausmachen. Ihre neue Bekanntschaft lehnt aber ab
und gesteht Ihnen, daß sie es bei diesem einen Mal bewenden lassen
möchte.

Kreuzen Sie bitte bei jedem Eigenschaftswortpaar an, wie Sie sich in
der geschilderten Situation fühlen würden:

zögernd	2 1 0 1 2	spontan
friedlich	2 1 0 1 2	aggressiv
umsorgt	2 1 0 1 2	verlassen
heiter	2 1 0 1 2	deprimiert
schüchtern	2 1 0 1 2	selbstbewußt
pessimistisch	2 1 0 1 2	optimistisch
bedroht	2 1 0 1 2	geborgen
gelassen	2 1 0 1 2	wütend
kompromißbereit	2 1 0 1 2	kämpferisch
hilflos	2 1 0 1 2	souverän
draufgängerisch	2 1 0 1 2	zurückhaltend
hoffnungsvoll	2 1 0 1 2	resignierend
betrübt	2 1 0 1 2	beschwingt
feindlich	2 1 0 1 2	versöhnlich
vorsichtig	2 1 0 1 2	risikobereit
nachgiebig	2 1 0 1 2	trotzig
ausgeliefert	2 1 0 1 2	geschützt
entscheidungsfreudig	2 1 0 1 2	abwägend
geliebt	2 1 0 1 2	abgewiesen
freudig	2 1 0 1 2	weinerlich

Kreuzen Sie bitte bei jeder der folgenden Aussagen an, wie sehr sie
in dieser Situation für Sie zutrifft:

	garnicht	kaum	etwas	ziemlich	sehr
1) Ich hätte vielleicht noch netter sein sollen.	0	0	0	0	0
2) Wahrscheinlich sehe ich nicht gut genug für sie bzw. ihn aus.	0	0	0	0	0
3) Vielleicht hätten wir uns früher kennen lernen sollen.	0	0	0	0	0
4) Bekanntschaften die in einem Lokal gemacht werden sind nicht von Dauer.	0	0	0	0	0

	garnicht	kaum	etwas	ziemlich	sehr
5) Ich glaube, daß sie bzw. er noch zusagen wird.	O	O	O	O	O
6) Ich befürchte, daß wir uns nicht wiedersehen.	O	O	O	O	O
7) Ich bin mir unsicher darüber, was sie bzw. er wirklich denkt.	O	O	O	O	O
8) Ich werde die nächste Zeit wieder alleine sein.	O	O	O	O	O

	garnicht	kaum	etwas	ziemlich	sehr
1) Ich werde warten, ob sie bzw. er nicht doch von sich aus anrufen wird.	O	O	O	O	O
2) Ich glaube nicht, daß es lange mit uns gut gegangen wäre.	O	O	O	O	O
3) Ich versuche Situationen zu finden, in denen ich sie bzw. ihn wiedersehen könnte.	O	O	O	O	O
4) Ich bin an dieser Frau bzw. Mann nicht mehr interessiert.	O	O	O	O	O
5) Ich gehe anschließend noch in ein anderes Lokal und trinke noch etwas.	O	O	O	O	O
6) Ich werde ihr bzw. ihm in den nächsten Tagen Geschenke machen, um sie bzw. ihn doch noch zu gewinnen.	O	O	O	O	O
7) Ich glaube, daß ich auch nicht wirklich an einem zweiten Treffen interessiert war.	O	O	O	O	O
8) Aus solch einem "Korb" mache ich mir nicht viel.	O	O	O	O	O
9) Ich bitte einen gemeinsamen Bekannten auf sie bzw. ihn einzuwirken.	O	O	O	O	O
10) Ich denke lange darüber nach, warum sie bzw. er sich nicht wieder verabreden wollte.	O	O	O	O	O
11) Es wird ihr bzw. ihm vielleicht nicht leicht fallen, mich nicht mehr zu treffen.	O	O	O	O	O
12) Ich versuche mit Nachdruck sie bzw. ihn doch noch zu einem erneuten Treffen zu bewegen.	O	O	O	O	O
13) Nächstes Mal werde ich versuchen mit einem ganz anderen Typ von Frau bzw. Mann ins Gespräch zu kommen.	O	O	O	O	O

Köhler, Theodor Wolfram

GEDÄCHTNISPROZESSE UND SPRACHPRODUKTION
Eine experimentelle Untersuchung

Frankfurt/M., Bern, 1981. 78 S.
Europäische Hochschulschriften: Reihe 6, Psychologie. Bd. 79
ISBN 3-8204-5900-6   br. sFr. 23.–

Gedächtnisprozessen kommt beim Sprechen eine grundlegende Funktion zu. Diese Beziehung ist in der Literatur vielfach angesprochen worden. Es fehlt jedoch noch weitgehend an systematischen Untersuchungen, welche die Beziehung von Gedächtnisprozessen und Sprachproduktion direkt und explizit zum Gegenstand haben. Die experimentelle Studie möchte hierzu einen Beitrag leisten. Im Mittelpunkt steht die Frage, welche Rückschlüsse sich aus Unterschieden in der Wiedergabeleistung im Recall-Paradigma auf «gedächtniswirksame» Prozesse bei der Sprachproduktion ziehen lassen.
Aus dem Inhalt: «Free Recall»-Paradigma und Sprachproduktion – Versuchsdurchführung – Diskussion der Ergebnisse.

Langfeldt-Nagel, Maria

DER EINFLUSS DER SCHULBILDUNG AUF INTELLIGENZTESTLEISTUNGEN
Eine Längsschnittuntersuchung

Frankfurt/M., Bern, 1981. ca. 150 S.
Europäische Hochschulschriften: Reihe 6, Psychologie. Bd. 77
ISBN 3-8204-6928   br./ca. sFr. 36.–

Wenn in einem differenzierten Schulsystem langfristige Prognosen zu stellen sind, stützt man sich auch auf Intelligenztestleistungen. Da unbestritten ist, dass Umweltfaktoren einen Einfluss auf Intelligenztestleistungen haben können, wird untersucht, wie sich unterschiedliche schulische Bedingungen auf Intelligenztestleistungen auswirken. Im Gegensatz zur üblichen Sichtweise, Intelligenz als Determinante der Schulleistung zu sehen, wird hier die Art der Schulbildung als Determinante von Intelligenztestleistungen betrachtet. Dabei wird von einem multidimensionalen Modell der Intelligenz ausgegangen.
Aus dem Inhalt: Probleme bei der Auswertung von Längsschnittdaten – Strategien zur Auswertung multivariater Längsschnittdaten – Der Einfluss der Schulbildung auf Intelligenztestprofile – Der Einfluss der Schulbildung auf Intelligenzteststrukturen – Folgerungen für die pädagogische Praxis.

Verlag Peter Lang Bern · Frankfurt a.M. · New York
Auslieferung: Verlag Peter Lang AG, Jupiterstr. 15, CH-3000 Bern 15
Telefon (0041/31) 32 11 22, Telex verl ch 32 420